山东医学学科发展报告(2021)

山东省医学会　编

山东大学出版社
SHANDONG UNIVERSITY PRESS
·济南·

图书在版编目(CIP)数据

山东医学学科发展报告.2021/山东省医学会编
.—济南:山东大学出版社,2022.3
　ISBN 978-7-5607-7281-3

　Ⅰ.①山… Ⅱ.①山… Ⅲ.①医学－学科发展－研究
报告－山东－2021　Ⅳ.①R-12

中国版本图书馆 CIP 数据核字(2021)第 261687 号

责任编辑		蔡梦阳
封面设计		杜　婕

出版发行		山东大学出版社
社　　址		山东省济南市山大南路 20 号
邮政编码		250100
发行热线		(0531)88363008
经　　销		新华书店
印　　刷		济南静雅彩印有限公司
规　　格		720 毫米×1000 毫米　1/16
		25.25 印张　399 千字
版　　次		2022 年 3 月第 1 版
印　　次		2022 年 3 月第 1 次印刷
定　　价		87.00 元

《山东医学学科发展报告(2021)》
编委会

顾 问	谢立信	张 运	于金明	陈子江	
主 编	包文辉				
副主编	刘 岩	韩金祥	龚瑶琴	李新钢	王传新	王 荣
	朱春生	董 蒨	张 华	许冬梅	毕宏生	周庚寅
	张 林	张福仁				

编 委（以姓氏笔画为序）

丁红宇	门同义	马玉燕	马金龙	马新武	王 燕
王汝展	王束玫	王春亭	王增涛	孔北华	卢志明
史 丽	吕 明	朱 磊	刘奇迹	许洪伟	纪春岩
李 刚	李延青	李建民	吴荣德	余之刚	邹承伟
辛琳琳	张晓春	陈 丽	陈晓阳	季晓平	岳冬丽
林 静	赵小刚	赵序利	赵家军	胡三元	饶 林
姜淑娟	姚树展	徐 伟	徐 峰	徐忠华	高 鹏
高光凯	崔保霞	程玉峰	鞠秀丽		

编 者（以姓氏笔画为序）

于莉娟	王 刚	王 斐	王 蓓	王正军	王可新
王建波	王俊涛	王海萍	尤家宝	文朝喜	邓 林
卢 菲	白晓卉	边 圆	边永辉	邢力刚	毕晓姣
孙 宇	苏 鹏	苏莉莉	李 慧	李江夏	李沁蓉
李现铎	李振峰	宋勇峰	张 青	张立强	张继承
陈文强	苑芳芬	季 锐	周 娜	周尊林	赵 颖
赵淑磊	秦莹莹	夏志明	徐 磊	徐银涛	高敏虹
黄 玲	曹爱华	韩利岩	温 莹	窦 磊	颜军昊

编务办公室主任 隋 意

编务办公室副主任 张伟忠　郁正峰

编务办公室成员 张照鹏　陈 钟

前　言

今年是中国共产党建党 100 周年,也恰逢山东省医学会建会 90 周年。山东省医学会在计划如何搞好庆祝和纪念活动时,我提出一条建议:编辑出版一本医学学科发展报告,向党汇报多年来在党的领导下,特别是党的十八大以来,在习近平新时代中国特色社会主义思想指引下,山东省医学学科发展的历史性成就和宝贵经验,并分析现阶段存在的差距和不足,提出站在历史发展交汇点上新的规划和设想。此建议得到一致拥护,大家一致认为医学会历史上还没有这样一本书,编辑出版这样一本书,不仅可以表达全省四万多医学会会员对党的感激之情和庆祝党百年华诞的美好心愿,同时也是对建会 90 周年的纪念。这本书,也是一项基础建设,有助于医学会摸清学科发展的底子,推动各学科在新时代融入新发展格局,实现高质量发展。

书籍编辑出版不是一件容易的事情,特别是医学会第一次编写学科发展报告,可想而知会遇到诸多困难。但是,在省卫生健康委、省科学技术协会领导的指导和支持下,在编委会成员、各专科分会和多学科联合委员会专家,以及办事机构全体员工的共同努力下,经过近一年的编写,《山东医学学科发展报告(2021)》终于就要面世了!期待此书能够实现我们的初衷,在服务党和政府决策、促进学科建设合作交流、指导学科发展和加强改进学会工作等方面起到积极的作用,并得到关心山东医学学科发展的各界人士的喜爱。

山东是东部沿海开放省份,是人口大省,也是卫生健康大省。经过一代代医学科技工作者的不懈努力,山东医学科技事业取得了历史性的重大成就,为保障人民生命健康做出了重要贡献。山东省医学会历来把推动学术进步和学科发展作为最主要使命之一。自医学会十四大以来，理事会围绕建设省级百年强会目标，部署开展了"学术提升"和"人才培养"工程。学会学术会务部改为学术发展部，加大统筹促进学术发展工作的力度；在专科分会设立学术发展学组，明确主任委员牵头推动学科发展工作的职责并签订责任状；创新学术交流方式，提高学术年会质量，打造学术交流品牌；每年坚持召开学术发展报告会，邀请省内在引领学科发展方面取得重要成就的专家做学术发展报告，引导带动学术提升工作；创新组织设置形式，围绕重大疾病，探索设立多学科联合委员会，为技术推广、科研攻关和人才培养搭建新的平台；设立医学科技评价中心和创新发展服务中心，激励人才成长，服务科技创新和成果转化；启动临床科研资金项目和"青年人才托举工程"，助力学科发展，培植发展后劲。这些都是编辑出版学科发展报告的现实背景，反映了山东医学会人为促进全省医学科技发展竭尽所能的拳拳之心。

此次学科发展报告编纂工作，得到了专科分会、多学科联合委员会以及全省有关专家学者的积极响应。此书共收录47篇学科发展报告，内容覆盖内科、外科、妇产科、儿科、五官、公共卫生与基础医学等诸多学科。报告对相关学科发展做出了比较全面客观的评价，既总结过去、分析现状，又放眼未来、规划全局，凝聚了编委、编者的大量心血。但受时间紧、任务重和缺乏经验等因素影响，有的学科还未收录，已收录报告难免还有瑕疵和不足，甚至有不准确的地方，真诚希望读者提出宝贵意见。

值此书即将出版之际，我谨代表山东省医学会感谢山东省卫生健康委、山东省科协、山东大学出版社及有关医疗卫生机构对该书提供的支持和帮助，感谢各位编委、编者、编务及有关各界人士的辛勤付出！衷心祝愿新时代山东医学科技事业和卫生健康事业蓬勃发展！

包文辉

2021 年 11 月

目 录

第一章

概　述

山东省医学会简介

山东省医学会成立于1931年,是由全省医学科学技术工作者自愿组成,依法登记成立的学术性、非营利性法人社团,是党和政府联系医学科学技术工作者的桥梁和纽带,是发展我省医学科学技术、卫生健康事业、医养健康产业的重要社会力量。山东省医学会业务主管单位为山东省科学技术协会,接受山东省卫健委、中华医学会的业务指导,接受山东省民政厅登记管理。

山东省医学会是全省医学科技工作者之家、医生之家,聚集了全省最优秀的医学科技工作者。学会现有在册会员4万余人,专科分会112个,多学科联合委员会14个,会员覆盖全省,是我省医药卫生领域历史最为悠久、工作最为活跃、影响最为深远的学术团体。学会连年被省民政厅评为先进社会组织,被省科协评为学会工作先进集体,2010年被民政部评为"全国先进社会组织",被省民政厅评为"5A级社会组织"。

学会主要职能包括组织开展医学学术交流、继续教育、科技评审、医学鉴定、编辑出版、技术开发与推广、科技评价与咨询以及承担、承办行政部门转移、委托工作等。学会每年组织各类学术交流活动100余场,参会人员数万人,是我省医学学术交流的主阵地;承担医疗事故技术鉴定、医疗损害鉴定、预防接种异常反应鉴定、病残儿鉴定和计划生育手术并发症鉴定等政府委托鉴定职能,并开展涉医司法鉴定、技术咨询,树立了依法办事、公平、公正的鉴定形象。学会开展了山东医学科技奖评审,该项等同于原山东省卫生科技进步奖,每年评审一次,总授奖率30％,受到医药卫生行业高度认可;承担全省脐带血采集人员上岗培训考核等政府委托工作;设立山东省医学会临床科研资金,评选相关科研项目并给予资金支持;成立山东省医学会科技评价中心,面向行业、会员、相关企业、组织等提供权威的科技成果、人才、学科等评价服务。

在理事会的领导下,学会坚持走深化改革、创新发展道路,设立山东省医学会创新发展服务中心(会员之家),旨在发挥学会组织健全、专家荟萃、联系广泛等优势,更加注重利用市场的手段配置资源,在科技创新、助力产业、服务基层、人才培养和文化建设方面做出更大贡献。创新发展服务中心面积约1 200平方米,设立大小会议室、直播会议室、贵宾室、会客室、自由办公室等,供专家会员、合作伙伴使用。为在更大范围、更深层次配置资源,提升服务能力和水平,学会全资设立了山东医会科技发展有限公司,并以此为平台,以控股和参股形式,设立了医会(山东)健康产业有限公司、医会颐邦(山东)医疗科技有限公司、医会(山东)医学科技有限公司,分别围绕创新发展、新技术新产品推广应用、科研服务、临床技能培训等开展工作。

第二章

内科学学科发展报告

消化病学学科发展报告

一、本学科发展历程

山东省消化科专业于 20 世纪 60 年代开始成立,在老一辈专家的带领下,消化科专业的发展突飞猛进,在全国名列前茅,拥有国家临床重点专科和多项省级重点专科,且承担众多基础及临床科研项目。山东省医学会消化病学分会历史悠久,且有较好的临床和科研基础,是山东省医学会成立最早的专科分会之一,在学会中起到举足轻重的地位。作为医学会的重点分会之一,消化病学分会的基础雄厚,且发展迅速,自成立以来,学会的发展已经经历了 30 年的历程,前任主任委员包括冯宏教授、赵宪邨教授、李延青教授、刘吉勇教授等。目前在任的是 2018 年成立的第七届委员会,主任委员是山东省立医院消化科主任许洪伟教授,包括副主任委员、委员和秘书在内共 66 人。

二、本学科发展现状

(一)组织建设

近 20 年来,学会每年召开一次学术年会,进行消化病专业各个领域的专题演讲和全省各地广泛的学术交流,带动了我省消化界的发展壮大。参照中华医学会消化病学分会学组建设的形式,学会于 2019 年成立了包括青年学组、营养支持学组、胃肠动力学组、肝胆疾病学组、炎症性肠病学组、幽门螺杆菌学组、消化系统肿瘤学组、胰腺学组、护理学组和基层学组在内的10个专业学组。在学组建设中，注重制度建设，加强调研考察，选择骨干单位，选拔骨干人才，联合多个单位，引领学会的发展。学会进行学组分组后，大部分学组参照自身特点，开展了相应的学术活动。例如，主任委员许洪伟教授兼任基层学组组长，多次带领专家团队下基层开展学术讲座、内镜手术演示指导等帮扶活动，践行学会"引领学术、助力基层"的宗旨；胃肠动力学组组长郭建强教授牵头开展了胃肠动力学组学术会议暨消化心身疾病论坛；幽门螺旋杆菌学组组长刘晓峰教授开展了幽门螺旋杆菌规范化诊治沙龙；炎症性肠病组长左秀丽教授组织举办了炎症性肠病诊治沙龙等学术活动，通过学组内部活动，加强了学组内部的培训及外部宣传，推动了学科的发展。自学组成立来，消化病学术大会即参照学组的建制设置分会场，并邀请学组的成员进行专题报告和学术交流，加强与中华医学会消化病学分会相应学组专家教授的学术交流合作，使得消化病学分会年会的召开更有针对性，无论参会人数还是年会的影响力均得到了很大的提升。

（二）人才建设

山东消化专科目前包含 2 个国家临床重点专科（山东省立医院消化科和山东大学齐鲁医院消化科），山东省临床重点专科 10 余个。山东省消化学科目前拥有"泰山学者"特聘教授 5 人，学会中有 1 人在中华医学会消化病学分会任副主任委员（山东大学齐鲁医院李延青教授），1 人兼任中华医学会消化病学分会学组组长（青岛大学附属医院田字彬教授），另有许洪伟教授等多人担任常委、委员或者副组长等职务。

（三）学科研究

近年来山东省消化学者承担了大量的国家级和省级科研项目，成绩斐然，发表学术文章 100 余篇，且影响力逐年提升，充分体现出我省消化科研的发展和壮大。分会副主任委员、山东大学齐鲁医院左秀丽教授主持的国家重点研发计划"内镜 ESD 智能机器人"重点专项一项。文章发表方面，诸多的 SCI 文章发表在包括 *GUT*，*Gastroenterology*，*Hepatology*，*GIE* 等消化专业权威顶尖杂志，取得了很大的国际影响力。同时，山东省消化学者获得多项省级科技进步一等奖、二等奖。

（四）技术水平

山东省消化科专业以内镜及介入治疗为特色强项,其中消化道早癌的内镜切除术、黏膜下占位内镜切除术、贲门失弛缓症经口环形肌切开术（POEM）、胆胰疾病的内镜介入诊疗及经颈静脉肝内门体分流术（TIPS）等方面已达到国际先进水平及国内领先水平。我省不断拓展新技术,开展了超声内镜下胆管引流术（EUS-BD）,超声内镜引导下的胃空肠吻合术（EUS-GJ）,经口胆道镜用于胆胰管探查、胆管结石激光碎石、IGS 6 图像融合技术引导下经颈静脉肝内门腔静脉分流（TIPS）术、消化道肿瘤的光动力/射频治疗、超声胃镜用于胃底静脉曲张合并异常分流道的封堵及小肠镜辅助消化道重建术后经内镜逆行性胰胆管造影术（ERCP）等高精尖技术。同时,在炎症性肠病及功能性胃肠病的诊疗领域也取得了突飞猛进的发展。

三、全国先进地区本学科发展情况

尽管山东省消化学科专业的发展迅速,但是与北京、上海、广州的众多高水平医院消化科专业进行对比尚存在差距。

以作为消化科标杆的上海某医院消化科为例,拥有"消化疾病内镜诊治、胰腺疾病基础与临床研究、胃肠动力障碍疾病诊治、炎症性肠病和早期胃肠道肿瘤微创诊治"为主的五大学科特色,建立了我国消化内镜质控标准和专业人才培训体系,为我国消化内镜技术普及和快速发展做出重要贡献。学科先后获得国家科技进步二等奖 5 项、国家教学成果二等奖 1 项、上海市科技进步一等奖 4 项、上海医学科技一等奖、军队科技进步一等奖和医疗成果一等奖各 1 项。学科成员先后担任国务院学位委员会学科评议组成员、中华医学会常务理事、中华医学会消化内镜分会主任委员、中华医学会消化内镜分会候任主任委员、中国医师协会内镜医师分会会长、中华医学会消化病学会常委、中国工程院院士等重要学术职务。

四、本学科发展差距

山东省消化内科与先进地区相比较,尚存在一定差距。例如人才队伍建设方面,我省消化内科专业尚没有人能够担任中华医学会分会的主任委员,缺乏有国际影响力的学科带头人;对于中青年人才的培养和推动不足,能够有在全国范围内立足潜力的消化科医生并不多;缺乏能够牵头制定行业标准、指南或共识的精英人才,因此在全国范围的话语权和学术影响力不足,影响了消化内科的发展。技术水平方面,尽管我省消化科的技术发展迅速,但是多数是在跟随其他先进地区消化学科的业务推广,缺乏原创性的工作。科研能力方面,我省消化科申请到的国家级基金项目并不多,且缺少重大科研项目,缺乏有重大国际影响力的科研成果及文章发表。

五、本学科发展目标

未来五年,我省消化病学学科的重中之重是加强对学科带头骨干及其人才梯队的培养,力争让更多的消化科医生能到国内外知名医院学习深造,提高本学科队伍自身素质和能力。加强与国内外知名医疗机构的合作,实现双赢;加强对消化科医生科研能力的培养,力争获取更多的国家级基金和发表更多的高影响因子文章,提高学科在国内外的地位;推动山东省各级医院开展亚专科建设,使每一个消化科医生都有自己的专长,争取使部分亚专科的实力达到全国前列。为实现此目标,我们应具体完成如下工作:

（一）人才发展培养规划

我省需加强同国内外学术团体和各大医院的进一步交流和合作,计划每年都派遣初、中、高级职称人员分期、分批到国内知名医疗机构进修学习或者出国访学,加强与国内外医疗机构的交流和合作,可以聘请院外知名专家和学者作为医院特聘专家,帮助和指导学科建设。引进国内外有影响力的青年人才加入消化科团队,更好促进学科发展。

（二）亚专科建设

我省需要加强亚专科建设,如建立消化科下属的消化道早癌、胆胰疾病、肝病与门脉高压症、幽门螺杆菌感染、功能性胃肠病、炎症性肠病和小肠疾病等亚专科/亚专业,设置亚专科带头人,既有利于学科的发展和全面培养青年医生的临床技能,也有利于加快学科发展,充分挖掘山东省内各消化科室发展潜力。此外,还要加强与省内外知名亚专科的交流、合作,激发学科发展新活力。

(三)科研工作

因为医疗机构的排名往往与科研能力和水平密切相关,为了提高省内各医院消化科在国内的排名和增加影响力,在掌握一定的临床基础技能和业务的前提下,我省应积极开展科研工作,鼓励消化科医师申报课题,发表学术文章,勇于创新;加大奖惩机制,将科研与绩效挂钩,调动消化科医生对于科研的积极性和主动性,充分挖掘潜能,同时加强与高水平单位的交流合作,积极争取牵头或参与国际、国内多中心临床研究,为消化科的科研发展进步提供更好的平台。

六、本学科发展趋势及展望

尽管山东省消化学科的发展迅速,但是与国内先进地区的对标中尚存在一定的差距,因此,学科需要把握住当前良好的发展契机,在学会领导的倡导支持下,夯实基础,提升优势,积极寻找不足,补齐短板。同时,省内的龙头医院如山东省立医院、山东大学齐鲁医院,青岛大学附属医院和各省级区域医疗中心等更应该在其中起到带头和促进的作用。在人才队伍建设,科研能力培养等方面要加大投入力度,并寻求政府政策、项目基金的支持和所在医院的大力支持,力争在未来 3~5 年中实现较大的进步,达到国际先进,国内领先的水平。

血液病学学科发展报告

一、本学科发展历程

山东省医学会血液病学分会是山东省血液病临床和实验研究工作者的社会性学术团体。早在 20 世纪四十五十年代,山东省血液病学专业就已蓬勃发展,是全国较早开展血液病学研究的省份之一。临床主要研究常见血液病包括白血病、淋巴瘤等恶性血液病的诊治。

1986 年,山东省医学会召开会议,经民主选举,山东省医学会血液病学分会正式成立,由我国著名血液病学专家、医学教育家张茂宏教授担任首届主任委员。自 2001 年起,由徐从高教授担任主任委员;2012 年起,由现任山东大学齐鲁医院血液科主任侯明教授接任主任委员;2016 年至今,由现任山东大学齐鲁医院副院长纪春岩教授担任主任委员。

2015 年 11 月,山东省医学会血液病学分会干细胞移植学组成立并在青岛召开学组成立会议,积极推动干细胞移植技术在省内推广应用。

为提高山东省青年医师诊断和治疗水平,山东省医学会血液学分会于 2016 年 12 月成立青年委员会,主任委员纪春岩教授举办多次山东省医学会血液学分会青年委员会学术会议,组织省级青年血液医师学术论坛,邀请国内著名血液学专家授课,提高基层医院血液科青年医师的临床及科研水平。

2018 年,山东省第 23 次血液病学学术会议期间,成功举办了山东省血液病专科联盟成立大会和授牌仪式。山东大学齐鲁医院作为联盟发起单位,组织成立山东省血液病专科联盟,41 家山东省地区级医院为成员单位。在联盟范围内努力做到联盟医院之间诊疗规范与诊疗数据的同质化,通过建立协作网络,为白血病患者的人工智能辅助诊疗系统及关键技术的推广应用发挥了关键的支撑作用。

2018 年,中华医学会血液病学分会止血与血栓学组和感染学组学术会议分别在山东省青岛市举办。每年主任委员也会带领山东省医学会血液分会委员参加全国血液病学术会议,学习国内先进诊疗经验,提高山东省血液学领域的发展水平。

2019 年 4 月 18 日,齐鲁国际期刊主编论坛暨山东大学齐鲁医院外国专家工作站揭牌仪式在济南成功举行。山东大学校长樊丽明,时任山东大学齐鲁医院院长李新钢,时任中华医学会血液学分会主任委员、中国医学科学院血液学研究所(血液病医院)副所长王建祥,中国抗癌协会血液肿瘤专业委员会主任委员邱录贵, *Journal of Hematology & Oncology* 杂志主编刘德龙等出席会议并致辞。会议邀请了 *Leukemia* 杂志主编罗伯特·加尔(Robert Gale)教授、*British Journal of Hematology* 杂志主编芬巴尔·E.科特(Finbarr E. Cotter)教授、*Journal of Hematology & Oncology* 杂志主编刘德龙教授,进行了专题学术讲座和深入研讨。

山东省医学会血液学分会在 2019 年成立基层学组,提高基层医院的诊疗水平是山东省血液病学发展的重点内容。

2020 年 9 月 19 日,山东省血液病学换届改选筹备会议及全体委员会议在济南市成功召开。会议由山东省医学会副秘书长岳冬丽主持,山东省医学会秘书长张林进行致辞。纪春岩主任委员就第八届血液病学分会委员会工作做了总结。经过投票选举,纪春岩教授当选山东省医学会血液病学分会第九届委员会主任委员,侯明教授当选为候任主任委员。

经过几十年发展,山东省医学会血液病学分会人才辈出,先后涌现出中华医学会再障学组组长、红细胞学组副组长、止血与血栓副组长、中华医学会血液学分会常委与委员、"长江学者奖励计划"(简称"长江学者")专家、"泰山学者攀登计划"专家、"泰山学者"等。纪春岩教授担任中国抗癌协会血液肿瘤专业委员副主委、中国抗癌协会血液肿瘤专委会髓系肿瘤学组髓系肿瘤组长,侯明教授担任原发免疫性血小板减少症(ITP)国际工作组指南制定专家组成员,美国血液学会(ASH)资深会员、亚太地区血栓与止血学会(APSTH)执委,中国病理生理协会实验血液学会常委,中国医师学会血液科医师分会副会长,中国实验血液学会副主任委员等重要任职。山东省血液领域各位专家通过学会平台,凝聚在一起,聚焦于血液病学的前沿进展,并充分发挥各位专家的学术专长,全方位推动山东省血液学科的高速发展。

二、本学科发展现状

主委及副主委单位的发展简史基本上代表了山东省各地市的发展现状。

山东大学齐鲁医院血液学科由国内血液病学先驱张茂宏教授创建于 20 世纪 60 年代,是省内首批博士学位授予点,国家临床重点专科,国家血液系统疾病临床医学研究中心分中心,山东省血液系统疾病临床医学研究中心,山东省血液免疫学省级重点实验室,国家中医药管理局三级重点实验室,山东省科技领军人才创新工作室,山东大学血液病智能诊疗联合实验室。山东大学齐鲁医院血液科在复旦大学医院管理研究所最佳医院专科排行榜中连续排名全国前十位,在中国医学科学院科技影响力排行榜血液病专科排行榜连续排名全国第十位,拥有教育部"长江学者"特聘教授 1 名、国家杰出青年基金获得者 1 名、"泰山学者攀登计划"专家 1 名、"泰山学者"特聘教授 2 名、"泰山学者"青年专家 4 名,"齐鲁青年"学者 2 名,山东省领军人才 2 名。血液病学科亚专科设置齐全,包括血栓与止血亚专科、白血病亚专科、红细胞疾病亚专科、淋巴瘤/骨髓瘤亚专科、造血干细胞移植亚专科。出凝血疾病学科在 ITP 发病机制、特异性诊断和靶向干预策略方面处于国际先进和国内领先水平。白血病学科在白血病发病及耐药关键生物标志物的鉴定和临床检测技术研发等处于国内先进地位。学科以第一单位获高等学校科学研究优秀成果奖一等奖 3 项、山东省科技进步一等奖 3 项、省部级二等奖 12 项;承担各类国家级课题 30 余项,其中包括"十一五"国家科技支撑计划子课题、教育部高等学校博士学科点专项科研基金、"973 计划"子课题、"863 计划"子课题、国家临床重点专科建设项目、卫生部部属医院临床重点专科项目、国家自然科学基金重大研究计划等重要项目，牵头开展 10 余项全国多中心临床研究，发表 SCI 论文 100 余篇，包括在血液领域最权威期刊 BLOOD 杂志发表论文 16 篇，其中 1 篇评选为 2017 年"TOP10"论文。另外，学科牵头制定重大疾病卫生行业诊治中国标准 2 项，牵头制定了 6 版 ITP 诊治中国专家共识或指南，参与制定免疫性血小板减少症国际专家共识 1 项，参与制定中国血液系统疾病诊治指南 10 余项。

山东省立医院血液科成立于 1962 年，是集临床、科研和教学于一体的血液病综合诊疗中心。学科目前是国家血液系统疾病临床医学研究中心山东省分中心、中国慢性淋巴细胞白血病卓越诊疗中心认证、山东省"泰山学者攀登计划"岗位、山东省临床重点专科、山东省医药卫生重点实验室、中华骨髓库定点造血干细胞移植和采集单位、国家药物临床试验机构资格认定单位、全国"巾帼文明岗"、博士授予点和博士后流动站，也是我省最早获得临床博士学位授权点学科之一。在科主任及学科带头人王欣教授的带领下，形成了一支作风严谨、业务精湛、创新能力强的专业团队，学科整体诊疗水平已居国内先进部分达领先的地位。科室设有 2 个病区，正式床位 90 余张，年均门诊量达 3.5 万余人次，年均出院 3 000 余人次。拥有医护人员 77 人，医疗团队 31 人，博士生导师 2 人、硕士生导师 8 人，其中"泰山学者攀登计划"专家 1 位、特聘教授 2 位、青年专家 3 位，国务院特殊津贴特聘专家 1 位，卫健委突出贡献中青年专家 1 位，山东省突出贡献中青年专家 1 位。学科坚持以高质的医疗水平服务患者，成立了造血干细胞移植、淋巴瘤及骨髓瘤、白血病、红细胞疾病、骨髓增殖性肿瘤、止血及血栓性疾病等 6 个亚专业学科，各亚专业组成员配备合理并积极开展临床诊疗工作。淋巴瘤和骨髓瘤是学科优势及重点亚专业方向之一。科室设有淋巴瘤中心，创建了山东省淋巴瘤诊治工程技术中心、山东省淋巴肿瘤医疗大数据科技创新平台、山东省立医院淋巴肿瘤专病数据库，开展了系统的基础和临床转化研究，牵头并参与多项国际和国内多中心的临床试验，探索优化治疗方案。造血干细胞移植是学科的另一个重点发展方向，目前已开展了包括异基因造血干细胞移植、自体造血干细胞移植、单倍体造血干细胞移植、微移植、非清髓造血干细胞移植、脐血移植等一系列新型技术，得到了国内外专家的认可与高度评价。近年来,学科发表学术论文 300 余篇,其中 SCI 论文 200 余篇,总影响因子 700 余分,总引用次数约 1 100 次;主持 863 项目、国家自然科学基金 17 项,累计科研经费千万元;主编教材 2 部、专著 10 余部,上线教育部慕课（MOOCs）课程 2 项;参与制定诊疗指南 10 余项。多项研究成果受 ASH（5 次）、欧洲血液学会（EHA）年会邀请进行口头报告,荣获山东省科技进步一等奖 3 项、山东医学科技一等奖 2 项,专业水平获得了国内外同行的一致认可;培养博士后 3 名,博士生 60 余名,硕士生 100 余名;举办十余次国家及省级研讨会及学习班,培训相关专业人员 3 000 余名。

青岛大学附属医院血液科始建于 1962 年,是山东省最早成立的两个血液学专业组之一,1983 年在著名血液病专家翁维权教授带领下创建国务院首批硕士学位授予点。20 世纪 90 年代其在山东率先开展骨髓移植工作,2008 年被评为青岛市重点学科,2011 年成立黄岛院区血液内科,2013 年被评为山东省临床重点专科,2014 年正式获得山东省脐血造血干细胞、非血缘造血干细胞移植资格,2020 年成立平度院区血液科。经过几代人的不懈努力,血液内科目前拥有 8 个亚专科,不断加强白血病、淋巴瘤、多发性骨髓瘤等疾病的标准化、规范化、整体化治疗,同时凝练出特色鲜明的研究方向,实现了各亚专科齐头并进。淋巴瘤亚专业采用的“化疗＋X”（放疗、移植、新药临床实验）一体化治疗,使淋巴瘤患者三年生存率达到 85％以上;多发性骨髓瘤的微小残留病灶（MRD）精准治疗明显提高了中高危患者的缓解率及治愈率。此外,学科积极开展各种难治性白血病全国多中心临床试验,如异基因造血干细胞移植技术,是国内最早开展骨髓移植的医院之一,也是省内最大的骨髓移植中心之一。血液内科目前已开展了半相合、全相合、非血缘造血干细胞移植,涵盖了移植的所有技术要点。一方面,血液内科骨髓增生异常综合征（MDS）中心是国内第八家且山东省唯一的 MDS 中心,与国内多家 MDS 中心及知名专家定期进行学术交流,并与韩国三星医疗中心建立良好合作关系,在 MDS 领域享有较高知名度;另一方面,出凝血疾病和骨髓增殖性疾病也分别做出了省内外特色。血液内科经过半个多世纪的科室建设和文化技术传承,已建立一套成熟规范的科室工作流程,同时拥有从事血液学基础研究和临床诊治的优秀团队,具备全省乃至全国领先的规范化临床诊疗水平。

山东省医学会血液病学分会不断发展壮大,最新一届委员会有 76 名委员在任,分别是自全省各地市血液领域的领军人物。山东省医学会血液病学分会发挥"纽带""桥梁"作用,利用山东省多家领先医疗机构血液科的临床及科研优势的"旗帜效应",积极协同省内各医疗机构合作创新,发挥团结协作精神,进一步加强省级大型医疗、教学、科研中心与基层医院的协作;多次组织血液系统疾病的规范化诊治省内巡讲,加强全省血液领域同道的交流,提高全省血液科医师的规范化诊疗水平;加强基层医院血液科青年医师的培养,使基层医院和基层医师更多地参与进来,提高全省基层医院血液科医师的诊疗水平。血液学分会积极贯彻山东省医学会相关方针政策,加强科普知识宣传工作,科学普及工作是提高全民科学素质,引导公众树立正确的医学健康观念的重要手段。本年度分会科普专家及志愿者在临床诊疗过程中积极召开血液病患者教育活动,做好血液病学科普宣传工作。

每年,山东省医学会血液病学分会都举办山东省血液病学学术会议并同期举办国家级继续医学项目,这是山东省血液病学领域的年会、盛会,也是一场学术盛宴。每次血液年会均会邀请到国内外血液领域的著名专家围绕血液系统疾病领域的规范化诊断及治疗新进展展开深度探讨和交流,以促进山东省血液系统疾病诊治水平的提高。年会期间均举办山东省医学会血液病学分会全体委员会议,时任主任委员做当年血液分会活动总结和下一年发展规划报告,以明确血液病学分会的发展进展和路线。

三、全国先进地区本学科发展情况

（一）北京地区

北京大学人民医院血液科研究重点为白血病的诊治和造血干细胞移植,尤其在造血干细胞移植方面最为突出。其建立了国内高水平血液系统恶性疾病规范化诊断平台,特别是多参数流式细胞术等技术已达到国际先进水平;白血病诊疗规范化在国内处于领先水平;红细胞系统疾病诊治具备国内领先的规范化临床诊治水平;造血干细胞移植处于国际领先水平,已经成为世界最大的异基因造血干细胞移植中心。在 2020 年度复旦大学发布的中国医院最佳专科声誉排行榜血液内科排行榜中排名第二。

（二）天津地区

中国医学科学院血液病医院（中国医学科学院血液学研究所）是全国唯一的血液病三级甲等专科医院，全国唯一的实验血液学国家重点实验室依托院所，是我国最大的集医疗、科研、教学、产业于一体的国家级科研型血液病专业医疗机构，对常见血液病特别是恶性血液病的诊断治疗达国内领先、国际先进水平，在 2020 年度复旦大学发布的中国医院最佳专科声誉排行榜血液内科排行榜中排名第一。

（三）上海地区

上海交通大学医学院附属瑞金医院血液科是教育部"211 工程"重点建设学科，国家医学基因组学重点实验室，上海市重中之重学科。其在白血病和血栓与出血性疾病的诊断和治疗等方面接近国际先进水平，居国内领先地位，在 2020 年度复旦大学发布的中国医院最佳专科声誉排行榜血液内科排行榜中排名第四。

四、本学科发展差距

尽管目前血液分会在全国省级分会处于上游水平，在某些方面较北京、天津、上海等省市血液学科有优势，但从整体来看仍有很大差距。经深入剖析，查摆问题，现分析有以下几方面差距：

第一，在地理位置因素上，山东省的经济发展水平与北京、上海、天津等地区仍有一定差距，导致医疗水平的部分差距。

第二，从学科声誉排名方面看山东省血液科与领先地区仍有差距，省内排名最高的山东大学齐鲁医院血液声誉常年位于全国第九或第十位，疑难杂症救治能力、区域辐射能力等方面尚存在一定的提升空间。另外，我省周围高水平医疗机构较多，病源分散。

第三，在学科平台、医疗水平、人才数量、科研水平、培训教学等方面也有一定差距，在国家级实验室平台和国家级人才称号获得者数量、高水平研究论文等多个方面亦存在较大差距，相对于国内领先机构仍需更进一步。

五、本学科发展目标

一是相关领域政府职能部门和学会等应该进一步重视血液病领域的重要性，积极协调政府部门、高校等相关机构，规划发展格局，制定一系列完整良性发展的政策，创造有益于血液科良性发展的环境。

二是省内医疗机构应进一步提高沟通交流，团结协作，扎实推进分级诊疗制度，平行推动各级医院的稳步发展；加强与国际国内先进医疗机构沟通，以本省血液学科已有成果为依托，吸引吸收更多的病源，争取辐射更大地区范围。

三是整合山东省血液领域优势资源，搭建优质平台，加强与国际、国内先进研究院所的合作交流，大力促成医教研产等各个方向的全力发展，提高待遇；进一步吸引包括院士、"长江学者"等国家级人才，引进海内外高层次人才来带动和培养本地区或国内优秀青年人才；创建高水平科研平台，发挥人才优势。

六、本学科发展规划和展望

（一）加强合作交流，创造血液蓬勃发展大环境

以省内相关部门、学会现有的政策、平台、环境为基础稳步发展，继续每年举办山东省血液病学年会暨国家级继续医学教育学习班，届时进行全体委员会议，认真广泛商讨山东省血液学科发展规划细节。2021年是"十四五"规划的开局之年，也是血液病学分会工作提升的重要之年。在完成常规工作的基础上，应积极联系政府、高校合作，在医疗义诊、科普宣传、医疗专业知识培训方面积极开展学会交流活动；更新观念，强化服务意识；加强多中心协作，开展大型临床研究，大力促进创新发展服务中心工作，稳步扎实提高省内血液领域快速蓬勃发展。

（二）系统发展血液病精准诊疗，辐射更广地区

系统建设血液病的人工智能诊疗平台，下一步将其推广应用到基层医院，通过继续教育形式辅助基层医生学习规范化诊疗，快速的积累临床经验,降低学习成本,让稀缺的医疗资源不再稀缺。缓解基层医疗疑难杂症诊断难、资源少、效率低的困境。开发第三方应用程序(App),实现在院外进行患者的随访、患教,诊疗指导。系统的完善不仅可以为血液科专家的临床诊断及治疗决策提供智能支持,而且能够利用新一代人工智能技术,在所收集的医学数据中探寻难治性血液病潜在的临床规律,推动血液病大型临床研究,发现与中国人密切相关的血液病早期诊断、预后的标志物,建立国际领先水平的血液病精准诊疗技术体系,并进行临床示范验证与应用,提高省内血液系统疾病的诊疗水平,吸收更多病源,辅助更广地区。

(三)整合省内资源促进整体发展,吸引高水平人才

利用山东省血液病专科联盟的平台优势,发挥我省血液领域传统的团结协作精神,进一步加强省级大型医疗、教学、科研中心与基层医院的协作,在血液学领域开展高水平的临床协作研究,建设更多高水平研究平台。深入推进省内血液人才培养体制,定期组织血液系统疾病的规范化诊治省内巡讲,提高全省基层医院血液科医师的诊疗水平;加强血液科青年医师的培养,组织国家及省级青年血液医师学术论坛,提高青年医师的临床及科研水平。吸引高层次高水平血液领域人才,提高人才待遇,聚焦薪资社保、子女就学、住房安家等人才切实关注的问题,力图解决每位人才的后顾之忧,让人才"进得来,留得住"。

2021年是意义不凡的一年,是中国共产党建党100周年,是"十四五"规划的开局之年,是山东省医学会成立90周年。我们山东省血液人应乘着新时代的东风,回顾总结历史经验,立足新的百年,整合资源形成全省血液领域合力,积极推广山东省血液品牌,拼搏创新,锐意进取,勇于担当,甘于奉献,共同创造山东省血液学发展新的辉煌!

肾脏病学学科发展报告

一、本学科发展历程

肾脏病学科在现代医学中属于相对年轻的学科,在 20 世纪 80 年代以前,全国仅有少数医院设有此专科,专业人数较少,临床认识较少。直到 1980 年中华医学会肾脏病学分会成立,在学会不懈推动和各方努力下,全国各地肾脏病专业才得到显著发展。1990 年 4 月,山东省成立了山东省医学会肾脏病学分会,选举成立了由山东大学齐鲁医院肾脏内科盛洪声教授担任主任委员的第一届委员会。截至目前,共选举成立了六届委员会,当前为山东省立医院肾内科王荣教授担任主任委员的第六届肾脏病学分会委员会。

山东省医学会肾脏病学分会始终坚持服务人民群众的建会理念,坚持诊断治疗、教育培训、科学研究同步推进。从 1976 年山东省立医院建立我省第一家血液透析中心,到 1983 年中国人民解放军联勤保障部队第九六〇医院(原济南军区总医院)开展我省首例肾穿刺活检,再到 2002 年山东省立医院开展首例腹膜透析。至此,山东省肾脏病现代诊治体系逐步建立完善起来,并在全省范围进行了全面推广、普及。

1990 年开始,肾脏病学分会就在全省持续开展了肾小球疾病、急性肾功能衰竭、慢性肾功能衰竭等常见肾脏病诊治的教育培训推广工作。2010 年,全省全面开展了腹膜透析规范化培训和血液净化规范化培训,为全省规范开展透析治疗提供技术保障,提高了终末期肾病患者的救治率和生存质量。

2020 年 12 月，为推进慢性肾脏病一体化管理，加强慢性肾脏病的早筛早诊和全程管理，打造全省慢性肾脏病的早筛早诊和全程管理的新模式，山东省立医院王荣教授启动建设了"山东省慢性肾脏病全程管理中心"（CKDMC）。

经过 31 年的发展，山东省医学会肾脏病分会已经成为我省卫生健康领域最具影响力的学术组织之一，成为发展山东医学科技事业、卫生健康行业、医疗健康产业的重要社会力量。

二、本学科发展现状

（一）组织建设方面

全省肾脏病诊疗机构发展迅速，截至目前，全省地市级医院及 80％以上的县级医院建立了肾脏病专科门诊，全省共有 459 家血液透析中心和 68 家腹膜透析中心，有 55 家医院可以独立开展肾穿刺活检，为医疗资源下沉、服务基层人民群众创造了便利条件，极大地方便了患者就诊。其中，山东大学第二医院肾内科和山东大学齐鲁医院肾内科被评为国家级重点临床专科建设单位，山东省立医院肾内科评为山东省"泰山学者"建设岗位，山东省立医院肾内科、山东大学齐鲁医院肾内科、青岛大学附属医院肾内科、青岛市市立医院肾内科、中国人民解放军联勤保障部队第九六〇医院肾内科、济南市中心医院肾内科等被评为省级重点专科，山东中医药大学附属医院肾病科被评为山东省中医药重点专科。同时，山东省立医院肾内科、青岛大学附属医院肾内科、青岛市市立医院肾内科是卫生部腹膜透析培训示范中心，山东省立医院、青岛大学附属医院、山东大学第二医院血液净化中心被评为卫生部县级医院血液净化中心培训基地，中国人民解放军联勤保障部队第九六〇医院血液净化科是全军唯一的血液净化专科护理基地。

在加强组织建设的同时，为做好学术研究沟通交流，2020 年学会筹建了急性肾损伤、腹膜透析、肾脏病理、肾小球疾病、中西医结合、青年委员、基层专业等 7 个专业学组，着力从诊断治疗、病理研究、服务基层、后备力量等方面加强对肾脏病学的研究、协作，学组分工细致、专业性强、互通有无、相互合作，为全面提升山东省肾脏病诊疗能力水平提供了强有力的组织保障。

（二）人才建设方面

经过多年发展，全省肾脏病诊疗领域涌现出一批先进机构、先进个人。目前全省建设了多个肾脏病学硕士学位授予点，7 个博士学位授予点[山东省立医院、山东大学齐鲁医院、山东第一医科大学第一附属医院（山东省千佛山医院）、山东大学第二医院、青岛大学附属医院、青岛市市立医院、山东中医药大学附属医院]。全省现共有肾脏病学博士生导师 15 名，硕士生导师 50 多名，多人获得国家级、省部级荣誉称号。其中，山东省立医院王荣教授获得"全国先进工作者""山东省十佳医师""全国卫生系统职业道德建设标兵""山东省先进工作者""山东省最美劳动者"等荣誉称号，还获选了"山东省有突出贡献的中青年专家"和"泰山学者"特聘专家等荣誉称号；山东大学齐鲁医院盛洪声教授、山东大学第二医院关广聚教授、山东中医药大学附属医院李伟教授获得国务院政府特殊津贴；邵乐平教授获得"山东省有突出贡献的中青年专家"荣誉称号。此外，还有多名中青年专家在不同领域获得了多个多种荣誉称号，为推动全省肾脏病学发展和提升全国影响力做出了重要贡献。

（三）学术研究方面

在学术研究上，全省肾内科锐意进取，取得较大成绩。近 10 年获得国家自然科学基金面上项目 17 项、青年基金 20 项；获得国家卫生部重点项目、教育部基金、山东省自然基金、山东省科技攻关计划、国家"863 计划"课题基金、山东省"十五"重点课题基金、全军留学回国人员科研基金及军区重点课题、济南市临床医学科技创新计划等课题近 60 项，发表 SCI 科研论文710 余篇；先后获得山东省科技进步一等奖 3 项，山东省科技进步二等奖 10项，山东省科技进步三等奖 13 项，军队医疗成果二等奖 1 项，高等学校科学研究优秀成果奖科技进步二等奖 1 项，山东省高等学校优秀科研成果一等奖 1 项，山东高等学校优秀科研成果二等奖 1 项，山东高等学校优秀科研成果三等奖 2 项。

（四）教育培训方面

为促进全省肾脏病诊疗队伍的发展，培养肾病队伍的科学素养和创新能力。学会积极搭建学术交流平台，于 2007 年、2013 年承办了两届中华医学会肾脏病学分会血液净化论坛，3 000 多名全国各地肾内科医师和护士参加了会议，为提升山东省肾脏病学科知名度及影响力做出了重要贡献。自2000 年开始，共举办了 21 次全省肾脏病年会，邀请国内肾脏病、血液透析知名专家进行学术讲座。2010 年开始举办全省血液透析基本理论及技能规范化培训班，并专门开辟护理技师专场。支持各个学组主题学术交流，参与省卫健委组织的疾病诊疗指南制定与推广，组织参与多中心临床研究，组织实施山东省肾脏病医疗资源调查等活动，使我省的肾脏病学术队伍和学科发展水平有了显著的提高。

（五）公共服务方面

山东省医学会肾脏病分会成立以来，积极推动社会公共服务工作，自2006 年设立世界肾脏病日开始，均结合每年的肾脏病主题，采取多种形式积极宣传推广，既宣传了"世界肾脏日"主题活动，也结合肾脏病分会的专业指导意见，推动对慢性肾脏疾病知晓、预防和诊治的全程防控战略体系的实施；积极倡议全省各地的广大肾科同仁近年来根据国际最新研究进展，结合中国的临床研究结果和临床实践制定了一系列的指南和共识，为规范、提高中国医生的临床诊断和治疗水平起了积极的推动作用。在举办学会学术活动、继续医学教育、科普宣传、科学研究、学科建设、国际交流和队伍建设等方面做出了非常重要的贡献，使山东省肾脏病的研究方面取得了重大突破。除完成科研和临床工作外，还组织参与了多项国际性协作研究，并协助政府卫生部门做了大量的肾脏病病群防群治工作。

三、国内先进地区本学科发展情况

全国部分先进地区医院肾内科建立时间久，历史较长，在国内外享有较高声誉，较早建立了肾脏病专业博士点，一些医院肾脏病科是国家重点学科、国家重点实验室、国家临床医学研究中心、国家临床重点专科、国家医疗质量管理与控制中心、卫生部重点实验室等学科；有些医院入选了我国"211工程"Ⅰ期和Ⅱ期工程，承担了"十一五""十二五""十三五"等多个攻关项目，获国家科技支撑计划、国家自然科学基金、国家杰出青年基金等各类部委级以上基金支持，部分医院获得国家科技进步二等奖等重大荣誉。

四、本学科发展差距

在山东省医学会肾脏病学分会的大力支持下,山东肾脏病学虽然得到了快速发展,但是跟先进地区相比,还是有较大的上升空间。

一是科学研究方面。全省肾脏病学普遍存在"重基础、轻临床"的现象,主要是对基础理论研究较多,对临床应用研究不够,基础研究成果向临床应用转化非常不足。特别是我省肾脏病学的研究发展主要依赖于临床医生,相关肾脏病研究机构参与不够。

二是人才建设方面。我省肾脏病学人才队伍略显薄弱,虽然有部分专家在一些领域取得不错成绩,但多属于单点突破,没有形成全面开花的局面,没有完成肾脏病学全产业链人才的整合和发展,在全国的影响力略显薄弱。在国家级学科、实验室和国家级人才称号获得者数量、高水平研究论文等多个方面需要提高。

三是学科声誉排名方面。从全国看,我省肾病学科的服务能力、肾病救援能力、急危重症肾病的处理能力等多个方面和其他先进地区比,还存在一定的提升空间。从兄弟学科看,肾内科学属于新兴学科,与内分泌、妇产生殖、肿瘤等历史悠久的兄弟临床医学学科相比,在临床技术、人才储备、科研能力方面尚存在不少差距。

五、本学科发展目标及工作规划

一是加强人才队伍建设。着力加强肾病学科后备人才力量的培养,着力解决肾脏病学发展较晚导致的人才积累较少的问题。一方面要加大和国内先进地区沟通学习交流,积极学习先进工作管理经验;另一方面要加强国际交流与合作,努力引进海内外高水平专业人才,建立全省肾脏病学的人才储备库,为学科高速发展夯实基础。

二是全面开展科学研究。基础研究是发展肾病学科的根本动力与源泉,可以为临床医疗的发展提供方向。肾病学科的科学研究可以从亚专科特色方向中选题,突出优势形成特色;探索建立专业化临床医学研究平台,整合利用现有临床医学研究资源,以疾病治疗任务为引领,提升临床医疗研究水平；推动基础科研成果与临床实际的双向互动，促进高精尖的基础科研成果转化为临床医疗技术，最终服务于民。

三是建设特色亚专科。充分发挥肾病学科交叉融合的学科特色和优势，建设精品亚专科，重点发展亚专科的诊疗技术；加强多学科合作，促进专业技术纵向精深发展，提升专业化诊疗水平的同时，兼顾与其他亚专科的交叉与融合，促进横向发展创新医学人才培养方式，推动肾脏病学科可持续发展，提升肾病学科的学术品牌。

四是加强分会组织活动。加强各地市分会工作，推动各地市召开肾脏病分会年会，部分地市按照民主程序换届改选；定期召开全体委员会议，确定年度工作计划；定期开展学术讲座和临床经验交流，推进基层肾脏病工作的开展；加强与周边省市地区的学术交流，继续开展苏鲁豫皖地区中青年学术会议；继续开展对外交流，加强与香港和台湾地区的学术交流。

五是召开肾脏病学术和教育会议。定期召开山东省肾脏病年会，邀请国内外知名专家举办讲座，就目前国际国内肾脏内科及血液净化的临床新进展、新技术应用及热点问题进行重点交流，为基层工作者答疑解惑；同时继续开展以片区为单位，以疑难病例讨论、典型病例查房等为主要组织形式的临床继续教育活动，继续开展血液透析基本理论及技能规范化培训，实现从业人员培训全覆盖。

六、本学科发展趋势及展望

要从根本上提高肾脏病早期诊断和有效治疗还有很多工作要做，全省肾脏病学发展务必稳扎稳打、一步一个脚印地逐步推进。全省肾脏病学科在建立完整的肾脏病学科体系，加强多学科合作，促进临床诊断需求与基础研究的结合转化，引入人工智能在辅助诊断、早期发现、风险—预后的预测和综合治疗管理，探索精准医学在肾脏病的发病机制的研究，促进肾脏病治疗设备更加智能化，丰富各种生物制剂、靶向药物、智能辅助手术设备等多个方面还有很多工作要做。要加强肾脏病学的全方位探索研究，引入新思想、新技术、新手段，本着对科学、对患者负责的态度，扎扎实实地做好各项研究工作，为提升全省乃至提高人类肾脏病诊治做出贡献。

内分泌学学科发展报告

一、本学科发展历程

在各级政府和全社会的支持下,在医学会的领导关怀下,在山东省全体内分泌届同仁的共同努力下,我省内分泌学科取得显著进展,内分泌临床及研究队伍持续壮大,内分泌学临床水平及科研实力处在国内领先位置。山东省内分泌学科正进入一个由"跟跑"向"领跑"转变的关键时期。

20世纪50年代,全国著名专家、我省临床内分泌学科创始人周显腾教授在现山东大学齐鲁医院创建内分泌专业,培养了山东省早期的一批内分泌专家。此后,山东省内分泌事业逐渐发展壮大,从业人员逐渐增多,学术活动日益繁荣,山东省医学会内分泌学分会第一届委员会于1990年底成立,周显腾教授任名誉主任委员,张宝珠教授当选第一届委员会主任委员,徐德凤教授当选副主任委员。最新一届委员会为2017年10月份成立的第七届委员会,赵家军为主任委员,管庆波、任建民、王颜刚、赵世华、班博、高冠起、陈诗鸿、李茵茵、杨杰、俞淑静、逄曙光、董建军为副主任委员。

二、本学科发展现状

(一)平台建设与人才培养

目前山东省立医院内分泌科与山东大学齐鲁医院内分泌科为卫健委国家临床重点专科,山东省立医院为山东省糖尿病与代谢疾病临床医学研究中心、山东省内分泌与脂代谢重点实验室,青岛大学附属医院内分泌科为山东省代谢性疾病重点实验室。

我省内分泌专业人才辈出,多人次获国家及省部级人才称号,并在中华医学会各专科分会任职。山东省立医院赵家军教授与高聆教授获评山东省"泰山学者攀登计划"专家,山东省立医院官庆波教授、徐进教授以及青岛大学附属医院李长贵教授获评山东省"泰山学者"特聘专家;赵家军教授2013年获山东省科学技术最高奖,目前赵家军教授担任中华医学会内分泌学分会主任委员,管庆波教授担任中华医学会内分泌学分会秘书长兼委员,山东大学齐鲁医院陈丽教授担任中华医学会糖尿病学分会副主任委员。山东大学齐鲁医院侯新国教授、山东省立医院周新丽教授、青岛大学附属医院王颜刚教授等多人任中华医学会专科分会委员。

我省内分泌注重青年人才培养,山东省立医院徐潮与宋勇峰获评山东省"泰山学者"青年专家,山东大学于晓与山东省立医院宋勇峰获国家优秀青年基金资助,另有多人次获评"齐鲁卫生与健康人才"称号。

(二)科学研究

山东省内分泌学科科研水平持续提高,连续举办"学术提升工程"系列学术活动——转化医学泰山高峰论坛,邀请国内外著名的专家学者围绕近年来内分泌代谢病及相关领域的研究热点问题进行主题演讲和讨论,为提升我省在全国内分泌届的学术地位,对我省内分泌学学科的发展起到了良好的推动作用。

我省内分泌专家领衔进行了多项全国多中心大型临床研究,依托国家重点研发计划,赵家军教授团队建立了覆盖全国15个省市233家医疗机构的研究网络,建立了基于肥胖、血脂异常等多种危险因素的2型糖尿病临床分层标准,制定了综合管理技术与策略,为建立中国2型糖尿病综合管理模式提供了循证医学证据。

科研究成果丰硕,"亚临床甲状腺功能减退的危害及干预"项目获国家科技进步二等奖,"基于胰岛功能糖尿病精准防治的研究与应用""基于大数据和人工智能的痛风病精准诊疗体系的创建及应用"等项目获山东省科技进步一等奖,"脂毒性对男性性腺功能的影响及干预""脂毒性致甲状腺功能减退的机制及干预"等项目获山东省科技进步二等奖,年均获批国家重点研发计划、国家自然科学基金等各类项目 10 余项,多篇高水平学术论文发表在 *Nature*、*Cell Research*、*Nature Communications* 等权威期刊。2021 年 3 月 24 日,山东大学齐鲁医院陈丽教授团队与美国贝勒医学院孙正教授团队通力合作在 *Nature* 主刊在线发表了题为 "REV-ERB in GABAergic neurons controls diurnal hepatic insulin sensitivity" 的研究论文,报道下丘脑视交叉上核(SCN)区 γ-氨基丁酸(GABA)神经元的 REV-ERB 基因控制胰岛素抑制肝脏糖异生的昼夜节律,阐释了临床"黎明现象"的分子机制。

三、全国先进地区本学科发展情况

目前,我国内分泌学科发展先进地区主要集中在北京、上海等经济发达地区,如北京协和医院、上海瑞金医院等。

北京协和医院内分泌科成立于 1958 年,是我国第一个内分泌专科。1981 年,北京协和医院内分泌专业获博士点资格。1988 年,内分泌实验室经评审成为卫生部内分泌重点实验室(现卫计委内分泌重点实验室),是我国内分泌学界第一个卫生部重点实验室。2010 年,内分泌科成为国家临床重点专科,是全国内分泌学科中最完整、最全面的科室。

上海交通大学附属瑞金医院内分泌科为国家临床重点专科、教育部重点学科、国家卫健委内分泌代谢病重点实验室。上海市内分泌肿瘤重点实验室,上海市内分泌研究所,承办《中华内分泌代谢杂志》为受中华医学会的委托承办的国内学术影响力最高的内分泌代谢学术期刊,*Journal of Diabetes* 为国内唯一被 SCI 收录的学术期刊,临床内分泌实验室为国内唯一通过美国病理家协会(CAP)认证的内分泌专业实验室;2013 年 8 月起承担国家代谢性疾病临床医学研究中心的建设任务。

四、本学科发展差距

(一)差距体现

虽然山东省内分泌学学科近年来取得了长足的进步,但与国内先进地区、先进医疗机构相比还有很大的差距,主要体现在以下几个方面:

相比上海交通大学医学院附属瑞金医院与中南大学湘雅二院均获批第一批国家代谢性疾病临床医学研究中心，目前我省内分泌专业还没有国家临床医学研究中心或者国家重点实验室等国家级平台。

人才梯度建设不合理。目前北京、上海等先进地区内分泌专业青年人才发展迅速，多人获批教育部"长江学者"、国家杰出青年基金、优秀青年科学基金等国家级人才项目。例如，上海瑞金医院内分泌科目前拥有中国工程院院士1人，"长江学者"1人，青年"长江学者"2人，优秀青年科学基金5人。我省目前青年人才成长偏慢，在国内的竞争力与影响力较弱。

临床先进技术开展较少。目前我省内分泌专业在大部分地区仍以甲状腺疾病、糖尿病等常见病、多发病诊治为主，对于疑难罕见病例起步较晚，很多先进的诊疗技术尚不能开展。

（二）原因分析及建议

由于北京上海等城市对人才的虹吸效应，大批优秀的人才特别是青年人才涌入先进地区。我省对于人才的吸引能力偏弱，之后需要加大人才引进力度，引育并举，大力培养青年人才。

开展疑难罕见病的诊治与研究，设立专项科研基金，鼓励各医疗机构开展疑难罕见病的研究工作，鼓励各医疗机构开展新技术、新疗法，进一步提升我省内分泌学科的研究与临床水平，提升我省内分泌学科在全国的影响力。

五、本学科发展目标及展望

随着我国经济社会的发展、人口老龄化进程的不断加快，糖尿病、甲状腺疾病等内分泌与代谢性疾病的发病率和死亡率不断增加，而控制率较低，疾病负担日益沉重。内分泌系统罕见病约占罕见病种类的35％，病种繁多、涉及的组织器官众多、诊疗异常困难，成为内分泌代谢病领域最考验医师临床水平的一类疾病。随着多组学检测、人工智能、大数据、物联网等技术的兴起，内分泌学科的发展也进入了一个全新的时代，未来学科的主要发展方向包括以下几点：

（一）慢病标准化管理模式

近年来我国已经形成了以三级医院为指导、以社区卫生服务中心为中心、以社区卫生服务站为基础的慢性病三级预防体系。然而,在大部分基层医疗单位,管理形式依然比较单一,对患者的慢病管理能力较为缺乏。我省应探索"立体式"的标准化慢病管理模式,为患者提供全面、连续、主动的管理,以达到促进健康、延缓慢病进程、减少并发症、延长寿命、提高生活质量等全方位多角度的健康服务。

(二)中国人群大规模循证医学研究

目前多数指南的循证医学证据来自西方人群,缺少中国人群的大规模循证医学证据。我国人口基数大,具有很好的病源优势,开展大规模的多中心研究,可以建立针对国人的研究数据,更好地支持临床工作。我省应积极开展多中心的大规模临床研究,探索国人内分泌代谢性疾病的患病特点、疾病发展规律以及符合中国国情的内分泌代谢性疾病的诊疗方案,提高疾病的诊治水平。

(三)罕见病精准诊疗研究

中国多数罕见病发病率尚不明确,缺乏全国流行病学调查,各种罕见病发病率不确切,需要开展全国或区域性罕见病流行病学调查,在人口普查时加上疾病信息,或者进行专项罕见病调查。现有约三分之二的罕见病病例无法明确病因,需要加强病因学和发病机制的研究,共享病例资源,同时需要更多的人力和物力多中心协作。诊疗水平有待提高,因为其发病率低,许多临床医生并不熟悉罕见病的症状和体征,特别是早期诊断更加困难,因此需要建立多学科协作,建立区域性罕见病诊断中心,加快加强基因检测和分子检测服务。现在罕见病治疗手段匮乏,预防效率低下,治疗效果差,"孤儿药"价格昂贵,应积极研制新的治疗药物,探索新的治疗手段(基因治疗和干细胞治疗)。

(四)人工智能在内分泌代谢性疾病中的应用

人工智能(artificial intelligence,AI)是近年发展最快的科学之一,其在医学领域的发展带来了全新的概念,也对传统医学带来了巨大的冲击。AI在医学影像等领域已经取得了令人瞩目的效果。目前,AI在内分泌代谢领域的应用研发也日趋广泛,包括糖尿病及其并发症的诊断和预测,辅助治疗方案的选择和血糖管理,人工胰岛的开发和管理;肥胖分类诊疗的探索,减重手术的疗效和并发症预测；在骨质疏松和骨折风险的预测，骨龄分析；脂肪肝的无创评估及纤维化预测；肢端肥大症的诊断，甲状腺和垂体肿瘤分子生物学与病理的智能诊断等。AI在临床上的应用仍处于初期和探索阶段，相信在不久的将来，随着 AI 技术的快速发展和临床认可，它会在内分泌代谢领域发挥举足轻重的作用。

六、本学科发展目标和措施

（一）充分发挥基层医疗联盟作用，开展慢病共管

我国现有近 3 亿高血压患者，6 亿血脂异常患者，1.2 亿糖尿病患者，而这些患者的疾病知晓率、治疗率和控制率都不容乐观。特别是由于健康科普知识不完善及基层医疗水平存在差距等原因，县域基层的慢病防控形势非常严峻。我省率先成立了代谢综合征大数据联盟以及山东省医学会慢性病管理多学科联合委员会，下一步将充分发挥好大数据联盟以及多学科委员会的作用，充分利用好专家资源，针对慢性病诊治中的核心问题开展多中心临床研究，促进科研成果的临床转化和利用，围绕慢性病防控与管理，开展临床科研顶层设计和联合攻关，力争取得突破性成果。

（二）开展多层次人才培养，提升我省人才队伍建设水平

一方面加强基层人员培训，重点针对甲状腺疾病、糖尿病、肥胖、血脂异常等常见病开展适宜技术培训，提高基层医生的常见病诊疗水平，为患者提供基本的慢病保健服务；另一方面，加强内分泌专业领军人才培养。目前我省内分泌专业临床从业人员较多，但领军人才较为匮乏，下一步应充分利用我省医学院校高等教育较为发达的优势，重点开展内分泌专业人才的跨专业交流、科研训练、技术培训、临床进修等培养，促进优秀人才快速成长和多学科的融合发展。

（三）积极开展多中心临床研究

充分利于我省人口众多，患者资源丰富的特点，针对发病率高、影响范围广的内分泌代谢疾病，以国家临床重点专科、山东省临床医学研究中心、山东省重点专科专病医院等平台为依托，积极开展多中心的临床研究，力争产出高质量的研究成果。

肿瘤学学科发展报告

一、本学科发展历程

恶性肿瘤作为全球较大的公共卫生问题之一,极大地危害人类的健康,并将成为 21 世纪人类的第一杀手。从世界范围来看,发展中国家面临着更大的疾病负担,我国作为一个发展中大国,恶性肿瘤面临的形势也愈发严峻。我国目前每年新发恶性肿瘤病例约 337 万,死亡 211 万;城市发病率略高于农村地区,但农村地区死亡率则高于城市;恶性肿瘤患者总体五年相对生存率为 30.9%。《"健康中国 2030"规划纲要》提出到 2030 年,实现全人群、全生命周期的慢性病健康管理,总体癌症患者五年生存率提高 15%。

肿瘤学科是大的综合学科,不但涉及多个器官、系统疾病,还涉及内科、外科、放疗、免疫治疗多个专业,因此山东省医学会肿瘤学分会委员由多个学科专家组成,肿瘤学专家也在其他分会的发展中起到了积极作用。山东省医学会肿瘤学分会在前任主任委员刘琦教授、现任主任委员于金明院士、候任主任委员李宝生教授领导下,团结省内肿瘤学各专业专家,为我省肿瘤学科发展做出了一定贡献。

二、本学科发展现状

(一)山东省肿瘤医院

山东省肿瘤医院(山东省肿瘤防治研究院)在职职工 2 240 人,开放床位

2 287 张，是国内领先、国际知名的现代化肿瘤专科医院；设有肿瘤放疗、外科、内科、妇瘤科、儿童肿瘤科等 20 个专业 45 个病区，10 余个医技科室和基础研究室；拥有一批临床重点专科，是山东省重点实验室、首批"泰山学者攀登计划"岗位、首批"泰山学者"岗位。其放射肿瘤学团队被省委、省政府评为"山东省十大优秀创新团队"，记集体一等功，并荣获"全国工人先锋号"称号。

医院科研工作"抓大、抓高"，近年来承担国家重大专项等课题 130 余项，连续三次获得国家重大慢性防控专项；获得国家和省部级科技进步奖 20 余项，其中为首获得国家科技进步二等奖 3 项、何梁何利科学与技术进步奖 1 项；近三年平均每年发表 SCI 论文数达 140 余篇；拥有螺旋断层放射治疗系统（TOMO）、正电子发射计算机断层显像（PET）/CT、高端直线加速器、放射治疗计划系统等一批代表国际先进水平的大型设备设施，数字化平台加速器、磁共振加速器、伽马 Pod（立体定向放射系统）等国际最先进的放疗设备用于临床，是目前国内放疗设备最多、最先进、诊疗人次最多的医院。

医院拥有中国工程院院士 1 人，中央联系的高级专家、中央保健会诊专家、享受国务院政府特贴、"长江学者"青年专家和"万人计划"专家等 10 余人。不断加强国内外交流合作，与世界排名第一的美国得克萨斯大学安德森（MD Anderson）癌症中心签署姊妹医院合作备忘录，平均每年选派 10 余名学科带头人和业务骨干出国进修学习一年以上，先后与美国、英国、俄罗斯、日本等国家建立业务协作关系。

山东省技术创新与临床转化平台项目（质子中心）作为济南国际医学科学中心"一号工程"和引爆项目，于 2021 年 4 月 1 日正式开诊，质子设备用于临床治疗，成为国内第一个投入临床使用的质子项目，引领全国，面向东北亚，将在医、教、研、防、保健、医学工程及对外国际交流上发挥高端引领作用。

（二）山东大学齐鲁医院

山东大学齐鲁医院肿瘤科始建于 1996 年 5 月，是国内较早成立的综合医院肿瘤中心，历经 26 年发展，已成为山东大学齐鲁医院的特色科室之一。其自建立起就得到了卫生部以及各级领导的大力支持，人员均经过系统的专业培训,中心多年来与国内外多家医院保持着良好的合作。其由肿瘤内科及放疗科组成,目前拥有 7 个病区,开放床位 300 张,开展头颈部肿瘤、肺癌、乳腺癌、胃癌、肠癌、食管癌、泌尿生殖肿瘤等各类实体肿瘤的治疗与研究,近年来在医疗、教学、科研等方面均取得了长足进步。放疗科拥有大孔径 CT 模拟定位机,美国 TOMO 加速器,美国瓦里安(Varian)23EX 和德国西门子 Primus K 直线加速器,荷兰 Microselectron-HDR 高剂量率后装治疗机等大型医疗设备,多套国内领先的治疗计划系统(CMS、ADAC、Plato、Eclipse)。除常规放射治疗外,还开展特殊的放疗项目如肿瘤的影像引导放射治疗(IGRT)、逆向调强放疗(IMRT)、TOMO、立体定向适形放射治疗、头颅肿瘤的 X-刀治疗、近距离后装治疗、三维放射性粒子植入、射频消融、超分割放射治疗以及良性疾病的放射治疗等技术。

肿瘤学科先后主持和参与了多项国内多中心、前瞻性、随机、双盲的大型临床试验,积累了大量的经验,取得了重大的成果,在国内和国际肿瘤学领域具有较大的影响。在肿瘤临床诊疗中严格遵守规范化和个体化原则,积极参与成立了齐鲁医院肺癌、肝癌、胃癌及结直肠癌等肿瘤多学科诊疗团队(MDT),同时结合学科进展、从患者需求出发开设了多个特色门诊,包括黑色素瘤门诊、免疫治疗门诊、神经内分泌肿瘤门诊、微创诊疗门诊。

医院承担着山东大学等学校的教学任务,是山东大学博士研究生培养点,先后培养硕士、博士研究生 200 余名。培养肿瘤临床药师 35 人,现主持承担国家自然科学基金课题 13 项及省部级课题 20 余项,山东省自然科学基金课题/山东省科技攻关课题各 1 项,为首获得山东省科技进步二等奖、山东省高等学校优秀科研成果一等奖等 5 项科研奖励。已累计成功申请国家自然科学基金课题 10 余项,先后获得 7 项省部级科研奖励,发表论文约 200 篇,其中 SCI 收录 130 余篇。历经 20 余年发展,山东大学齐鲁医院肿瘤科在恶性肿瘤的综合治疗以及抗肿瘤药物临床研究方面在山东省处于领先水平。

(三)山东省立医院

山东省立医院肿瘤中心成立于 1996 年,中心建立时只设肿瘤科,没有分专业。当时主要是放疗科,有医生 6 人,放疗技师 4 人,床位 25 张,瓦里安直线加速器 1 台，X 线模拟定位机 1 台，每年收治住院 600 人次。2000 年，增设化疗科，医生增加至 9 人，每年收治 900 余人次，以后逐渐进入发展快车道，人员、床位、收治患者数逐年增加。目前中心设有化疗科、放疗科、肿瘤微创肿瘤科和东院肿瘤科 4 个科室，现有医生 75 人，主任医师 14 人（包括未聘人员），副主任医师 24 人（包括未聘人员），博士生导师 4 人，硕士生导师 23 人，80％医师具有博士学位；目前有床位 220 张，每年病房收治患者 4 万余人次，其中放疗患者 3 000 余人次，介入治疗患者 2 500 人次，门诊患者 42 000 余人；目前科室现有直线加速器 2 台，CT 模拟定位机 2 台，大孔径 CT 机 1 台，近五年承担国家级课题 9 项，省部级课题 32 项。

（四）青岛市肿瘤医院

青岛市肿瘤医院始建于 1972 年，是青岛市唯一一所市属肿瘤防治三级专科医院，隶属于青岛中心医疗集团。集团传承半个世纪人文积淀的优良传统，秉承"人心呵护，感动服务"的服务理念，坚持全心全意为人民服务的办院宗旨，着力打造"以肿瘤综合诊治为核心特色学科群"的"大综合、强专科"发展方向和"用心·关怀"服务品牌。目前，集团总占地面积达 8 万余平方米，总建筑面积达 13 万余平方米，资产总额近 12 亿元，开放床位 2 092 张，职工 2 325 人，其中中高级专业人员 1 369 人，博士、硕士生导师 55 人。

集团中心院区设有专业科室 59 个，医技科室 20 个，具有速锋刀、瑞典医科达、瓦里安直线加速器等 5 台加速器、PET/CT、头体合一的全身伽马刀、中子刀、氩氦刀等国际一流的高精尖设备，其中万元以上设备 2 200 余台（件）。以医院管理信息系统（HIS）、影像归档和通信系统（PACS）、实验室（检验科）信息系统（LIS）为主导的高效的信息系统，构筑了一流的数字化医疗医院建设平台。急危重症抢救、腔镜微创技术、介入诊断和治疗、干细胞诊断与治疗、生物技术诊断与治疗等高新技术的大量开展，很好地实现了医疗技术与世界前沿的接轨。集团北部院区以结核病专科诊治为特色，结核病科被评为青岛市医疗卫生 B 类重点学科，拥有 TB-基因芯片、TB-分子线性探针和全自动分枝杆菌检测系统等国际先进的结核病诊疗仪器设备，具有较高的结核病早期诊断和鉴别诊断能力及耐药结核病的早期诊断能力。

集团现有 5 个省重点及临床学科，12 个市级重点学科，1 个青岛市重点实验室,肿瘤学、分子影像中心、核医学为中华医学会青岛分会主委单位;成立了青岛市卫生系统首家院士专家工作站,聘任中国工程院院士于金明作为首位进站专家。集团每年在国内外核心期刊发表论文100多篇,出版专著10余部,近年来承担国家、省、市级课题100余项。集团与中国医学科学院肿瘤医院、天津血液病研究所、北京大学肿瘤医院、省肿瘤医院等国内知名医院保持友好合作关系,成立16个名家专病工作室,与北京协和医院邱贵兴院士团队合作成立了青岛市首家脊柱疾病诊疗中心,与美国、韩国、日本、德国、奥地利等多个国家和香港、台湾地区的著名高等学府和医院建立了互访渠道。

三、全国先进地区本学科发展情况

(一)中国医学科学院肿瘤医院

中国医学科学院肿瘤医院包括3名中国科学院院士、4名中国工程院院士在内的国内一流的专家团队。医院拥有5个国家级重点学科、3个国家临床重点专科,在肺癌、食管癌、乳腺癌等多种肿瘤的多学科规范化综合治疗位居国内前列,部分达到国际先进水平。

医院注重肿瘤基础与临床研究,拥有1个国家重点实验室、2个北京市重点实验室。建院以来,共获科研成果220余项,定期出版全国肿瘤登记年报和专业学术期刊。在国际上具有广泛的学术影响力,誉满海内外,先后与多个国际知名癌症研究和治疗机构签署战略合作协议,与多国的国家癌症中心建立了联盟关系,不断拓展对外合作与交流的广度与深度。

(二)复旦大学附属肿瘤医院

复旦大学附属肿瘤医院有教育部重点学科2个(肿瘤学、病理学)、国家临床重点专科3个(肿瘤科、病理科、中西医结合科)。2020年共获得科研项目343项(同比去年增长50.4%),立项金额1.83亿元(增长64.2%)。其中,国家自然科学基金共获项目资助75项,经费总额3 272.59万元;发表SCI论文601篇,总影响因子(IF)为3 044.678分;在 *Science*(2篇)、*JCO* 等顶尖杂志上发表重要研究成果多篇,影响因子大于等于10的论文达35篇。

医院积极实践长三角一体化的国家战略,深化肿瘤防治一体化医联体建设,并进一步完善远程医疗体系,为广大肿瘤患者提供同质化的肿瘤诊疗服务。医院在国际合作方面,先后与 MD Anderson 癌症中心、新加坡国立健保集团癌症中心、法国古斯塔夫·罗西(Gustave Roussy)肿瘤中心等 11 所机构签署框架合作协议,形成伙伴关系;在医疗、科研、人才培养、患者国际转诊等方面进行深入的合作与交流。

（三）中山大学肿瘤防治中心

中山大学肿瘤防治中心(中山大学附属肿瘤医院、中山大学肿瘤研究所)是国家重点学科(肿瘤学)、国家重点实验室(华南肿瘤学国家重点实验室)、教育部重点实验室、国家新药(抗肿瘤药物)临床试验研究中心、肿瘤医学省部共建协同创新中心。其主办英文学术期刊 *Cancer Communications* (《癌症》杂志),多次入选"百种中国杰出学术期刊"和"中国最具国际影响力学术期刊";2014 年被 SCI 收录,目前影响因子为 10.392(*JCR* 2020 年),在 *JCR* 肿瘤学分类中位于 Q1 区,为国内肿瘤学领军期刊。中心拥有中国科学院院士 1 名、中国工程院院士 1 名、国家杰出青年科学基金支持人才 10 名。近五年,逾 60 项来自临床一线的研究成果得到国际公认,被全球肿瘤诊疗标准与指南采用,能为广大肿瘤病患提供个体化、最优质的诊疗服务。

近年来,中心共有 87 个项目获得省部级以上科研成果奖励,其中包括国家自然科学二等奖 1 项、国家科技进步二等奖 5 项等;在反映全球科研机构高水平论文产出的 2020 年度自然指数排行榜上,中心位居全球癌症中心第七位。

（四）天津医科大学肿瘤医院(天津市肿瘤医院)

天津医科大学肿瘤医院(天津市肿瘤医院)拥有中国工程院院士 1 人,中国工程院外籍院士 1 人,国家级人才 23 人,国际南丁格尔奖获得者 1 人。医院拥有胸外科、护理学、肿瘤学、病理学 4 个国家临床重点专科,是首批国家恶性肿瘤临床医学研究中心。近三年来,医院累计承担省部级以上科研项目 179 项,其中国家级科研课题 121 项,共获得经费 9 881.4 万元,获得省部级以上科技奖励 14 项。

医院注重国内外的交流与合作,先后与英、加、澳、法、德等近 30 多个国家和地区医疗科研机构建立了密切合作关系。目前医院是 WHO 国际肿瘤登记报告协会（IACR）成员，WHO 肿瘤登记中心之一，国际抗癌联盟（UICC）会员单位。

（五）北京大学肿瘤医院

北京大学肿瘤医院（北京肿瘤医院、北京大学临床肿瘤学院、北京市肿瘤防治研究所）有国家重点学科 1 个（肿瘤学）、国家临床重点专科 2 个（肿瘤科、病理科），是恶性肿瘤发病机制及转化研究教育部重点实验室、恶性肿瘤转化研究北京市重点实验室。医院现有中国工程院院士 1 名、"长江学者"特聘教授 2 名，自建院以来先后有 3 人获国家自然科学基金杰出青年、11 人获突出贡献专家。

医院自成立以来，致力于胃癌、乳腺癌、肺癌、结直肠癌、肝癌等各种肿瘤的诊断和综合治疗，其中胃癌的研究两次获得了国家科技进步二等奖。研究所建所以来，在肿瘤学基础理论研究、常见主要肿瘤的临床诊断与治疗、胃癌、食管癌高发区现场的预防干预研究等领域均有创新与领先的成绩，在国内外颇具影响。

四、本学科发展差距

第一，我省肿瘤学科起步较晚，整体实力有较大差距。虽然山东省主要肿瘤中心的整体临床业务指标较上述先进单位差距不大，但上述肿瘤中心的手术量和疑难手术率较高，开展先进技术的整体水平较高，不断外科发展水平高，在肿瘤内科、放疗科、病理科等相关学科方面也有领先优势，在常见多发肿瘤的整合诊治方面国内均有较高声誉。

第二，高层次人才队伍不足，无论是院士数量、杰青数量等均有明显差距，同时上述国家级肿瘤学科单位均有较多专家任中华医学会等国家级学会的主委、副主委，这方面我省肿瘤学科也有较大差距。

第三，创新能力不足。上述中心牵头开展多项国际、国际临床研究，制定、改写多项国际、国内常见恶性肿瘤的临床治疗指南。同时，上述中心也非常重视肿瘤基础与转化研究，均建有较大规模的国家重点实验室，无论是基础研究还是临床研究，均起着引领作用。

五、本学科发展趋势及展望

我省作为人口大省、卫生大省，恶性肿瘤发病率高、死亡率高，防控形势严峻，需要加大肿瘤学科建设和发展，与先进省份（学科）相比，虽然整体处于国内一流水平，但可以用"山多峰少"来评价。例如，我省放疗学科发展处于国内领先水平，无论是人才队伍、设备先进性、患者治疗量等，但其他相关学科发展在国内无明显领先优势。

各地市均已建立肿瘤防控和学科发展系统，包括地市级肿瘤医院（肿瘤中心）均已形成规模，综合性医院的肿瘤科也都具有一定规模，但是多数是关注临床发展，对于学科建设还有待进一步加强，特别是高层次人才培养、高水平临床转化和基础研究项目的立项实施等。

恶性肿瘤无论是首诊还是全程管理，均需要多学科参与，因此多学科诊疗（MDT）必须大力推行。山东省医学会在领导支持下，建立了肺癌 MDT 委员会，并开展了积极工作。山东省肿瘤医院再前期广泛开展网络 MDT 的基础上，在国内率先开展了全覆盖、同质化、高端化的会议 MDT 制度，取得了良好效果。下一步肿瘤学分会和 MDT 委员会将通力合作，把这些工作继续推进下去，为提升我省恶性肿瘤的诊疗水平做出更大贡献。

心血管病学学科发展报告

一、本学科发展历程

继中华医学会心血管病学分会于 1978 年 8 月第一届委员会创立之后，山东省医学会心血管病学分会于 1985 年 7 月正式成立，目前已是第六届。

第一届山东省医学会心血管病学分会于 1985 年 7 月正式成立，由全国著名心血管病专家，时任山东省医学科学院院长、山东医科大学附属医院心内科主任医师阮景纯教授任第一任主任委员。山东医科大学附属医院心内科主任、心内科创始人高德恩教授任副主任委员，同时出任第一届、第二届及第三届中华医学会心血管病学分会委员、常务委员。

1995 年 9 月，山东省医学科学院院长、山东医科大学附属医院心内科主任医师阮景纯教授连任第二届心血管病学分会主任委员，并任第四届中华医学会心血管病学分会委员；邵建华教授、王树春教授、范洪亮教授任副主任委员。

2000 年 7 月，山东省立医院心内科主任邵建华教授出任第三届心血管病学分会主任委员，并任第五届中华医学会心血管病学分会委员。

2003 年 10 月，山东大学齐鲁医院心内科主任张运院士出任第四届山东省医学会心血管病学分会主任委员，并任中华医学会心血管病学分会第六届委员、第七届常委、第八届副主任委员，第九届常委。

2010 年 7 月，山东大学副校长、山东大学齐鲁医学院院长、山东大学齐鲁医院心内科主任的张运院士连任第五届山东省医学会心血管病学分会主任委员。张运院士在担任主任委员期间,在举办学会学术活动、继续医学教育、科普宣传、科学研究、学科建设、国际交流和队伍建设等方面做出了非常重要的贡献,使山东省心血管病在冠心病及动脉粥样硬化的研究方面处于世界先进行列。除完成科研和临床工作外,其还组织参与了多项国际性协作研究,并协助政府卫生部门做了大量的心血管病群防群治工作。近年来,根据国际最新研究进展,结合中国的临床研究结果和临床实践其制定了一系列的指南和共识,为规范、提高中国医生的临床诊断和治疗水平起了积极的推动作用。

2019 年 3 月 7 日,在济南成功召开了心血管病学分会第六届委员会第一次全体会议,经民主投票选举出第六届心血管学分会前任主任委员张运院士,主任委员季晓平教授,候任主任委员张澄教授,选举出 13 位副主任委员:张梅教授、苏国海教授、卜培莉教授、侯应龙教授、鹿庆华教授、杨军教授、王勇教授、苑海涛教授、任长杰教授、魏延津教授、廉哲勋教授、张焕轶教授、薛玉增教授和 49 名委员。新一届委员会的成立,增加了新鲜血液,为学会工作的更好开展打下了坚实基础。

（一）山东省心血管病学大事记

第一届山东省医学会心血管病学分会于 1985 年 7 月正式成立,由全国著名心血管病专家,时任山东省医学科学院院长、山东医科大学附属医院心内科主任医师阮景纯教授任第一任主任委员。山东医科大学附属医院心内科主任、心内科创始人高德恩教授任副主任委员,同时出任第一届、第二届及第三届中华医学会心血管病学分会委员、常务委员。

山东省心脏起搏专业委员会成立大会于 1988 年 7 月 4 日在济南山东医科大学附属医院举行。会议产生了我省第一届心脏起搏专业委员会名单,高德恩教授任主任委员,王克平、邵建华、林绍芳、潘秀荣和尤乃祯任副主任委员,委员由省、市各地方和县级医院选派代表担任。

1995 年 9 月,山东省医学科学院院长、山东医科大学附属医院心内科主任医师阮景纯教授连任第二届山东省医学会心血管病学分会主任委员。邵建华教授、王树春教授、范洪亮教授任副主任委员。

2000年7月,山东省立医院心内科主任邵建华教授出任第三届山东省医学会心血管病学分会主任委员。

2001年12月20日,张运教授当选中国工程院院士,这是山东省医学史上的一件大事,从此山东省心血管病学翻开了全新的一页。

2003年2月19日,张运院士在美国杜克大学医学中心主持了第18届超声心动图学论坛全球卫星转播电视大会,并发表了"主动脉狭窄的最佳定量诊断方法"。

2003年10月,山东大学齐鲁医院心内科主任张运院士众望所归,出任第四届山东省医学会心血管病学分会主任委员。

2004年张运院士当选山东大学齐鲁医学院院长,同年2月10~15日主持在杜克大学医学中心主办的第19届超声心动图学论坛全球卫星转播电视大会,并发表了"组织多普勒超声显像的临床研究和应用"。

2004年9月,召开第一届齐鲁国际心血管病学论坛暨山东省心血管病学分会年会,张运院士任大会主席,至今已举办六届,在国内有了较大影响。

2009年2月20日,张运院士获得山东省科学技术最高奖。

2010年7月,山东大学副校长、山东大学齐鲁医学院院长、山东大学齐鲁医院心内科主任的张运院士连任第五届山东省医学会心血管病学分会主任委员。

2013年6月8日,中华医学会心血管病分会第九届青年委员会成立大会在北京举行。张澄研究员当选为本届青年委员会的副主任委员。

2014年6月20~24日,美国超声心动图学会(ASE)在美国波特兰市举行第25届科学年会。美国超声心动图学会授予张运院士荣誉会员。

2019年3月7日,在济南成功召开了心血管病学分会第六届委员会第一次全体会议,选举前任主任委员张运院士,主任委员季晓平教授,候任主任委员张澄教授,选举出13位副主任委员。

(二)山东省心血管病杰出学者

1.高德恩教授

高德恩教授曾任山东医科大学附属医院心内科主任,山东省医学会第一届心血管病学分会副主委,第一届心脏起搏专业委员会主任委员,第一届、第二届和第三届中华医学会心血管病学分会委员、常务委员。高德恩教授在山东省率先建立了心脏综合检查室，开展了选择性冠状动脉造影术、埋藏式起搏器安装术、超声心动图检查、急性心肌梗死的心电监护、高频心电图检查等多项新技术。

高德恩教授在国内率先研制了卧式蹬车试验计量仪，并与心脏外科协作开展了冠状动脉搭桥术；主编的《实用心电图学》一书畅销国内，屡次再版，成为心血管专业的经典著作。山东大学齐鲁医院心内科前身即山东医科大学附属医院就是高德恩教授于 1959 年创立的，经过半个多世纪三代人坚持不懈的努力，现已形成了具有自身特色和学术风格的专业，在国内外具有相当高的知名度，对我国心血管内科的发展做出了突出的贡献；1978 年和 1993 年分别获得硕士学位和博士学位授予权，是山东省第一个心血管内科博士点；1997 年被评为山东省重点学科，1998 年被评为卫生部临床药理基地和博士流动站。2002 年，其建立了山东大学心血管病研究中心，在此基础上，该中心 2003 年被批准为教育部心血管重构与功能研究重点实验室建设项目，2004 年 9 月 20 日通过教育部科技司组织的建设计划专家论证；2004 年作为“985 工程”二期重点建设项目，由教育部批准建立心血管基因组医学科技创新平台；2005 年被卫生部批准建立心血管重构与功能研究重点实验室。从 1978 年开始，高德恩教授培养了 22 名硕士研究生，其中已有多名学生取得了瞩目的成就，心血管著名专家张运院士是他的第一位硕士生。

2.阮景纯教授

阮景纯为山东省医学科学院附属医院教授、研究员，国内著名心血管病专家，多年从事心血管疾病临床研究工作，具有丰富的实践经验；历任山东省医科院院长、中华医学会理事、山东省医学会副会长、山东省心血管学会主任委员、山东省自然科学基金委员会副主任委员、山东省医疗事故技术鉴定委员会副主任委员；曾任《中华心血管病杂志》《中华老年医学杂志》《中华心律失常杂志》《中华高血压联盟》《临床心电学杂志》和《实用心电图杂志》编委；主编《诊疗常规》《实用心电图学》等著作 10 部，发表论文 100 余篇；培养硕士生 9 名，获省科技进步奖 8 项，享受国务院特殊津贴。

3.邵建华教授

邵建华是主任医师、教授、博士生导师、全国卫生系统摸范工作者全国先进工作者、山东省卫生厅专业技术拔尖人才、澳大利亚悉尼圣文森医院高级访问学者,享受政府特殊津贴。他是中华医学会心血管病学会委员、山东省医学会心血管病学会主任委员、《中华心血管病杂志》和《中华老年心脑血管病杂志》编委、《中国实用心电学杂志》和《山东医药》常务编委;主编学术专著4部;获省级奖5次,厅级奖5次;赴澳大利亚悉尼市圣文森医院心内科进修一年,并到荷兰、法国、美国、泰国、菲律宾、韩国、印尼等国家参加国际性心血管病学术会议。邵建华教授尤其擅长对冠心病、高血压病、心瓣膜病、心力衰竭、心律失常等疾病的诊断、治疗和抢救,自1985年去澳大利亚悉尼市圣文森医院心内科进修一年回国后,又曾数次赴国外参加国际性专业学术会议,从中博采众长,掌握了当代国外有关心血管病的诊断、治疗的新经验、新方法。邵建华教授在我省率先或较早地开展本专业的新技术、新方法,如急性心肌梗死的溶栓治疗、溶栓治疗后缺血心肌再灌注损伤的防治,在常规治疗基础上加用小剂量肝素治疗不稳定型心绞痛等,均取得良好效果。

4.张运院士

张运,中国工程院院士、美国心脏病学院院士(FACC)、美国超声心动图学会荣誉会员(FASE)、欧洲心脏病学会会员(FESC)、山东大学终身教授、香港中文大学荣誉教授。张运院士曾任山东大学副校长、山东省心血管病临床医学中心主任、山东大学齐鲁医院心内科主任,现任教育部和卫生部心血管重构与功能研究重点实验室主任、亚太超声心动图学会副主席、国务院学位委员会学科评议组召集人、国家科技进步奖内科学评审组副组长、教育部科学技术委员会和生物与医学学部委员、中华医学会超声医学分会主任委员、中国医师协会心血管病医师分会副会长等学术团体职务,担任 *Nature Review Cardiology*、*JACC*、*JACC Cardiovascular Imaging*、*Heart* 等6种 SCI 收录杂志的国际编委,《中华超声影像学杂志》总编辑、《中华心血管病杂志》副总编辑等国内20多个杂志的总编辑、副总编辑、常务编委或编委。张运院士主要研究方向是动脉粥样硬化,承担国家"863计划"重大项目课题、国家"973 计划"项目课题、国家"十一五""十二五"科技支撑计划、国家自然科学基金创新研究群体科学基金、国家自然科学基金重点项目等 30 余项国家和省部级科研课题，迄今发表 SCI 收录论文 290 余篇，部分论文发表在 *Lancet*（IF ＝ 36.427）、*Nat Med*（IF ＝ 26.441）、*Pharmacol Rev*（IF ＝ 22.114）、*Cell Metab*（IF ＝ 17.551）、JACC（IF ＝ 13.71）、*Eur Heart J*（IF ＝ 11.991）、*Pnas*（IF ＝ 10.583）、*Diabetes*（IF ＝ 8.661）、*Autophagy*（IF ＝ 8.503）、*AtvB*（IF ＝ 6.986）等国际高水平的杂志；主编专著 13 部，参编专著 33 部；发表论著被国内外文献引用 5 000 余次；获国家级科技进步二等奖 1 项、三等奖 3 项，何梁何利基金科学与技术进步奖 1 项、山东省科学技术最高奖 1 项、省部级科技进步一等奖 6 项，山东省十大成果奖 1 项，省部级科技进步二等奖 25 项、三等奖 14 项。他多次代表中国赴美国、日本、加拿大等国家主持国际会议并发表讲座，多次应邀赴香港中文大学讲学，在国际学术界具有重要影响；获得美国心脏病学院"国际交流奖"，亚太心脏协会"学术领袖奖"，国家级有突出贡献的中青年专家，国家"百千万人才工程"首批第一、二层次入选者，全国有突出贡献的回国留学人员，全国卫生系统先进工作者，首届中国医师奖，全国首届中青年医学科技之星等荣誉奖励 20 余项。

二、本学科发展现状

山东省心血管病学分会在几代心血管病学专家的带领下，积极进取，奋发图强，目前已经成为山东省医学会中规模最大的分会之一。2019 年，参照中华医学会心血管病学分会的学组构建方法，山东省医学会心血管病学分会成功地成立了 14 个专业学组，每个学组 30～40 人，由候任主任委员及副主任委员任组长。14 个专业学组分别是脉粥样硬化与冠心病学组（由廉哲勋教授任组长）、心血管病影像学组（由张梅教授任组长）、肺血管病学组（由杨军教授任组长）、介入心脏病学组（由苏国海教授任组长）、高血压病学组（由卜培莉教授任组长）、心脏康复学组（由鹿庆华教授任组长）、结构性心脏病学组（由苑海涛教授任组长）、心力衰竭学组（由张焕轶教授任组长）、基础研究学组（由张澄教授任组长）、心血管病危重症学组（由任长杰教授任组长）、心律失常学组（由侯应龙教授任组长）、预防学组（由薛玉增教授任组长)、青年学组(由王勇教授任组长)、基层学组(由魏延津教授任组长)。学组的建立对于引领指导山东心血管病学领域的发展、团结组织更多的同仁们参与山东心血管病事业有重要的意义,在提高山东省心血管医生的临床诊断和治疗水平发挥积极的推动作用。

心血管病学分会在几代心血管病学专家尤其是在张运院士的带领下,已经成为山东省医学的一面旗帜,取得了令人瞩目的成绩:

(一)专科特色突出,技术国内领先

1.冠心病与动脉粥样硬化亚专科

山东省冠心病的发患者数居全国前列,近五年冠脉经皮冠状动脉介入治疗(PCI)例数居全国第二位,该亚专科无论在技术水平、临床试验研究还是在科研方面都处于全国领先的地位。其先后开展了复杂冠心病介入治疗,如左主干分叉病变、钙化病变旋磨治疗、慢性完全闭塞(CTO)病变逆向治疗、Stingray球囊治疗CTO病变。药物洗脱球囊治疗支架内再狭窄治疗及其他高危复杂冠脉介入治疗处于全国领先或先进水平。其在国内率先开展了腔内影像学如血管内超声(IVUS)、光学相干断层显像(OCT),及功能学如血流储备分数(FFR)指导的优化冠心病介入治疗;率先开展了体外膜肺氧合(ECMO)辅助下急性重症心血管疾病患者的冠脉介入治疗,挽救了众多急危重症患者的生命;同时还积极开展了二尖瓣狭窄球囊扩张成形术、肥厚型梗阻性心肌病室间隔化学消融术、心肌活检等多种介入诊治技术。多家医院承担着中国心血管疾病介入诊疗培训任务,是美国心脏病学院(ACC)、美国心脏协会(AHA)、国家卫健委冠心病培训中心、山东省心血管病临床医学中心和心血管病介入治疗质控中心,每年为全省各地培养了大批冠心病介入治疗医师,定期与美国、英国、日本、韩国等著名心脏介入专家进行学术交流;定期举办IVUS、OCT、FFR、冠状动脉钙化病变旋磨术学习班,积极在全省范围内推广新技术;积极参加国内外的临床试验研究,积极参与了生物可降解冠脉支架(BVS)的全球研究、阿尔法支架的安全性临床研究、CT-FFR的临床研究等10余项国内外临床试验研究。专科组科研成果斐然,获得国家自然科学基金、国家重大项目及山东省自然科学基金等10余项基金,发表了高水平SCI论文50余篇。

2.心律失常亚专科

在快速性心律失常诊疗领域已成为国内名列前茅的亚专科，诊疗范围涉及山东省全省及周边邻省。快速型心律失常射频消融病例数量稳步发展，每年以约30％的速度递增，病种涉及心房颤动、心房扑动、阵发性室上速、室早、室速等多种类型，排名位列全国前十。在保持射频消融数量稳定提升的基础上，亚专科积极开展新技术，国内较早开展血栓高危房颤患者的左心耳封堵手术，能够熟练操作各种类型的左心耳封堵器械实施左心耳封堵，封堵即刻成功率及远期随访均取得理想效果。该亚专科率先独立开展心腔内超声引导下肥厚型梗阻性心肌病的射频消融治疗，取得了理想的治疗效果。目前山东省内多家医院成为国家卫计委医管局心律失常介入专业培训基地、国家心血管疾病介入诊疗心律失常网络直播单位、中华医学会心电生理与起搏分会、中国生物医学工程学会心律专业委员会房颤协作组单位、中国房颤中心、中国房颤中心示范基地、中国医师协会介入诊疗工作工程技术人员培训基地、中国绿色电生理联盟常委单位、国家脑防委房颤卒中防治基地、国家卫健委医管局能力建设和继续教育中心心房颤动综合管理专项能力培训项目、国家心血管病中心心房纤颤质控工作组委员单位等。

起搏器植入的年手术量和手术成功率居于全国前列，其病种涉及病窦综合征、房室传导阻滞、室性心动过速、心力衰竭、肥厚型心肌病等多个病种；开展了单腔起搏器、双腔起搏器、植入式心脏复律除颤器（ICD）、心脏再同步化起搏器（CRT）、心脏再同步化起搏除颤器（CRT-D）等植入手术及起搏器随访程控。团队成员积极开展多种形式的基本技能培训、深入基层、指南巡讲等，加强质量控制，带动全省起搏工作的共同发展。经过多年的积淀，起搏器诊疗水平得到了进一步的提高，在全国的知名度也得到了明显的提升，并且开展诸多最新技术：①希氏束起搏：相较于传统起搏技术存在引起不适感甚至心功能下降，保证了相对正常心室电激动顺序，被誉为"真正意义的生理性起搏"，使患者能获得最大的临床获益。②左束支区域起搏：针对有些患者无法实施希氏束起搏，可以常规开始左束支区域起搏技术，最大限度地保持心脏的同步性，最小的患者年仅12岁，使患者获得更好的长期预后结果。③HOT-CRT和LOT-CRT：慢性心力衰竭（心衰）是各类心脏疾病的终末阶段,是心血管领域最后的主战场。在希氏束起搏或者左束支区域起搏后继续进行左室心外膜起搏以优化双室同步,可进一步改善患者心衰症状,并且使无法在传统 CRT 中获益的患者从中获益,取得更好的临床效果。④全皮下植入式除颤器(S-ICD):绝大多数心脏性猝死由室颤引起,及时有效地除颤,是预防心源性猝死的关键。然而,经静脉 ICD 由于除颤导线存在,因此会引发一系列的问题。全皮下转复除颤器(S-ICD)完美的避免了静脉导线导致的并发症,给患者带来了最大的临床获益。

3.结构性心脏病亚专科

亚专科团队相继开展了经皮二尖瓣球囊扩张术、主动脉瓣植入术(TAVI)、肺动脉瓣球囊扩张术、下腔静脉滤器植入术、冠状动脉瘘介入封堵术、冠状动脉窦破裂介入封堵术、主动脉夹层覆膜支架置入术、主动脉缩窄球囊扩张及支架术、卵圆孔未闭介入封堵术、肺动静脉瘘介入封堵术、肾动脉及其他外周动脉狭窄球囊扩张及支架术、布加氏综合征球囊扩张术,患者来自山东省及全国多个省份,取得了良好的社会效益。团队积极开展经导管主动脉瓣植入术,目前山东省内多家医院可以独立开展该技术,为老年主动脉瓣狭窄患者带来福音;开展了隐源性卒中和偏头痛患者的卵圆孔介入治疗,到目前为止已介入封堵卵圆孔未闭患者 500 余例;开展了卵圆孔未闭患者的经胸超声心动图发泡试验和经食管超声心动图发泡试验,并在全国超声心动图会议及其他多个会议做专题讲座推广这一经验,有力地促进了我国对卵圆孔未闭诊断和介入治疗的发展。

4.心脏危重症亚专科

该亚专科团队致力于创新型心脏重症建设,为提升科室临床诊疗水平和科研创新能力不断进取。心脏危重症团队承担着心脏重症临床救治的艰巨任务,挽救了无数急危重症患者的生命。团队成员对于急性心肌梗死、不稳定性心绞痛、重症心力衰竭、复杂心律失常以及暴发性心肌炎等危重疾病具有丰富的临床经验,尤其是顽固性重症心衰、心梗后机械并发症如室间隔穿孔、恶性心律失常、心源性休克、围手术期心脏重症、心肺复苏及复苏后综合管理管理等方面。团队不断突破前沿关键技术,整体提升了疑难危重疾病诊疗水平;积极开展新技术,如心力衰竭超滤是纠正水钠潴留的有效方法,被称为纠正心力衰竭容量超负荷的"金标准"。亚专科成员经过多次全国培训,国内较早开展了心衰超滤治疗并参加了"超滤治疗急性心力衰竭患者的中国临床注册研究",通过超滤可快速缓解液体潴留,缩短住院时间,改善心功能,显示了很好的治疗前景;开展了中国心肌淀粉样变注册研究(China Cardiac Amyloidosis Registration Study,CCARS),心肌淀粉样变(CA)一直被视为"心血管界的胰腺癌",一直以来对此病缺乏认识,误诊率、死亡率极高。在张运院士带领下,山东大学齐鲁医院作为牵头单位开展了全国 CA 多中心注册研究,制定了中国 CA 多中心注册研究方案,试验现持续有效地进行中。本研究旨在了解我国 CA 疾病负担和临床预后,建立统一的 CA 诊断标准。

5.高血压亚专科

该亚专科于 2016 年成立,2018 年 12 月正式成立高血压中心及高血压中心专家委员会,整合医院内优势技术和力量支持高血压亚专科的发展。高血压亚专科团队目前已积累了丰富的高血压诊治经验,形成了一整套完善的高血压诊治流程和技术。目前团队开设了高血压门诊、病房及疑难危重难治性高血压多学科综合门诊,制定了高血压门诊及住院患者规范的诊疗路径,加强和规范了靶器官损伤和继发性高血压的筛查和流程,开展了阻塞性睡眠呼吸暂停低通气综合征(OSAHS)筛查和肾上腺静脉取血(AVS)等项目,对部分患者还开展了基因测序等精准诊治。团队在全国率先成立了"国家心血管病中心高血压医联体山东省中心",并陆续启动了各地市、县域高血压专病医联体分中心,目前成立的医联体分中心和成员单位共有 600多家,高血压管理团队共有 1 000 多位各级医师;开展多种形式的基本技能培训,提升高血压诊断治疗的规范化和继发性高血压的筛查意识,开展双向转诊等。2016 年以来,团队每年举办"山东省高血压及相关疾病高峰论坛"和高血压培训,每年参会医务人员达 300 多人,在山东省高血压界产生了较大的影响力;积极开展高血压及相关疾病的临床研究,参加了中国医学科学院医学与健康科技创新工程项目"中国高血压慢病管理创新模式研究——中国老年高血压患者降压靶目标的干预策略研究"(Strategy of Blood Pressure Intervention in the Elderly Hypertensive Patients,STEP),利用高血压专科医师 APP 管理的高血压患者达标率明显提高。2018 年,建立了"山东省高血压及相关疾病医疗大数据科技创新联盟",并被山东省卫健委确定为培育单位,以高血压为切入点推进"专全结合"的慢病管理模式探索,现已建立高血压及相关疾病远程管理平台系统。2019 年,山东省医学会第六届心血管病学分会高血压学组成立,卜培莉教授任组长。2020 年 7 月,中国国际高血压大会上,山东大学齐鲁医院高血压中心经过中国高血压中心认证委员会全体委员投票通过了认证,正式获得"中国高血压中心"授牌,这标志着由医院心内科牵头、多学科联合的高血压中心建设项目取得阶段性成果。2020 年 10 月,"降压达标 齐鲁惟肖"山东省高血压达标中心联盟正式成立,并定期召开质控及培训会议,标志着山东省高血压达标中心建设速度将再提高一个台阶,进一步加速山东心血管慢病防控进程。

6.心力衰竭亚专科

心衰团队在主任委员季晓平教授的领导下,在全省范围内推行心衰规范化诊治及管理理念,促进心衰指南落地,提出并探索"心衰患者分级诊疗模式",建立了可执行的心衰双向转诊医疗圈,以齐鲁医院为核心单位,纳入成员单位 120 家,在全国率先开展了心衰分级诊疗双向转诊工作,目前已建立了上下级医院之间的心衰转诊标准、转诊流程和长期的随访管理方案。近年来,心衰亚专科团队举办了近百场心衰学术活动,组建了心衰巡讲团,进行了心衰学院/国家心衰医联体山东省中心分级诊疗巡讲,范围覆盖全省各地级市内各级医院。此外,团队每年举办心力衰竭基层医生培训班,提高了基层医生的心衰诊治水平。心衰亚专科团队还建立了齐鲁心衰患者随访管理群,制作心衰患者宣教的幻灯片、随访手册等,定期进行线上和线下公益宣教,提高心衰患者依从性,优化患者长期随访管理模式;提高了以齐鲁医院为核心的医疗圈内心衰患者的治愈率,降低了再住院率,全面实施并强化以指南为导向的心衰评估、诊疗与管理模式,推动了山东省的心衰防控工作。

7.肺血管病亚专科

该亚专科团队承担了大部分山东省肺动脉高压患者的诊治工作,已诊治的肺高压患者 1 400 余例;开展了规范的右心导管及急性肺血管扩张试验,对于肺高压的诊断、病情评估、先心病患者手术指征的判断、钙离子拮抗剂敏感患者的筛查起到了重要作用。随访结果显示,经本亚专科肺高压团队评估后行先心病干预治疗(外科手术或封堵术)的患者,肺动脉压力均大幅下降,心功能明显改善,无一例外。山东大学齐鲁医院心内科被中国医师协会评定为肺动脉高压规范诊疗基地,是当时中国十大基地之一,是山东省的唯一基地;参与全国在中国肺动脉高压(PAH)患者中评价安立生坦疗效和安全性的一项开放性Ⅲb期研究。2016年在医院成立以心内科为主的,包括呼吸内科、风湿科、心外科、ICU、产科等一起组成的多学科合作团队,对入院的肺高压患者进行全方位诊治,极大地降低了该类患者的死亡率。2018年,团队参加"十三五"国家重点研发计划精准医学研究重点专项的"罕见病临床队列研究"项目(项目编号:2016YFC0901500)中的"罕见类型肺动脉高压队列研究"。在国内较早开展慢性血栓栓塞患者肺动脉球囊扩张术,取得很好效果,规模在短时间内进入全国前10名。团队每年举办山东省肺高压培训班,极大地促进了山东省肺高压诊治水平;每年举办山东省肺动脉高压医患交流会,为患者讲解肺高压基本知识、日常生活中注意事项,鼓励患者增强战胜疾病的信心;每年在"5·5世界肺高压日"举行义诊活动,大力宣传肺高压知识,呼吁社会关注这一罕见而命运悲惨的群体;组建了山东省肺动脉高压患者咨询群,肺高压团队成员经常在线为肺动脉高压患者答疑解惑,极大地方便了患者。

（二）积极参与国际、国内大型临床试验

学会领导或参与了20余项具有重大影响的国际多中心临床试验,领导9项和参与27项全国多中心临床试验,取得了一系列重要成果:①领导了全国"863计划"重大项目,纳入全国5家研究中心的6 708例冠心病患者和对照者,首次发现位于5p13.3染色体上的钠尿肽C型受体(NPR-C)基因的8个单核苷酸多态性(SNP)位点与冠心病强关联,这是我国首次报告的南北人群均阳性的冠心病易感基因。②在国际上首次报告血浆脑源性神经营养因子(BDNF)水平升高可独立预测冠心病患者心血管事件的减低,BDNF的高亲和力受体酪氨酸激酶受体B(TrkB)是冠心病新的易感基因,这些发现获得了美国弗雷明翰大样本人群孟德尔随机研究的验证。③领导了全国

"十二五"科技支撑计划,纳入全国 11 家研究中心的 2 000 例急性冠状动脉综合征(ACS)患者,发现分泌型磷脂酶 A2(sPLA2)冠脉梯度、表面活性蛋白 D(SP-D)、DKK1 血清浓度及冠脉斑块应变均可独立预测心血管不良事件,将全球 ACS 事件注册(GRACE)评分和新型指标联合应用可显著提高 ACS 长期风险的预测价值。④领导了全国成年人超声心动图正常测量值(EMINCA)研究,纳入全国所有省、直辖市和自治区的 1 394 例正常成人,首次建立了我国超声心动图正常值,发现这些测值在不同性别、年龄和种族间存在显著性差别,推动了全球超声正常值的研究。⑤领导了全国 CAPITAL 临床研究,纳入全国 35 家研究中心的 1 212 例颈动脉斑块患者,发现中药通心络可显著抑制颈动脉斑块进展并降低心血管事件。⑥应 *Nat Rev Cardiol* 和 *J Am Coll Cardiol* 主编的邀请,两次汇总分析和发表我国中医药治疗心血管疾病随机临床试验,美国心脏病学院作为重要新闻向国际媒体发布。

(三)积极领导及参与指南及共识的制定

团队领导或参与撰写了 16 个国内外临床治疗指南,2 项成果列入美国和欧洲治疗指南。张运院士作为共同作者参与了"心脏人工瓣膜的影像学评价"国际指南的撰写,领导编写了我国首部《中国成年人超声心动图检查测量指南》和国际上首部《冠状动脉微血管疾病的中国专家共识》。

(四)科研工作成绩斐然

团队获国家级科研项目 73 项,省部级科研项目 31 项,作为第一或通讯作者在 *Nat Med*、*Nat Immunol*、*Cell Met*、*J Am Coll Cardiol*、*Circulation*、*Eur Heart Journal*、*Circ Res*、*Nat Rev Cardiol*、*PNAS* 等国际权威杂志发表 SCI 收录论文 270 篇,累计影响因子 1 271,影响因子大于 20 的 3 篇,大于 10 的 28 篇。2021 年全国科技影响排位中,山东大学齐鲁医院心内科名列全国第六位。

(五)注重学会委员的人才培养

团队选送 10 余名青年医师到美国、瑞典、中国香港等地的著名大学学习和培训。张运院士当选为亚太超声心动图学会副主席,被美国超声心动图学会授予荣誉会员(FASE);前任主委张运,现任主委季晓平、候任主委张澄以及张梅、卜培莉、陈文强、张薇、钟敬泉、安丰双、钟明、杨建民等 11 位学会委员被美国心脏病学院选为院士（FACC）；张运和张澄教授被欧洲心脏病学会选为会员（FESC）；张澄教授获评教育部"长江学者"特聘教授、国家杰出青年基金获得者。

（六）积极参与学会工程建设

心血管病学分会积极响应医学会组织的"助力基层工程"及"学术提升工程"项目，建立了山东省心衰医联体。本项目实施目的是推动我省心衰患者标准化治疗方案，减少心衰患者的死亡率，提高生存率，改善生活质量。该项目拟在我省 16 个地级市 81 家医院推广普及心衰患者标准化治疗方案，推动患者转诊、救治一体化及标准化。此外，心血管病学分会积极投身群众卫生健康宣传教育活动中去，在世界心脏病日等重要节日，积极动员学会委员进行专家义诊，让更多的会员参与到学会活动当中，使活动积极成效，影响深远。

（七）响应国家号召，积极投身抗疫工作中去

学会会员身先士卒，积极投身到新型冠状病毒性肺炎（新冠肺炎）的抗疫中去。学会会员积极报名参加援鄂抗疫，在这次抗击新冠肺炎的战斗中，充分发挥了会员的模范作用，涌现出一批抗疫积极分子。

三、全国先进地区本学科发展情况

心血管疾病已经成为人类死亡的第一病因，心血管病诊疗技术的发展日新月异。国内著名的各大医院如中国医学科学院阜外医院、四川大学华西医院等非常注重心血管学科发展，更加细化各亚专科，集中力量办实事，促进各亚专科的迅速发展；注重新技术的发展与创新，尤其是近年来发展起来的经导管主动脉瓣置入术（TAVI）技术、二尖瓣钳夹术、冠脉钙化病变旋磨术、冠脉慢性闭塞的逆向开通术、心房颤动冷冻球囊消融术、左心耳封堵术、卵圆孔未闭封堵术、心肌活检术等技术的发展。教学科研方面，临床与基础研究的结合越来越紧密，转化医学已经成为心血管专家的研究方向，更多更好的技术及新药应用于临床，更好地服务于患者。

（一）中国医学科学院阜外医院

该医院为国家级三级甲等心血管病专科医院，也是国家心血管病中心、心血管疾病国家重点实验室、国家心血管疾病临床医学研究中心所在地，拥有 2 个国家重点实验室，2 个部级重点实验室，2 个北京市重点实验室。自建院以来，医院共获得科研成果 324 项，其中国家科学进步奖（含全国科技大会奖）43 项、部委级成果奖 160 项，获国家专利 90 项，发表学术论文 12 960 篇，出版专著 242 部，制定了专业指南和个体化治疗方案，共有 50 余项被 AHA、美国心脏病学会和欧洲心脏病学会等国际疾病防治指南采纳，为国际和国内权威指南做贡献。医院牵头和参与了国家"七五"以来的心血管领域攻关项目 126 项，以及"973 计划""863 计划""十一五""十二五"国家重点研发计划等重大项目，获得科研立项 1 498 项。

（二）四川大学华西医院

医院经过几十年艰苦创业，逐渐发展成为国家临床重点专科、西部地区疑难危重心血管病诊疗中心、四川省心血管疾病质量控制中心，是四川省内唯一由国家卫健委评定的冠心病、心律失常和先心病介入诊疗培训基地。

近五年来，心内科共获得国家高新技术研究发展计划（"863 计划"）项目、科技支撑计划项目、国家自然科学基金、科技部重点研发项目等共计 18 项，省部级 49 项，总经费合计约 2 500 万元；以心内科为第一作者或通讯作者单位发表的 SCI 论文共 244 篇，最高影响因子为 23.425，累计影响因子为 279.091；发表中文统计源期刊 232 篇；获得中华医学科技进步二等奖 1 项，华夏科技奖三等奖 2 项，省级及市级科技进步奖 3 项；作为主编、副主编编著专著 7 本，参编专著 24 本。

四、本学科发展的差距与成绩

对标全国先进地区学科发展状况，我们无论在亚专科建设发展方面、还是在疾病预防及科研方面都存在不小的差距。

（一）学科建设方面的差距

我们要严把医疗质量关，不断拓展新技术，竭诚为心血管病患者提供一流的技术和优质安全便捷的服务，不断开拓进取引领心血管诊疗技术发展。我们将继续保持腔内影像学指导的 PCI 术、冠脉钙化病变旋磨术、心房颤动冷冻球囊消融术、随诊超声心动图、心肌淀粉样变早期诊断和治疗、冠状动脉微血管病变诊断和治疗等技术全国领先优势，在 TAVR、二尖瓣钳夹术、冠脉慢性闭塞的逆向开通术、心肌活检术等方面奋起直追，不断学习，争取尽快缩小差距。亚专科方面，不断细化亚专科，扩大亚专科团队的力量，争取做大做强。我们继续保持心内科在科研方面的优势，引导青年委员继续科研探索，力争做到临床教学科研三路并进。

（二）学术活动、继续医学教育及学术交流方面的成绩

学会针对各地市心内诊疗技术发展不平衡的特点，力争多次主办、承办或协办大型的国际、国内学术会议，包括心血管病介入治疗质控中心，每年为全省各地培养了大批冠心病介入治疗医师，定期与美国、英国、日本、韩国等著名心脏介入专家进行学术交流，定期举办 IVUS、OCT、FFR、冠状动脉钙化病变旋磨术学习班，积极在全省范围内推广新技术。通过积极的学术活动及交流，带动了各地区心血管疾病诊疗、介入技术及科研水平的发展，在部分亚专业的发展上取得了国内领先，国际有影响力的成绩。

五、本学科发展目标

2021 年，山东省医学会心血管病学分会将在前任主委张运院士及现任委员季晓平教授的带领下，在学科建设、学会学术活动、继续医学教育、科普宣传、科学研究、国际交流和队伍建设等方面继续努力，力争取得更好的工作成绩。

（一）学科建设

2019 年，山东省医学会心血管病学分会成功地成立了 14 个专业学组，分别是动脉粥样硬化与冠心病学组、心血管病影像学组、肺血管病学组、介入心脏病学组、高血压病学组、心脏康复学组、结构性心脏病学组、心力衰竭学组、基础研究学组、心血管病危重症学组、心律失常学组、预防学组、青年学组、基层学组。学组的建立对于引领指导山东心血管病学领域的发展、团

结组织更多的同仁们参与到山东心血管病事业有重要的意义,在提高山东省心血管医生的临床诊断和治疗水平发挥积极的推动作用。下一步心血管病学分会将进一步扩大分会规模,进一步细化亚专科,争取使各个亚专科在全国处于领先地位。

(二)学会学术活动

学会继续发扬及扩大齐鲁国际心血管病论坛的品牌效应,齐鲁国际心血管病论坛已经成功举办八届,目前已经成为具有全国高度影响力的会议之一。齐鲁国际心血管病论坛一贯秉承的宗旨是围绕心血管病的热点和难点,紧密结合基础和临床研究,面向一线心血管病医师,开展专题性的讨论和争鸣,推动我国心血管病学的发展。这五点构成了齐鲁国际心血管病论坛的特色,我们将沿着这一方向继续前进。该论坛不仅使广大一线心血管病医师受益匪浅,掌握了心血管疾病治疗和诊断的国际新动态,把握了心血管疾病疑难杂症的诊断新技术和新手段,为今后心血管疾病的诊疗开辟了新的天地,有利于培训医师在日常诊疗工作中为广大患病群众解决病痛困扰。在举办学术活动的同时,学会将积极邀请年轻学者做学术报告,举办青年学者论坛,鼓励青年学者积极投身学会活动,吸引更多的学者特别是青年学者加入学会活动中,扩大学会在青年工作者中的号召力。因此,2021年第十届齐鲁国际心血管病学论坛将分设14个分论坛,组长将成为坛主,会议将扩大规模,由500人扩大到2 000人。

心血管病分会学组成立后,计划每年举办1~2次学术会议,扩大学组影响力,努力创建品牌学组,更好地服务患者。

(三)继续医学教育

1.继续积极配合医院开展提高医疗质量活动

医疗质量是医院的立院之本,也是医院管理的核心,关系群众的身心健康和生命安全,关系医疗机构的声誉和影响,关系卫生系统的公众形象。学会将继坚持以科学发展观为指导,坚持以人为本,按照深化医药卫生体制改革有关要求,继续把以患者为中心,保证医疗质量和医疗安全,保障患者合法权益,改善医疗服务,优化服务流程,构建和谐医患关系作为主要学习内容，努力为人民群众提供安全、有效、方便、价廉的医疗服务，持续改进医疗质量、医疗服务水平，保障医疗安全，加大公众就医知识宣传教育力度。

学会将充分利用相关科普读物和宣教材料，以心血管常见疾病的诊断和治疗、常见药物的合理使用以及医疗技术为重点，采取现场讲座、网络视频、展览展示、专题报道等多种宣传形式，引导群众正确认识医学科学和医疗风险，正确择医、就医，提高群众医疗风险意识和甄别假医、假药、虚假宣传的能力，保障患者合法权益。

2.科普宣传及科技开发咨询服务情况

"第十届齐鲁国际心血管病论坛"期间，我们将邀请国内相关领域知名的媒体，其中包括"365心血管网"等国内著名心血管病方面的媒体，将对大会进行重点、大幅的报道；广泛地宣传科普知识，全面展示科技工作者的风采，进一步提高学会的社会知名度。

（四）国际交流合作

进一步加大学术交流活动，结合自身特色和优先发展领域，加强同行之间、学科之间的学术交流，最大限度地合理利用学会人力资源。学会将邀请国外同领域知名学者来我省进行讲学，包括前任主任委员张运院士在内的多名委员将被邀请去美国、欧洲、中国香港、中国台湾等地区进行学术讲座。学会通过积极开展项目合作和学术交流，将极大地促进了学术思想交流，创造出浓厚的学术氛围，进一步扩大在国内外的影响力和知名度。

呼吸病学学科发展报告

一、本学科发展历程

山东省医学会呼吸病学分会第一届委员会成立于 1986 年,这也标志着山东呼吸学科发展的开始。在历届主任委员的带领下,山东呼吸人勤学苦读、拼搏进取、不断创新,在学术提升、助力基层、呼吸疾病的规范化诊治培训等方面均取得了较多成绩,为全国呼吸专业发展做出了重要贡献。

(一)开拓篇

山东省医学会呼吸病学分会于 1986 年在济南成立,第一届委员会选举产生委员共 13 名,陶仲为教授当选为主任委员。

第二届委员会于 1991 年 7 月在济南选举产生,委员共 17 名,李襄五教授当选为主任委员。

1998 年 7 月第三届委员会在荣成选举产生,委员共 28 名,许仁和教授当选主任委员。

从 1986 年到 2002 年,山东省呼吸学科从无到有,从弱到强。以陶仲为教授、李襄五教授、许仁和教授、雷茂禄教授、薛立福教授、秦筱梅教授、郝筱荣教授、赵培青教授等为代表的老一辈呼吸病学专家,带领全省呼吸同仁,迎难而上、敢于担当、扎根医海、不图回报、恪守医德、淡泊名利,凭一腔热血,支撑起了我省呼吸专业一片天。

山东省呼吸学科于 20 世纪 60 年代开始从内科专业独立出来,结核病的防治是当时呼吸学科的主要工作。20世纪70年代开始,呼吸学科的工作重点转移到了"呼吸四病"/肺心病防治,这也是我省呼吸学科发展的重要时期。在此期间,陶仲为教授编著,山东科学技术出版社1982年出版的《呼吸系统疾病》,是我国第一本系统性的呼吸疾病著作,此后成为广大青年医生和进修医生人手一册的临床工作参考书,并推广到全国。许仁和教授主编了《机械通气治疗学》。也正是在这个时期,支气管镜、内科胸腔镜技术、动脉血气技术等在我省陆续开展。以薛立福教授为代表的山东呼吸病学专家,在全国率先开展了内科胸腔镜技术,为不明原因胸腔积液患者的诊断和治疗做出了突出贡献。姜淑娟教授2004年在美国霍斯金斯大学医学院师从著名的呼吸内镜专家王国本(Ko-Pen Wang)教授,将经支气管镜针吸活检术(TBNA)、经支气管针吸活检(EBUS-TBNA)带回国在山东乃至全国推广取得很好的效果,为纵隔淋巴结肿大的气管腔外病变的诊断提供了有效的诊断方法,随之也吸引了来自全国各地的进修医生来我省交流学习,延续至今。

老一辈呼吸病学专家言传身教、甘为人梯,培养了吴大伟教授、肖伟教授、姜淑娟教授、曲仪庆教授等为代表的一大批呼吸学科专家骨干力量,为21世纪初山东省呼吸学科的发展打下坚实的基础。同时他们将山东呼吸学科传帮带的优良传统深深地扎根于学科建设,为山东省呼吸学科的接续发展注入了不竭动力。

(二)发展篇

山东省医学会呼吸病学分会第四届委员会于2002年12月14日在济南成立,选举产生委员37名,吴大伟教授当选为主任委员,并于2007年连任第五届委员会主任委员。

2010年11月19日,山东省医学会呼吸病学分会第六届委员会在济南成立,选举产生委员63名,肖伟教授当选为主任委员,并于2014年连任为第七届委员会主任委员。

2008年11月,山东省医师协会呼吸医师分会在济南成立,并选举产生第一届委员会。其中委员74人,姜淑娟教授当选为主任委员,并于2014年5月连任第二届委员会主任委员。从此,山东省呼吸学科发展增加了新的引擎。山东省呼吸学科在山东省医学会呼吸病学分会和山东省医师协会呼吸医师分会这两大行业组织协同带动下,步入了快速发展的轨道。

21 世纪初的 20 年,是山东呼吸学科快速发展阶段。在肖伟教授、吴大伟教授、姜淑娟教授等全国知名专家的带领下,山东呼吸学科不断发展壮大,锐意进取,将山东呼吸学科的学术水平不断提高,同时也培养了越来越多的专家学者走向全国。

在此期间,山东呼吸学科不断细化亚专业学组,截至 2018 年底,山东省医学会呼吸病学分会先后成立了 8 个专业学组,如表 2-1 所示。各学组在组长的带领下,深入学习本专业相关疾病指南、专家共识及最新进展,每年在肺部感染、肺癌、呼吸慢病、呼吸内镜及肺功能等领域举办全省巡讲。培训班邀请国内顶级专家,结合省内知名专家及青年学者,进行专病及专项技术的规范化培训。据不完全统计,2018 年全年,呼吸学科共组织巡讲超过 30 次,专题讲座超过 200 次,覆盖全省 17 地市,参会人数累及达 1 800 余人。这极大提升了我省基层医院呼吸专科医生规范化诊治能力。

表 2-1　山东省医学会呼吸病学分会专业学组组成(2018 年之前)

学组名称	组长	秘书	人数
感染学组	姜淑娟	李道卫	39
慢阻肺学组	肖伟	姜园园	38
哮喘学组	董亮	吴金香	38
肺癌学组	唐华平	王星光	41
肺间质病学组	于文成	丛金鹏	41
肺栓塞与肺血管疾病学组	程兆忠	佟丽、万云焱	38
呼吸治疗学组	刘书盈	郭治、高青	42
护理学组	何良爱	于书卷	37

在此期间,我省多位呼吸病学专家因贡献突出,获得中国医师协会中国医师奖:2009 年,杨艳平教授荣获第四届中国呼吸医师奖;2011 年,姜淑娟教授荣获第六届中国呼吸医师奖;2013 年,陶仲为教授荣获中国呼吸医师终身成就奖(全国仅 5 名专家获此殊荣);2015 年,唐华平教授荣获第十届中国

呼吸医师奖。

（三）新时代篇

2018 年 12 月 31 日,山东省医学会呼吸病学分会第八届委员会成立,姜淑娟教授当选为主任委员,曲仪庆教授当选候任主任委员。同时,兼任山东省医师协会呼吸医师分会第二届委员会主任委员的姜淑娟教授,成为新时代背景下山东省呼吸学科的掌门人。

姜淑娟教授带领全省呼吸医师,整合山东省医学会呼吸病学分会和山东省医师协会呼吸医师分会的各项资源,充分发挥山东省医学会在学术引领、基层培训及产学研结合的优势,努力提升山东省呼吸学科的学术水平和全省基层呼吸专科医师的规范化诊治水平。同时也借助山东省医师协会呼吸医师分会在继续教育、行风行规建设及法律维权等方面的显著成效,加强了对全省呼吸医师的规范管理、促进医师队伍建设的健康发展。

从 2019 年开始,每年的山东省呼吸医师论坛和呼吸病学学术会议均同期召开,简称山东省呼吸两会。2019 年呼吸年会开幕式上,学会领导和全国呼吸病学会主委为六位 80～95 岁高龄的山东呼吸学科的开拓者和奠基人陶仲为教授、许仁和教授、雷茂禄教授、秦筱梅教授、赵培青教授和郝筱荣教授,颁发"山东省呼吸医师终身成就奖",以感谢和表彰他们为山东呼吸学科建设做出的重要贡献。此举受到老专家、全国专家及学会领导的大力赞扬和充分肯定。

山东省呼吸学科坚持党对学会工作的领导,充分发挥好分会党建工作小组的作用,举办系列党员活动和党史学习教育活动,确保分会工作始终沿着正确的政治方向前进。2019 年 10 月 11 日下午,山东省医学会呼吸病学分会 20 余名党员同志,在绵绵细雨中来到孟良崮战役纪念馆参观学习,切实开展"不忘初心,牢记使命"主题教育活动。姜淑娟教授带领党员同志们向烈士墓敬献花篮,缅怀革命先烈,并重温入党誓词。党员同志重温那段惨烈的战役经过、感人至深的烈士事迹以及全民支前的悲壮历史,回顾孟良崮战役的浴血奋战历程,真切感受到革命先烈敢于牺牲的大无畏精神,以及沂蒙人民踊跃支前、无私奉献的伟大精神。2021 年 7 月 24 日,山东省医学会呼吸病学分会党小组成员和部分副主任委员、委员,在主任委员姜淑娟教授的带领下,前往合肥渡江战役纪念馆举办庆祝建党 100 周年党史学习教育活动。风雨百年路,奋斗铸辉煌,经过本次活动洗礼,山东省呼吸人将以更加坚定的信念、更加高远的志向、更加昂扬的斗志和饱满的热情,坚定不移地把全省呼吸病预防和诊疗工作推到高质量发展的轨道上来。

二、本学科发展现状

(一)亚专科发展

目前,山东省医学会呼吸病学分会下设感染(2013 年成立)、肺栓塞与肺血管病(2012 年成立)、哮喘(2015 年成立)、肺癌(2016 年成立)、慢阻肺(2016 年成立)、肺间质病(2017 年成立)、呼吸治疗(2017 年成立)、呼吸危重症(2018 年成立)、护理(2016 年成立)9 个学组,各个学组每年均开展内容丰富和卓有成效的学术活动,如在全省范围内进行指南和共识的巡讲,开展相关疾病规范化诊疗培训,开展患者宣教和科普活动等。这极大促进了我省呼吸疾病的诊疗水平和山东呼吸届在全国的学术地位。

(二)呼吸与危重学科(PCCM)建设

目前全国呼吸科的发展重点以 PCCM 科项目建设为核心,围绕建设标准进行科室建制,有条件的医院设立独立的呼吸重症监护病房(RICU),或者有呼吸系统急危重症病例救治能力的内科重症监护室(MICU),并完善相关设备设施的配置。同时以 PCCM 科项目标准为指导,从建制、设施、人员、业务、管理等方面规范科室建设,加强完备的、多学科立体交融的现代呼吸学科体系。

学科建设一直都是几代山东呼吸人为之努力的目标,山东省 PCCM 科建设在全国处于领先地位。自 2018 年 6 月 27 日 PCCM 建设在山东启动以来,在学会及各方领导的大力支持下,在姜淑娟教授和曲仪庆教授的带领下和全省呼吸同道的共同努力下,2018 年,山东省荣获国家 PCCM 科规范化建设工作优秀省份奖;2019 年,山东全省 33 家医疗单位通过 PCCM 认证,名列全国第一名;2020 年,山东 38 家医疗机构通过 PCCM 认证,名列全国第二名。目前山东省已建成专培、专修、单修 PCCM 专科人才梯队建设的培训体系,通过 PCCM 科规范化建设项目,以评促建,实现呼吸学科的规范化管理、同质化发展,提升呼吸系统急危重症的诊治水平,以应对呼吸系统疾病防治的严峻形势。

(三)基层工作

学科响应国家加强基层医疗服务能力的号召,在加强山东省基层呼吸疾病诊疗能力方面开展了大量工作,成绩斐然。2018 年积极配合全国呼吸疾病防治联盟的工作,进行第二届基层医生知识培训及大赛,山东参赛选手获得团体一等奖和个人一等奖的好成绩。学科举办"强基层携手行"的呼吸疾病巡讲,以提高基层医疗机构和基层医生的呼吸疾病临床诊疗能力。

学科响应卫健委进一步提升基层医疗能力的工作要求,由中国医师协会呼吸医师分会、中华医学会呼吸病学分会、中国医师协会全科医师分会、中华医学会全科医学分会共同发起了"基层医疗机构呼吸疾病规范化防诊治体系与能力建设"项目,旨在加强基层医疗机构呼吸疾病规范化防诊治能力。截至 2021 年上半年,山东省共有 683 家基层医疗机构完成认定。除了省基层呼吸疾病防治联盟到县市级进行培训,各地市级的基层呼吸疾病防治联盟下到一级卫生医疗机构进行培训、会诊等,极大提高和规范了广大基层医生的临床诊疗能力。

(四)青年人才培养

青年是国家和民族的希望,呼吸分会注重青年人才培养。通过严格选拔,于 2016 年成立呼吸病学分会第一届青年委员会,16 位青年才俊成为第一届青年委员会委员,每年两次召开青年论坛,极大地发挥了我省呼吸学届青年人才的作用。2019 年 5 月青年学组换届,人员壮大至 38 人,覆盖全省 17 地市。学科培养造就了一支青年学术拔尖人才队伍,助力优秀青年人才快速成长。

三、本学科发展成绩与亮点

(一)公共卫生事件

2003 年初,突如其来的"非典"(SARS)疫情席卷中华大地,山东呼吸人面对这一不明原因的急性公共卫生事件,没有被吓倒,而是义无反顾地冲在保卫人民健康的最前沿。山东省呼吸人不怕辛苦,甘冒风险,夜以继日,始终站在抗击 SARS(严重急性呼吸综合征)第一线,为山东 SARS 的救治和防控做出了不可磨灭的贡献。吴大伟教授及姜淑娟教授作为山东省疫情防控专家组组长和副组长,负责全省疑似患者的会诊和医疗督导工作,多少个无眠无休的日日夜夜,我们最终取得了全面的胜利。因贡献突出,山东省委、省政府授予吴大玮教授和姜淑娟教授防"非典"先进个人,记一等功奖励,卫生部授予全国防"非典"先进个人,山东省科协授予防非典优秀科技工作者,山东省妇联授予省"三八"红旗手等荣誉称号。

2020 年初,时隔 17 年,一场突如其来的新冠肺炎疫情再次席卷中华大地,山东省全体呼吸医师严阵以待,积极报名支援湖北。据统计,山东省医学会呼吸病学分会共有 146 名呼吸医生参加援鄂医疗队和济宁任城医疗队,其中 7 名委员(主委、副主委)和 13 名青年学组委员奔赴湖北和济宁任城,而更多的呼吸人留守、奋战在山东抗疫第一线。年逾六旬的老将们,身经百战,历经 SARS、禽流感等数疫考验,再次白衣执甲,回到熟悉的战场,为这场新冠战役奠定了必胜的信念。年轻的山东呼吸人,接过前辈的接力棒,冲在了抗疫最前线。他们用专业的力量和坚定的信心,展现了山东呼吸人医术精湛、不畏艰难、乐于奉献、团结奋进,勇于担当的儒家风采。

(二)介入呼吸病学发展

当前,介入呼吸病学已成为呼吸病学基石。呼吸疾病介入诊疗技术在世界各地迅猛发展,使以往常规医疗手段无法诊断的疾病得以明确诊断,无法治疗的疾病得以有效的治疗。早在 20 世纪 80 年代,山东省立医院薛立福教授就在全国率先开展内科胸腔镜诊治胸膜疾病,近年来更是快速发展。山东省内三家医院被评为介入病学专修基地,成功举办多次国家级/省级继续医学教育学习班,加强对各级医院呼吸介入技术的普及和培训,给更多患者带来福音。

四、全国先进地区本学科发展情况

目前我国呼吸学科发展正处于第三个历史阶段——现代呼吸病学阶

段,各领域在全面开展工作,PCCM专科格局已然形成。目前国内呼吸学科先进医院有北京中日医院、广州医科大学附属第一医院、上海交通大学医学院附属瑞金医院、复旦大学附属中山医院、四川大学华西医院、中南大学湘雅医院、中国人民解放军总医院等10家医院,均为PCCM参访医院。

其中,北京中日医院是中国医学科学院呼吸病学研究院、国家呼吸系统疾病临床医学研究中心、WHO戒烟与呼吸疾病预防合作中心挂靠单位。中日医院呼吸中心(以下简称呼吸中心)成立于2015年5月,其呼吸学科是国家内科学(呼吸系统疾病)重点学科,在以下亚专科领域形成了显著特色与优势,达国内领先水平:①呼吸衰竭与内科危重症,呼吸支持技术;②慢性阻塞性肺疾病;③支气管哮喘与慢性咳嗽;④呼吸系感染与新发呼吸道传染病;⑤肺栓塞与肺动脉高压;⑥间质性肺疾病;⑦烟草病学与烟草依赖治疗;⑧中医肺病;⑨肺移植;⑩呼吸康复。科室对早期肺癌、呼吸介入、睡眠呼吸障碍的诊治正在迅速形成特色,年均发表论文80余篇。

另外,广州医科大学附属第一医院由钟南山院士领衔,拥有陈荣昌、冉丕鑫、赖克方、郑劲平、李时悦等一大批全国知名的呼吸学科专家,是中华医学会呼吸分会主委单位,下设五个普通呼吸病房、一个呼吸危重症病房。科室科研实力强大,年均发表论文100余篇。

五、本学科发展差距

自山东省医学会呼吸病学分会成立以来,尤其是近年来,在中华医学会呼吸病学分会和山东省医学会的正确领导和大力支持下,山东省医学会呼吸病学分会带领全体山东呼吸医师取得了长足的进步和发展,成绩是有目共睹的。但是学会也还存在着缺点和不足,尤其跟北京、上海、广州、四川等先进省份相比,还有很大的提升空间:

第一,人才队伍结构不够合理,中年医师还不能发挥骨干力量,青年人才储备不足,与其他省份相比,后劲不够。

第二,还存在各地区发展不平衡现象,不能完全达到省内呼吸领域疾病诊治同质化水平。

第三,科研力量不足,单兵作战为主,尤其缺乏多中心的大型临床研究。

第四,跟其他专业相比,政府投入不足,需要进一步加强与行政部门的沟通和合作,为呼吸领域患者发声,争取政府和社会更多的关注,为患者争取更多的利益。

六、本学科发展未来规划

未来,在各级行政部分的领导和支持下,山东省医学会呼吸病学分会将着重在以下方面加强工作重点,争取3~5年内完成以下工作:

一是进一步加强突发重大公共卫生事件应急反应能力和处理水平,加强重大传染性疾病的临床诊断和救治能力,提升实验室配置和诊断水平,加强和完善重症监护病房的硬件建设,加强呼吸重症人才队伍建设和培养,争取储备一直技术过硬思想过硬的后备力量。

二是进一步加强呼吸学科 PCCM 建设,在现有全国领先的水平下,继续推动和提高呼吸学科建设水平,提高全省各地区同质化诊疗水平,提升呼吸学科发展的速度和规模。

三是加强各个专业学组建设和亚专科建设,依据中华医学会呼吸病学分会学组架构的框架,9个学组成立工作已经完成,未来将督促学组组长带领大家加强学习和交流,提升各个亚专业的临床诊治水平和科研能力,争取2~3个亚专业进入全国领先地位,打造山东呼吸的拳头品牌。

四是进一步加强基层医疗机构呼吸慢性病的诊治和管理水平,响应政府的号召,在学会基层学组的带领下,扎扎实实深入基层,逐步提升基层医疗机构对呼吸慢病尤其慢阻肺的认知、诊断和管理水平,惠及百姓。

五是组织开展多中心临床研究,在感染领域、肺癌领域、呼吸慢病领域、呼吸介入领域、间质性肺疾病领域、院内血栓防治领域等各个方向带领全省呼吸医师提高规范化诊治能力和科研能力,争取取得国内同行认可的有影响力的学术成果,创造条件争取更多国际合作交流的机会。

六是加强人才队伍建设,培养中青年医师全面发展。少年强则国强,重点培养思想进步、业务能力突出、有奉献精神和团队协作精神的青年医师在行业内快速进步,为学科发展提供更多的后备力量和拔尖人才。同时,也吸引更多优秀青年医师投入到呼吸疾病研究和临床工作中来。

消化内镜学学科发展报告

一、本学科发展历程

山东省消化内镜工作开始于 20 世纪 70 年代,1972 年袁孟彪教授率先在山东省引进并开展了纤维内镜诊断新技术。消化内镜学分会最初为中华消化病学分会的一个学组,从 20 世纪 90 年代开始,消化内镜领域进入发展最为迅速的时期,各种新技术、新理念层出不穷,对消化疾病的诊治产生了革命性的影响。在此背景下,为进一步发展和提高消化内镜学这门学科的学术水平,并与国际及世界相关学术组织接轨,中华医学消化内镜学分会在 1991 成立。山东省医学会消化内镜学分会成立于 1997 年 7 月,首任主任委员为袁孟彪教授。消化内镜学分会的主要宗旨为促进和支持消化内镜学这门新兴及交叉学科的进步和发展,使全省人民的健康受益。同时,其作为一个主要核心来引导本学科学术水平和操作技术的提高及规范化,使消化内镜医生受益。

此后,在第二届和第三届主任委员赵幼安教授,第四届和第五届主任委员李延青教授的推动下,消化内镜学分会不断发展壮大,传统内镜适应证继续拓展,新技术不断涌现,诊断内镜"多样化"、治疗内镜"扩大化"已成为消化内镜的发展趋势。先后成立了学科发展、青年、基层、静脉曲张、清洗消毒、结直肠、经内镜逆行性胰胆管造影(ERCP)、超声胃镜(EUS)、经自然腔道内镜手术(NOTES)、小肠、胃疾病、消化内镜隧道技术、消化道早癌、老年、食管、大数据、麻醉、护理等 18 个专业学组。目前分会拥有消化内镜学分会委员及各学组委员 800 余人,均为全省各地医疗机构中的消化内镜骨干力量。

二、本学科发展现状

(一)整体学术地位

山东省消化内镜工作在普及和诊疗水平方面均位于国内前列。根据 2014 年公布的中国消化内镜技术应用普查结果,我省开展消化内镜工作的医院有 425 家,开展业务的医疗机构数量位居全国第二位,消化内镜医师数量位居全国第一位。在开展项目方面,我省近年来在消化道早癌筛查,超声内镜、小肠镜、ERCP、消化介入治疗等方面也取得了很大的进步,学术交流活跃、诊疗技术飞速发展。尤其在李延青教授的带动下,使我省消化内镜的学术影响力和学术水平显著提高,其先后任中华医学会消化病分会副主任委员,中华医学会消化内镜学分会常务委员,中国医师协会内镜医师分会副会长,国际共聚焦内镜协会副主席,亚太 4E 消化内镜培训基地主任等国内外学术组织重要职务。

山东省消化内镜学分会积极承办国家级高层次学术会议,成功承办中国消化内镜学年会、华东六省一市消化内镜及消化会议、全国静脉曲张学术大会、国际共聚焦内镜论坛等。一年一度的齐鲁消化内镜论坛均有近千人参会,已成为华东地区的区域性品牌会议,备受全国消化内镜同道赞誉。

(二)主要特色和科学研究

"工欲善其事,必先利其器",消化内镜学分会不忘创新在临床工作中的重要性,尤其以共聚焦显微内镜成绩最为显著,位居国际领先地位。共聚焦显微内镜在 2006 年引进山东时,很多专家并不看好,因为当时世界上只有极少数医院引进共聚焦显微内镜,早期只能摸着石头过河。为了保证患者的安全,最开始从自己身上进行操作,当年已经是 62 岁的分会名誉主任委员赵幼安教授,就是我国第一个接受共聚焦显微内镜检查的志愿者。经过反复探索,李延青教授等山东消化内镜人逐渐建立起了自己的一系列诊断标准并获国际同行的广泛认可,将消化道早期肿瘤的诊断效率大大提高。随着影响力的增大,于 2007 年和 2009 年分别举办了第一届和第二届济南国际共聚焦激光显微内镜会议。2009 年,李延青教授受邀赴德国参加第二届国际共聚焦激光显微内镜会议,在会上做主题学术报告,并进行现场操作演示,成为首位在国际会议上做显微内镜学术报告和现场操作演示的中国人。目前共聚焦内镜的创新工作已在 *Gut*、*Gastrointestinal Endoscopy*、*Endoscopy*、*Am J Gastroenterol* 等国际权威学术期刊发表论文近 20 篇,出版了国内第一部相关专著和教学光盘,多次进行全国和国际内镜学术交流,所制定的胃小凹、胃肠上皮化生、胃上皮内瘤变和胃癌诊断标准为国际同行所接受和应用;获得卫生部重点项目 2 项,省部级资助项目多项,总经费近800 万元,获山东省科技进步奖一等奖。在一项欧洲刚刚发表的显微内镜对消化道癌变诊断的系列研究中,首次将上述诊断标准命名为"齐鲁标准"(Qilu Classification),并取得了良好的准确性和观察者间一致性。这是世界上第一个以中国医疗机构为命名的内镜诊断标准。

三、本学科发展差距

近年来,在省卫生健康委员会以及山东省医学会的领导下,消化内镜分会在高速发展,但与日本等内镜先进国家相比,仍有一定差距,与北京、上海等地区相比,还是有很大的上升空间。

日本内镜设备已经普及率较高,其中 83% 的内镜设备配置在病床数小于 20 张的诊疗所,而我国主要的内镜设备集中在大城市及三甲医院。日本中小规模的医疗机构完成了超过半数的消化内镜诊疗例数,特别是病床数小于 20 张的诊疗所完成了 36% 的内镜例数,而我国及我省内镜检查主要集中在大中型医院。同时,原创性的新的消化内镜诊疗技术有待进一步加强。我国及我省目前在消化内镜人才培养方面存在部分问题,如目前尚缺少完善的上岗准入制,教学多为师傅带徒弟,自学成才,培训器材、模拟器、培训教材、培训动物中心等仍有较大缺口。

四、本学科发展目标

随着消化内镜技术的快速发展,已经开始了从微创外科到超级微创外科的过渡。在保留组织解剖结构完整和保证器官功能的基础上,最大可能性地切除病变部位,从而达到治愈患者的目的,可称之为"超级微创"。超级微创理念的推广也成为消化内镜诊治新模式。消化内镜分会将继续在省医学会领导下,以"创新、发展、驱动"的理念开展工作。

(一)践行健康中国,推广消化内镜早癌诊治新模式

2017 年 10 月 18 日,习近平同志在"十九大"报告中指出,实施健康中国战略,要完善国民健康政策,为人民群众提供全方位全周期健康服务。2019年 7 月,国务院印发《国务院关于实施健康中国行动的意见》,提出早期干预、完善服务,对主要健康问题及影响因素尽早采取有效干预措施,完善防治策略。消化内镜行业响应党中央和国务院的战略号召,在消化道癌的早期诊断、早期治疗领域提出多项共识指南,推广多项创新技术理论,以实现消化道癌早诊早治早康复。

新模式的第一个概念是把检查切入点从有症状期提前到无症状期,第二个概念是形成以消化内镜治疗为主,外科手术切除为辅,放化疗为补充的一套新的治疗概念。该理念保证了患者能在早期就能被发现,并进行有效治疗,具有良好的社会经济学意义,所以消化内镜诊疗模式的推广也是分会的重要工作之一。

(二)加强高危人群的疾病普查

目前我国 50 岁以上人口超过 7 亿,而这部分人群是消化道肿瘤的高发人群,所以未来将面临严峻的肿瘤防控形势。对此,推荐国家开展消化疾病的普查。根据欧美和日本的经验,他们通过筛查有效降低了消化道肿瘤的发病率,但是由于我国人口基数大,无法采取强制普查的制度。因此,我们建议针对高危人群和高发地区实施疾病筛查;同时我们也强调 50 岁以上的中国人必须每年做一次胃镜,但是这项工程量也相当庞大。

此外,我们还面临医师不足的问题,具体体现在培养一名成熟的治疗内

镜医生的成本很高，要历时 5～10 年；而且每位医生筛查病例有限，如果一个医师半日检查超过 20 人，就可能会出现漏查的情况。所以，我们需要大力发展大数据及人工智能，通过人工智能深度学习辨识早期肿瘤影像学特征，并培养专门从事初级筛查工作的基层医务工作者来降低成本提高效率。同时我们要把筛查的结果按照癌前期病变、早癌和进展期癌进行分类，并继续根据不同情况进行复查、随访和手术，并对治疗效果进行评估。只有这样才能提高筛查效率，以此来保证中国庞大基数的胃镜筛查工作落地。

（三）通过党建工作，加强科技扶贫

国家积极倡导精准扶贫，扶贫工作是党和政府高度重视的国家战略。但是对于我们分会来讲，要做到技术扶贫，"授人以鱼，不如授人以渔"。未来，在分会和党小组的领导下，通过分会、分会青委会和各地市消化内镜分会的上下联动，形成全面的扶贫网络。因为分会的委员中相当一部分专家都在 50 岁左右，且在岗位上担任一把手，平时工作较忙，很难在有更多时间扑在"扶贫"的工作上。所以，分会支持广大的青年医师定期到一线基层单位去开展技术帮扶工作，希望以此逐步提高基层医院医务人员的业务素质和技术水平，从而促进当地医院整体医疗水平的提高。此外，分会年会上，也会免费邀请一些贫困地区的医师前来参会学习，来提升基层的技术水平。

（四）加强基层医师和青年医师的培养

加强基层和青年医师的培养，一直是分会的重要工作之一。青年医师自从完成规培进入专科之后，就需要通过分会组织力量进行后续培训和教育。对此，分会将通过举办学术年会和各类专科学习班来进行青年医师的培养。同时，分会的专家也会定期去基层对基层医师进行培训，加强基层医师的培养。

（五）平等互利地开展国际交流

国际交流也是中华医学会各专业分会的重要工作之一。针对现在我国综合国力，学术地位快速上升与国际地位不相匹配的现状，我们要平等地与国际学术组织进行交流，要在国际上取得中国相应的地位。随着祖国建设各项事业蒸蒸日上，我们中国消化内镜学界更应乘势而上，在此基础上展开平等对话与合作，交流互鉴，才是实现共同进步之道。

五、本学科发展趋势及展望

（一）内镜诊断智能化

2017年3月，"人工智能"首次被写入我国政府工作报告，并作为新兴产业提上国家议程。未来，在消化内镜这个"大舞台"上，人工智能将大展身手，为内镜发展添加新的活力。学会与山东省消化内镜质控中心联动，初步建立了山东省智能消化内镜质控平台。通过互联网和人工智能技术，将消化内镜诊疗的全国性规范要求写入电脑系统，通过对现有肠胃镜检查系统进行软件升级，实现对每名医生、每位患者的消化内镜全流程检查进行质量监控，帮助操作医生解决"看不准、看不清、看不全、看不快"等问题，成功将12项全国性诊疗规范从"纸端"落到"现实"。

（二）治疗内镜不断扩大及超级微创

微创治疗是现代医学的发展方向，近年来受到医生和患者的大力关注和推崇。随着2009年消化内镜隧道技术（下简称隧道技术）的诞生，在国内和国际上得到迅速推广应用。隧道技术的出现打破了原来内外科的界限，已成为作为内科的经口内镜平稳过渡到外科的桥梁，解决了一批原本需要外科手术甚至外科不能手术的疾病。目前，我们将各种腔镜下的外科手术称之为微创手术；隧道技术、消化道早期肿瘤的内镜下完整切除等技术则称之为超级微创技术，这些都将得到更快发展。

糖尿病学学科发展报告

一、本学科发展历程

山东省医学会糖尿病专业委员会于 1997 年 12 月 28 日在济南成立,参会人员 100 余人。经民主选举,产生第一届委员会委员 23 人,全国著名内分泌专家,时任山东医科大学附属医院大内科主任、内分泌科主任王德全教授担任第一届委员会主任委员,董砚虎教授、张胜兰教授和陈凌教授担任副主任委员。

第二届、第三届糖尿病学分会主任委员由山东大学齐鲁医院内分科科陈丽教授担任,山东省立医院赵家军教授担任第四届委员会主任委员。

2017 年值本学会成立 20 周年之际,新一届(第五届)委员会于当年的 10 月 28 日在济南成立。大会选举中华医学会糖尿病学分会副主任委员、山东大学内分泌代谢病研究所所长、山东大学齐鲁医院内分泌科陈丽教授担任主任委员。中华医学会内分泌学分会主任委员、山东省医学会内分泌学分会主任委员赵家军教授担任名誉主任委员。

新一届糖尿病分会委员以中青年骨干人才为主,汇集全省各地市内分泌与代谢病领域的学科带头人和青年才俊,形成了一支年轻化、专业化、德艺双馨、锐意进取、蓬勃发展的学术团体,营造了团结和谐、风清气正、公开透明学术氛围,为广大内分泌医生创造一个宽松、和谐、民主、自由的学会环境和发展平台。各位委员在所在地区积极主动开展各项工作,目前全省的

16个地市均成立了地方糖尿病分会,健全和壮大了学会组织。学会的主委、副主委及委员也积极参加地方学会举办的学术活动,进行学术指导和支持。

二、本学科发展现状

目前,我省现有糖尿病医师1 500余人,糖尿病专科护士1 000余人。全省16个地市的三级医院和大部分二级医院均成立了内分泌专科门诊和病房,较大医院还进行了专业细化,成立了亚专科,实现了内分泌与代谢性疾病规范化、系统化的诊治流程与路径,为内分泌及糖尿病的防治提供了主要阵地。在2020年度复旦全国专科综合排行榜上,山东大学齐鲁医院、山东省立医院和青岛大学附属医院均进入全国前列,这些成绩的取得充分说明我省糖尿病内分泌学科的学术地位得到全国同行的认同和肯定。

（一）组织建设

目前,我省糖尿病学分会已成立了委员会和青年学组,基层学组和专业学组也处于筹划成立阶段。全省17个地市均已成立了地市级糖尿病分会,基础条件好的地区还成立了县域级糖尿病专科分会。综上所述,我省已形成了非常完善的各级糖尿病学会组织。依托于学会的成立和发展,各个地市相继成立了专科联盟和多学科协作平台。这些工作的不断推进,都极大地促进了学科发展和壮大。

（二）学科及人才建设

截至目前,我省现有国家临床重点专科2个(山东大学齐鲁医院内分泌科和山东省立医院内分泌科),教育部(山东大学)"985工程"临床重点建设学科2个(山东大学齐鲁医院内分泌科和山东省立医院内分泌科),山东省临床重点专科13个(山东省千佛山医院、山东大学第二医院、青岛大学附属医院、济宁医学院附属医院、山东第一医科大学第二附属医院、济南市中心医院、青岛市市立医院、淄博市第一医院、烟台毓璜顶医院、济宁市第一人民医院、临沂市人民医院、德州市人民医院、聊城市人民医院)。

山东大学齐鲁医院为国家糖尿病规范化诊治中心、卫健委基层医师糖尿病管理实训中心,并牵头成立了山东省糖尿病健康医疗大数据科技创新联盟。山东省立医院为山东省内分泌代谢病临床医学中心、山东省首批"泰山学者"建设岗位、山东省医药卫生重点学科、山东省中医重点专科、山东省内分泌与脂代谢省级重点实验室。

现任学会的主任委员陈丽教授为中华医学会糖尿病学分会副主任委员、中国医师协会内分泌代谢再生医学专业委员会主任委员、中国女医师协会糖尿病专业委员会副主任委员、中国微循环学会糖尿病与微循环专业委员会副主任委员，赵家军教授现为中华医学会内分泌学分会主任委员、中国医师协会内分泌代谢科医师分会副会长，管庆波教授为中华医学会内分泌学分会秘书长、性腺学组副组长，王颜刚教授为中华医学会内分泌分会全国委员、全国中西医结合内分泌专业委员会副主任委员、中国医师协会内分泌代谢病专业全国常务委员，李长贵教授为亚太痛风联盟（APGC）联合主席、中华医学会内分泌学会高尿酸学组执行组长，侯新国教授和周新丽教授分别是中华医学会内分泌分会和糖尿病学会的全国委员。

（三）科学研究

近年来，山东省内分泌和糖尿病学者共承担了多项国家级纵向科研项目，包括科技部国家重点研发计划，国家自然科学基金重点项目、重大研究计划，科研课题的含金量在全国专业领域名列前茅。近三年，山东省糖尿病内分泌学科在国际期刊共发表 SCI 论文 300 余篇，不仅发表论文数量呈逐年上升的趋势，SCI 论文发表期刊的影响因子整体也较前有了质的飞跃。陈丽教授和赵家军教授领衔的团队分别在 *Nature*（IF = 49.96）、*Lancet Diabetes Endocrinol*（IF = 32.1）、*JAMA Cardiol*（IF = 14.7）、*Cell Research*（IF = 25.6）及 *Diabetes*（IF = 9.46）等权威杂志上发表研究论著，受到国内外同行的一致赞誉和高度认可。

（四）学会工作

1.积极加强与上级学会的建设和沟通

承担和完成上级学会的项目和任务，包括糖尿病宣教的蓝光行动、1 型糖尿病登记管理项目、2 型糖尿病社区流调项目、甲状腺流调项目、糖尿病标准化管理中心项目，不仅圆满完成工作任务受到上级学会的褒奖，也促进了我省糖尿病分会的建设和内分泌与代谢性疾病事业的发展。

2.积极组织各项学术活动

每年举办的山东省医学会糖尿病学分会年会,总结分会一年来的工作成绩,并详细制订下一年的工作计划。同时积极开展学术活动,提高会员的理论水平,努力扩大学组影响力,努力创建品牌学组。齐鲁内分泌糖尿病论坛秉承的一贯的宗旨为围绕内分泌糖尿病疾病的热点和难点,紧密围绕临床实践,面向一线内分泌医师,开展专题性的病例汇报和专题讨论,推动我省糖尿病和内分泌临床水平的提高。

3.积极举办社会公益活动

筹办每年一度的"联合国糖尿病日"活动,蓝光行动暨联合国糖尿病日义诊活动,组织驻济各大医院糖尿病专家参加义诊,并进行了健步走活动,同时借助各种媒体进行的糖尿病教育宣传。全省各个地市糖尿病专业委员会和基层医院内分泌科均开展了形式多样的义诊活动,引起了较大的社会反响。各个医院的内分泌科每月举办糖尿病教育活动,内容涉及糖尿病的饮食、运动、监测、药物以及糖尿病并发症的预防治疗等,由糖尿病专家与患者进行面对面的教育交流,提高了患者对糖尿病及并发症的防治的认识水平,赢得糖尿病患者的一致好评。

4.积极参与学会工程建设

各分会积极响应医学会组织的"助力基层工程"和"学术提升工程"项目,积极组织学会委员到基层进行专业授课和专家义诊,让更多的会员参与到学会活动当中,使活动积极成效,影响深远。

5.积极投身抗疫战斗

学会委员积极投身到新冠肺炎的抗疫中,副主任委员侯新国教授于2020年投身参加武汉抗疫第一线工作,出色地完成了党和国家交给的任务,并获得山东省政府的嘉奖。在抗击新冠肺炎的战斗中,涌现出一批奋战在抗疫一线的优秀"糖尿病人"。

三、本学科发展差距

近年来,山东省糖尿病学科在省卫生健康委员会以及山东省医学会的领导和支持下，糖尿病学分会得到高速长足的发展，但是我们也清醒地认识到差距和不足。山东糖尿病学科的发展跟北京、上海、广州等大的省市相比，仍有很大的上升空间。山东糖尿病学科各亚专科的发展仍需进一步完善和提高，更高水平的学科发展以及更高层次人才的培育仍需进一步推动和实施，学科的基础研究及临床转化等领域的科研应用仍需进一步加强。

四、本学科发展目标

2021年，山东省医学会糖尿病学分会将在现任主任委员陈丽教授及荣誉主任委员赵家军教授的带领下，依托山东省医学会的大力支持和帮助，继续秉承"创新、发展、驱动"的理念开展工作，力争在疾病精准化治疗、学会学术活动、科普宣传、科学研究、学科与人才培养、国际交流等方面继续努力，取得更好的工作成绩。

（一）构建疾病精准化治疗体系

2015年，精准医学倡议的提出和实施，使现代医学进入了医学数据大规模集成的时代。精准医学是一种个性化的医学，通过生物信息数据库、患者的个性化测试技术和大数据分析技术，以疾病本身的特点为基础进行分析，为不同患者制订个体化治疗方案，使疾病治疗呈现"个体化""精确化""最佳化"的特点。依据精准医学的原则，学会侧重聚焦糖尿病的精准诊断环节，大力构建不同类型糖尿病的基因检测平台，并联合地市各级糖尿病学分会建立成一站式检测分析系统，方便省内各地患者的就诊流程，为糖尿病的个体精确治疗提供完备的科学依据。以实际行动响应习近平同志"十九大"报告中提出的实施"健康中国"战略，完善国民健康政策，为人民群众提供全方位全周期健康服务的战略号召，践行健康中国的理念，推广糖尿病早期精准诊断的新模式。

（二）提高学会学术活动影响力

糖尿病分会自成立以来，每年成功举办学会的学术年会，目前已经成为全省具有高度影响力的学术会议之一。我们将继续遵循糖尿病年会秉承一贯的宗旨努力前行，不断提高糖尿病年会的影响力，努力在今后几年辐射到华东地区甚至全国,鼓励各地学者积极投身学会活动,吸引更多的学者加入学会活动中,打造具有齐鲁特色的糖尿病学术品牌,进一步扩大和提升学术的品牌效应,创建有山东特色的齐鲁学术品牌。

(三)大力开展科普宣传工作

根据糖尿病的疾病特点,将充分利用现代网络通信手段,设立微信公众号,以糖尿病的诊断和治疗、常见药物的使用以及新兴治疗技术手段为侧重点,采取现场讲座、网络视频、展览展示、专题报道等多种多样的宣传形式,引导群众正确认识糖尿病,掌握基本的医疗知识,正确择医、就医,提高群众医疗风险意识和疾病的自救能力,保障患者合法权益。全方位、多层面地展示学会医疗科技工作者的风采,进一步提高学会的社会知名度和认可度。

(四)加大人才梯队培养和学科建设力度

加强青年医师的培养,建立优秀的人才梯队,一直是糖尿病分会的重要工作。对此,分会已经成立青年学组,吸纳各地优秀的青年人才发挥所长,积极参与到学会的各项工作中。此外,根据各级医生专业特点及地区优势,有计划有针对性地成立亚专科学组,定期举办组活动和各类亚专科学习班,组织各级医师的培养和交流。计划进一步依托医学会的平台,引进国内外相关研究的高端人才和团队,设立糖尿病医学相关的专项科研基金,扶持学科领域的科研和产业,鼓励医教产学研的科学有机结合。

(五)加强国际交流合作

进一步加大国际学术交流活动,结合学科自身特色和优先发展领域,加强国内外同行之间、学科之间的学术交流,最大限度地合理利用学会人力资源,邀请国外同领域知名学者来我省进行讲学,并积极鼓励推动知名专家,如陈丽教授、赵家军教授走向国际讲台,开展学术讲座,展现齐鲁学者的卓越风采。

同时积极开展国际项目合作和学术交流,联合申报跨国、跨区域课题,取长补短,合作共赢。这不仅能够极大地促进学术思想交流,创造浓厚的学术氛围,还有助于推动学会在国内外的学术影响力和知名度。

五、本学科总结及展望

在过去二三十年间,中国社会发生了巨大变革,疾病谱从传染性疾病转向慢性非传染性疾病。糖尿病作为慢病的重要组成部分,防控形势非常严峻。山东糖尿病内分泌人虽然取得了一定的成绩,但是需要深刻认识到工作的艰巨性和紧迫感。我们一定会在前辈们的指导下,在政府、学会、社会支持和帮助下,努力拼搏,不断总结经验,优化完善,奋力向更高的目标前行。我们有信心,也有决心,全面有效地控制糖尿病的发展,推动糖尿病的防治工作向更高层次的纵深发展,为国家健康中国战略和内分泌糖尿病事业做出更大的贡献。

肿瘤放射治疗学学科发展报告

一、本学科发展历程

在山东省医学会的坚强领导和指引下,肿瘤放射治疗学分会的发展历经几代放疗人的薪火相传和励精图治,在临床工作、学术交流、人才培养、服务基层和社会公益事业等方面取得了显著成绩,建立了一支高水平的优秀人才队伍,治疗了大量的肿瘤患者,创造了巨大的社会效益。

1999 年,山东省医学会肿瘤放射治疗学分会在济南成立,至今已有 22 年的历史,奠定了山东省肿瘤放射治疗学科发展的里程碑。第一届主任委员是中国工程院院士、山东省肿瘤防治研究院院长、终身名誉主任委员于金明教授,是全国放疗专业的唯一一名院士,是山东省肿瘤放疗事业的奠基人,为山东肿瘤放疗专业培养了大量的人才,为山东省乃至全国肿瘤放疗事业的发展做出了卓越贡献。

现是 2018 年 11 月 30 日成立的第五届委员会,主任委员是山东大学齐鲁医院副院长程玉峰教授,包括副主任委员、委员、秘书共 84 人。在程玉峰主任委员的带领下,肿瘤放射治疗学分会进一步发展壮大,先后成立了食管癌学组、肺癌学组、放射物理学组、放射生物学组、立体定向放疗学组、近距离治疗学组、胃肠学组、基层学组等,健全了组织建设,在学术交流、人才培养及服务基层方面做出了大量工作,使山东肿瘤放疗事业发展步入新的阶段。几代放疗人接续奋斗、砥砺前行、团结协作、奋勇前进,推动我省肿瘤放疗学科稳步前进,在艰苦奋斗、协作创新中,实现了学科从无到有,由弱到强的跨越式发展,成为国内放疗领域的领先学科。

二、本学科发展现状

经过数十年的发展,山东省肿瘤放疗学科迅速发展,目前拥有放疗中心193个,直线加速器235台,其中质子放疗设备1台、TOMO放疗设备3台、赛博刀3台,在国内处于领先水平,远超世界卫生组织要求的每50万人一台加速器的要求,是全国拥有直线加速器较多的省份之一。IMRT及立体定向体部放疗(SBRT)等技术的开展率达到全国领先水平。全省肿瘤放疗队伍在山东省卫生健康委员会和山东省医学会的领导下,学术交流活跃、诊疗技术飞速发展,在肿瘤防治、服务基层、人才培养等工作中发挥了重要作用,已成为我国肿瘤放疗领域一支重要的医疗力量,山东也成为我国肿瘤放疗专业发展最活跃的省份之一。

(一)学术地位

山东省作为肿瘤放疗的大省,多年来学术交流活动活跃,推动了我省肿瘤放疗专业学术影响力和学术水平显著提高。肿瘤放疗分会专家先后当选中华医学会放射肿瘤学分会主任委员、中国医师协会肿瘤放疗医师分会主任委员、中华医学会肿瘤放疗分会常委等学术组织重要职务。

山东省肿瘤放射治疗学分会先后成立了食管癌学组、肺癌学组、放射物理学组、放射生物学组、立体定向放疗学组、近距离治疗学组、胃肠学组、基层学组、青年学组,建立了经常性学术活动,开展省级学术会议及继续教育项目累计达200余次。多次举办全国性的学术会议,加强中外放疗专业的学术交流,积极开展临床研究,多项研究成果入选美国临床肿瘤学会(ASCO)、美国放射肿瘤学会(ASTRO)等国际会议交流。这些学术交流活动对提高我省肿瘤放疗诊疗技术水平,增进同行间的友谊具有重要意义,也促成了我省肿瘤放疗事业欣欣向荣的大好发展局面。

(二)人才培养

山东肿瘤放射治疗学科重视人才发展,在于金明院士的带领下,涌现出程玉峰、李宝生、李建彬、邢力刚、袁双虎等一大批国内放疗专业的知名专家,医师、物理师比例合理,多次举办规培教师培训班,使基层放疗队伍不断充实壮大,青年医师队伍素质不断提升,成为一支团结协作、素质过硬的放疗队伍。

在人才方面,拥有中国工程院院士 1 人、"万人计划"领军人才 1 人、"泰山学者"特聘专家 5 人,获得国家科技进步二等奖 2 项,山东省科技进步一等奖 5 项,山东省科技进步二等奖 10 项,山东省肿瘤医院放疗科被山东省政府记集体一等功。于金明院士、李宝生教授成为全国主委,极大提高了山东省在全国以至世界的放疗地位。

(三)科学研究

近年来,山东省肿瘤放疗学者共承担了国家级科研项目数十项,在全国名列前茅。近五年,山东省肿瘤放疗学者在国际期刊共发表 SCI 论文数百篇,并且发表论文数量呈逐年上升的趋势,体现了山东肿瘤放疗学者的理论和实践成果被国际病理同行和广大医学同行所认可,SCI 论文发表期刊的影响因子整体逐渐提升。此外,以第一完成人相继获得国家科技进步二等奖,山东省科技进步一等奖,山东省科技进步二等奖,山东省医学科技一等奖、山东省科技进步奖二等奖、中华医学奖三等奖、山东省高校科技进步奖一等奖等奖项。

三、本学科发展差距

近年来,在山东省卫生健康委员会以及省医学会的领导下,山东省肿瘤放疗学科在高速发展,在人才队伍培养和学科建设方面均有较大进步,在全国处于领先水平。但与北京、上海、广州等大的省市相比,还有一定的上升空间。山东省肿瘤放疗学科各亚专科的发展仍需进一步完善和提高,高层次人才的培养仍需进一步加强。多中心临床研究、基础研究及临床转化研究等领域的科研应进一步加强。

四、本学科发展目标及展望

在未来 3～5 年内,继续加强学科建设,完善学组建设,发挥专业优势,加强指南和规范的制定,继续加大人才引进和培养。

在人才队伍建设方面,要培养出一批全国知名并具有一定国际影响力的优秀肿瘤放疗科医生。通过多方交流与合作,促进省内相关平台硬件建设,以及促进平台高水平科研团队的形成。

在学科建设方面,要加强与国内国际同行交流与合作,促进省内的肿瘤放疗发展与国际接轨。应基于大数据进一步发掘亚专科发展的潜力,建立肿瘤放疗的数据库,促进智能放疗的发展。加强学组建设,制定各学组的发展规划,利用学组的专业优势制定临床指南和规范,促进相关亚专业的发展。加强人才交流,促进青年医师成长,鼓励青年骨干医生赴国内外名院进行交流学习,为优秀年轻医师成长提供便利条件。设置科研基金,使处于不同阶段的科研人员均具有科研平台,进一步提高医务人员的科研水平。定期举办培训班,提升基层医师的医疗水平。

加强符合我国国情的临床指南的制定,过去国内的肿瘤治疗多是以美国国立综合癌症网络(NCCN)等国外指南为参考,然而经过临床实践发现许多疾病都有我国自身的特点,国外的指南常无法适应国内的需要。例如,我国食管癌是高发恶性肿瘤,主要病理类型是鳞癌;而欧美食管癌为低发恶性肿瘤,主要病理类型是腺癌。NCCN的食管癌癌指南,无法适应我国疾病特点。近年,山东省肿瘤医院发布了食管癌放射治疗指南,为我国食管癌放疗提供了权威证据。未来,我学科将联合其他学科专家,努力协作,将制定更多的符合我国国情的临床治疗指南。

加强放疗设备的准入,放疗设备是放疗学科的关键,近年来放疗设备发展迅速,各种高端放射设备层出不穷,如 TOMO、旋转调强放疗(Cybernife)、射波刀(IMAT)等新的放疗设备不断涌现,对放疗的质控提出了更多的挑战。放射治疗质控是决定治疗成败的重要环节,是放射治疗的生命线。近年来,我学科围绕提高放射治疗质控这个目标,开展了系列卓越有效的质控工作。目前各地区医院放射治疗的开展如雨后春笋,络绎不绝,但是部分单位质量安全存在隐患。今后,应该设立行业准入和淘汰机制,加强监管,严控新进单位质量,保证已开展单位水平,坚决淘汰不合格单位。

五、本学科发展总结

山东省医学会肿瘤放射治疗学分会在一代代放疗人的努力下,经过 20 余年的发展不断壮大,取得了令人瞩目的成绩。但是我们尚存在一定的不足,还需全体山东肿瘤放疗人共同努力,致力于肿瘤放疗事业的发展。肿瘤发病率随着生活方式的演变和社会变迁急速上升,已经是危害我国人民健康的最重要的疾病,我们肿瘤放疗分会不仅要在"治"上谋发展,更要在"防"上下功夫,为人民健康事业贡献一分力量。站在新的历史起点上,我们要不断总结经验,在新时代的改革浪潮中不断进取,奋力向迈向更高的目标,志存高远,为推动国家"健康中国"战略做出更大贡献。

重症医学学科发展报告

一、本学科发展历史

山东省医学会重症医学分会于 2005 年 5 月 27 日在济南成立,至今已有 16 年的历史。1991 年,卫生部专项资金资助卫生部 13 所直属院校附属医院成立 ICU,山东大学齐鲁医院由王可富教授牵头成立了山东省首家 ICU。王可富教授是国内最早从事重症医学的著名专家之一,是山东省重症医学的发起人和奠基者之一。经过数年的努力,ICU 从一个默默无闻、不受重视的边缘科室逐渐发展成为医院救治重症患者的主战场,挽救了众多危重患者的生命,吸引了大批年轻医生投身重症医学。王可富教授领导开展了机械通气、床旁血滤、血流动力学监测、经皮穿刺气管切开等多项诊疗技术。在他的带领下,山东许多地市早在 20 世纪 90 年代就成立了 ICU,成为国内 ICU 成立较早、数量较多、发展成规模的省份之一。山东省重症医学经历了从无到有,由小到大的规模化局面。

2005 年,第一届中华医学会重症医学分会在北京成立,王可富教授、王春亭教授、谢建教授、孙运波教授任第一届全国委员。同年 5 月 27 日,第一届山东省医学会重症医学分会在济南成立,王可富教授当选第一届委员会主任委员,王春亭教授、解建教授、孙运波教授、吴铁军教授、曲彦教授、刘鲁沂教授、王晓芝教授、李云教授、田昭涛教授当选副主任委员。

2009 年,第二届山东省医学会重症医学分会改选,委员会选举王春亭教授为主任委员,后又连续当选第三届、第四届山东省医学会重症医学分会主任委员。2012 年 5 月,王春亭教授当选为第三届中华医学会重症医学分会副主任委员,后又连续当选第四届、第五届中华医学会重症医学分会副主任委员。

山东省重症医学经历了由大到强的局面,建立了多个学术交流的平台,尤其是大力发展网络和云平台,与国内外专家学术交流频繁,每年举办学会年会及中国重症医学信息化与互联网大会等高层次学术会议,极大提高了我省重症医学学术水平。

每年重症医学分会同道积极参加中华医学会举办的全国重症年会,参会、投稿人数稳居前三位。经过多年努力发展,山东分会在大数据、远程医疗、信息化、人工智能等方面在全国处于领先地位,连年负责重症医学年鉴编写和年会的板块题目设计,扩大了我省重症医学在全国学术影响力。

二、本学科发展状况

(一)发展概况

据 2015 年调研数据显示,我省设置 ICU 的二级及二级以上医院共 281 所(二级医院 172 所,三级医院 109 所),共设综合 ICU 单元 304 个。其中三级医院 132 个(43.4%),二级医院 172 个(56.6%),共有 ICU 床位数 4 073 张,其中三级医院 2 189 张高于二级医院的 1 884 张(分别为 53% 和 47%)。山东省综合 ICU 单元中医生 2 375 名及护士 7 571 名,与床位数之比分别为 0.58 及 1.86;其中三级医院医生 1 296 名及护士 4 391 名,与床位数之比仅有 0.59 及 2.01;二级医院的医生 1 079 名及护士 3 180 名,与床位数之比为 0.57 和 1.68。根据国家统计局发布的 2014 年山东省人口数,计算出 ICU 床位数人口占比为 4.16/10 万,高于全国的 3.19/10 万。但是根据卫生部 2009 年下发《重症医学科建设与管理指南(试行)》指出"三级综合医院重症医学科床位数为医院病床总数的 2%～8%",山东省 ICU 床位占医院总床位数的比例为 1.72%(4 073/236 362),而三级医院的比值仅有 1.64%(2 189/133 272),远低于国家标准的最低水平。我省二级医院 ICU 床位数/医院总床位数(1.82% 1 884/103 090)接近国家三级医院的最低标准,说明我省 ICU 发展相对均衡，但仍有较大的发展空间。卫生部 2009 年下发的《重症医学科建设与管理指南（试行）》指出"重症医学科医师人数与床位数之比应为 0.8 以上，护士人数与床位数之比应为 3 以上"。从调研数据看我省 ICU 专业医护人员配置过低，达不到国家标准，专业的医护人员不能满足 ICU 快速发展的需要，仍需加大培养力度。而且在二级医院，护理人员配置较三级医院低，会相应导致医疗质量的下降，需引起充分重视。

目前，山东省综合 ICU 医生的学历以本科为主（1392 名），占总构成的 58%，本科及以上学历目前可达 95%；尤其是在三级医院中，综合 ICU 医生的学历更偏重于高水平，硕士及以上学历可占 60.3%（782 名）。而这一学历水平在二级医院中仅占 16.2%（175 名），高学历的人才的引进，伴随着先进理念和技术，这一优势使三级医院综合 ICU 发展迅速。随着 2020 年教育部同意设置重症医学学位授予点，以及重症医学规培的建设，必将进一步促建进专业人才的培养，促进学科的发展。

通过调研，我们对我省 ICU 发展现状有一个比较详尽的了解，从而分析各级医院 ICU 的发展水平。我省总体 ICU 发展水平处于全国较前的位置，相对发展更为均衡，但是处于引领地位的医院偏少，与北京、上海、广州等还有一定差距，特别是高层次人才相对缺乏，科研实力与北京、上海、广州还有一定差距。通过调研进一步分析制约全省重症医学专业发展的主要因素，制定相关的制度与流程，落实我省 ICU 建设管理规范，为医教研、学科建设和发展、政府决策提供技术和数据支持，促进对重症医疗资源的充分合理应用，起到资源共享作用，节省大量的人力，提高抢救成功率，发挥 ICU 救治危重患者的特色。

（二）人才培养与科研

我省重症医学学科发展迅猛，重症医分会非常重视人才培养和学科建设，尤其是中青年人才的培养。近 10 年来先后有 30 余人出国访学、120 余人出省深造，积极建立与国外知名大学联合培养博士、博士后合作项目，联合培养博士 12 名。我省有 10 余人获得中华医学会重症医学分会"重症医学青年科学家"称号，有 3 位重症医生当选"泰山学者"青年专家，有 2 人入选"齐鲁卫生与健康领军人才培育工程"领军人才，6 人入选齐鲁卫生与健康杰青人才。

发表 SCI 论文 100 多篇,总影响因子 200 以上,其中影响因子在 10 分以上的 3 篇、5 分以上的 12 篇,培养博士生、硕士生 120 余名。据不完全统计,2020 年我省重症课题立项包括国家级 14 项、省部级 26 项、厅局级 14 项。

我分会主任委员王春亭教授,负责中华医学会重症医学分会微信平台工作,包括宣传,会议信息发布,学术交流,在线速递栏目(进行最新科研进展的发布),组织山东省重症分会青年委员等青年专家翻译最新的科研论著等相关文献,发布到微信平台,促进人才培养与科研发展。

(三)远程与信息化建设

随着科技的进步,互联网、云计算、大数据、智能化、远程医疗等现代化信息技术深刻改变着人类的思维,席卷着全球每一个领域,急诊重症监护室(EICU)、移动 ICU、云 ICU 等技术像雨后春笋般出现,这给医学发展尤其是重症医学带来机遇。2010 年,在王春亭教授的主导下,在全国率先开展重症远程医疗;2011 年,开始着手建设 EICU、远程 ICU、移动 ICU;2012 年,王春亭教授首次提出了云 ICU 概念,在国内率先建立云 ICU 平台,开展移动重症远程医疗,站在"云端",运筹帷幄之中,决胜千里之外,让更多的基层医务人员及基层重症病患受惠,探索出分级诊疗新的物联网模式。依托我省专家救治团队和全球、全国的专家库,以及远程 ICU 平台、远程查房终端,可以实现立体式、全方位、24 小时救治及指导。应用云平台,与美国匹兹堡大学医学中心(UPMC)、美国梅奥诊所、美国克利夫兰诊所、澳大利亚墨尔本大学开展远程会诊,与这些国外医疗机构建立了良好的合作关系并频繁进行学术交流、远程会诊。

自 2015 年开始,重症医学分会每年举办中国重症医学信息化与互联网大会,至 2021 年已经举办过七届。在医疗改革,分级诊疗逐步向更深层次推进的新形势下,通过信息化与互联网把最优质的医疗资源和地方资源联系起来,实现联盟,资源共享,是解决我国医疗资源分布不均衡,推进分级诊疗实施的新模式和有效手段。大会顺势而为,应时而动,力图在深化落实新旧动能转换,延伸拓展重症医学信息化与互联网技术的形式与内容,引领行业发展等方面做出重要探讨。

在发展中创新,2019年王春亭教授带领山东重症同道又在国内率先提出了目的地医疗的新理论,以患者为中心,三动一不动(医护动、管理动、网络动、患者不动),让患者到达目的地医院后不再转诊,通过云平台,医疗跨医院、跨地区、跨国家为患者服务,实现了国际医疗平台化、多学科跨区域同质化、快速反应平民化的目的化医疗。学会将继续充分利用全球、全国、全省各地的优质医疗资源,推动目的化医疗,为患者提供优质医疗服务。

（四）学术地位

2012年我省成功申请承办由中华医学会、中华医学会重症医学分会主办的第六次全国重症医学大会,于同年5月17～20日在济南胜利召开,包括美国、英国等国家医学专家在内的6 000多名重症医学专家及代表参会。近年来,山东省重症医学分会作为全国重症医学副主委单位,一直在全国重症医学的发展中处于领先地位。2015年复旦专科排行榜纳入重症医学专业排名,山东省立医院重症医学科2015年度入围提名,2016年度晋级第九,2017年度、2018年度连续保持第九,2019年度晋级第七名,2020年度继续保持第七名。在竞争激烈的华东地区排名中,青岛市市立医院、山东大学齐鲁医院、山东省千佛山医院、青岛大学附属医院均进入排行榜。根据2019年度中国医院科技量值(STEM)排名,重症医学我省有六家医院进入前100名,分别是第17名山东省立医院、第26名山东大学齐鲁医院、第44名青岛大学附属医院、第46名滨州医学院附属医院、第59名济宁市第一人民医院、第90名青岛市立医院,2020年度山东省立医院晋升第七名。

截至2020年,我省重症医学有两个国家级临床重点专科,14个省级临床重点专科,5个省级临床重点专科建设单位。学会将进一步实施山东省医疗能力攀登计划,加快重症医学发展。

（五）在历次公共卫生事件中发挥重要作用

2009年,重症分会带领全省同道共同抗击甲型流感病毒(甲流),并举办相关学术研讨会及培训会,逐步推动俯卧位通气技术的应用。

2020年,随着突如其来的新冠肺炎疫情肆虐中华大地,重症分会马上行动起来。主任委员王春亭教授第一时间就针对新冠肺炎的预防做出反应,于 2020 年 1 月 24 日（除夕）开展了第一期在线科普讲座——云 ICU 科普：孕产妇冠状病毒感染的肺炎防治专题，当期超过 35 000 名观众在线观看。随着疫情的进展，从 1 月 24 日开始，几乎每天都会有一场或以上有关新冠肺炎防治、对话的在线公益讲座，邀请各方面专家为广大的医护人员提供及时、全面、实用的新冠肺炎防治经验讲座从预防到治疗，从简单到复杂，专题分别包括重症新冠肺炎的治疗、重症新型冠状病毒感染的肺炎患者的管理、超声在新冠肺炎诊治中的作用、新冠肺炎（NPC）重型和危重型病例诊疗方案解读、重症 NCP 的血液净化治疗、重症 NCP 的俯卧位治疗、重症 NCP 的 ECMO 的治疗、重症 NCP 的呼吸支持治疗、NCP 的监测和治疗、重症 NCP 的免疫治疗、重症新冠肺炎患者的免疫监测与治疗，《新型冠状病毒感染的肺炎诊疗方案（第七版）》有何变化等，共举办 180 多场讲座，除了邀请国内著名专家上线讲授经验之外，还积极通过云 ICU 远程与全省、全国及全球专家战"疫"连线，与美国、意大利、澳大利亚、韩国、比利时及东南亚各国专家交流救治经验，探讨世界方案，上线观看人次超过百万。2 月 7 日，重症医学分会联合山东省医师协会重症医学医师分会、山东省病理生理学会危重病医学专业委员会、山东省护理学会重症医学护理分会、山东省重症医学质量控制中心发起了"勇挑重担，敢打硬仗，战之必胜"——山东省重症医学团队应战书，向全省重症医学同道发出倡议，积极投身到疫情防控工作中去。

山东省陆续派出 12 支"白衣铁军"抵达湖北，总人数达到 1 797 人，其中医疗卫生人员 1 743 人，分赴武汉、黄冈、鄂州等地，其中重症医学专业医生 100 余名，护理 300 余名。主任委员王春亭教授作为山东省新冠肺炎疫情处置工作领导小组医疗救治专家组组长、济南市新冠肺炎防控工作专家委员会副主任，为省委省政府疫情防控建言献策，奔赴山东多地，蹲守定点医院，每天远程会诊省内和黄冈的重症患者，为重症患者指导治疗。重症分会及学组委员们，积极投身到抗击疫情的工作中，有积极支援参加湖北抗疫的，有在省内担任省级专家组、地区专家组以及定点医院专家组或一线救治工作的，在重症新冠肺炎的救治中发挥了重大作用。多人次获得从国家到地市各级的表彰：马承恩、方巍、李丕宝、司敏等获全国卫生健康系统先进个人、山东省抗疫榜样等，王昊、郭志军等获湖北省新时代"最美逆行者"，纪洪生获山东省五一劳动奖章,曲彦、孔立、孙强、庞国忠、李金来、郭志军等获山东省抗击新冠肺炎疫情先进个人,孙运波获山东省优秀共产党员,王春亭获中华医学会重症医学分会抗疫学术先锋,张继承、张汝敏、崔云亮获中华医学会重症医学分会抗疫英雄等。这显示了我省重症医学在重大公共卫生事件中发挥的重大作用。

王春亭主委参与编写《重症新型冠状病毒肺炎管理专家推荐意见》,及《基于重症超声的重症新型冠状病毒肺炎救治建议》,并积极组织山东省重症专家编写山东省重症新型冠状病毒肺炎治疗规范。疫情期间开展在线培训、远程会议、留学生抗疫交流会,在线给留学生看病,指导防疫,为海外人才送去祖国的温暖和力量,很好地凝聚了海外优秀人才的爱国心。2020 年,《COVID-19 流行期间远程医疗的作用——山东省经验》一文发表在重症领域著名 *Critical Care* 杂志上,向全世界介绍了远程医疗在抗疫期间发挥的重要功能和作用,也增强了山东重症在全国乃至世界的影响力。

三、本学科发展差距

我国东南大学附属中大医院重症医学科和北京协和医院重症医学科是目前专业领域排名前两位,二者的临床医疗水平、学科发展、科学研究、学术交流等方面在全国发挥了引领作用。

东南大学附属中大医院重症医学科是首批国家临床重点专科、国家重症医学质量控制中心,2019 年复旦排行榜重症医学专业第一名。于 1998 和 2004 年设立重症医学硕士和博士学位授予点,现有博士生导师 5 名(国内重症医学领域最多),2010 年成为全国首批重症医学国家重点临床专科,2011 年成为国家卫生与计生委重症医学质量控制中心,2018 年作为牵头学科入选国家疑难病症诊治能力提升工程建设单位。自 1998 年起组建东南大学重症医学研究所,近年来承担国家科技重大专项课题、国家重点项目及面上与青年项目,卫生行业重大专项子课题,江苏省科技计划临床前沿技术项目、江苏省自然科学基金等省部级以上课题 70 余项。研究成果在包括世界顶尖医学期刊 *The NewEngland Journal of Medicine* 及重症医学 1 区期刊 *Critical CareMedicine* 等发表,近五年发表 SCI 收录期刊 200 余篇,累计影响因子 600 余分。学科研究成果先后获得国家科技进步二等奖、中华医学科技二等奖、中华医学科技三等奖、江苏省科技进步二等奖、江苏省医学科技一等奖获、教育部自然科学二等奖,近年获得江苏省医学新技术引进一等奖 10 项。2020 年获批成为"江苏省重症医学重点实验室"。

北京协和医院重症医学科是中国重症医学的发源地,是中华医学会重症医学分会第一届、第二届主任委员单位,国家重症医学质控中心。科室在国家临床重点专科建设项目排名第一,2019 年全国重症医学专业复旦排名第二名。多年发展形成了以重症血流动动力学和重症呼吸为主要亚专业发展方向的成熟学术体系,专业影响力巨大。北京协和医院重症医学科是中国第一个重症医学博士点和博士后流动站,2002 年"多器官功能障碍的临床与基础研究"获得了国家科技进步二等奖、中华医学科技进步二等奖,2015年"感染性休克的机制研究及血流动力学治疗体系的建立"获得了华夏医学科技奖二等奖、北京市科技进步二等奖、中华医学科技三等奖。

尽管山东省重症医学学科发展这些年取得很大成就,ICU 的数量与床位数、从业人员、设备配备居全国前三位,具有了数量和规模优势,但山东重症医学的发展与北京、上海、广州等发达地区存在一定的差距,发展的质量仍需进一步提高。这主要表现在不同地区之间,不同级别医院之间的医疗质量差别仍较大,发展不均衡,尤其是科研水平和高质量的人才队伍与全国顶级医院存在较大的差距,缺乏有全国影响力的亚专业和科研奖项。

四、本学科发展目标和措施

第一,充分发挥重症医学云 ICU 联盟的作用,利用网络平台推动基层医疗同质化发展,加强对外交流,扩大山东重症的全国影响力。进一步完善云 ICU 平台建设,在原有每周二重症在线基础上,继续开展重症联盟在线,如联合大交班、重症大咖微课堂、重症创伤专家讲座、重症营养专家讲座、重症直播、超声在线、在线速递、中央 ICU 值班等学术交流及临床诊疗普及项目,发挥各委员单位和专家的积极性能动性,提升各级医院的专业理论水平。畅通国际、国内各院校知名重症专家的远程会诊和授课渠道,"请进来"的同时,也向外展示山东重症取得的建设成就。

第二，致力于各级医院同质化发展，加强引导和培训。开展医学会基层行活动，引导规范开展重症支气管镜、连续肾脏替代疗法（CRRT）、机械通气、床旁超声、血流动力学、即时检测（POCT）、ECMO 等技术，分会举办培训班，包括线上和线下形式，推进技术规范化、标准化、同质化发展。继续举行全省重症临床技能比赛，以赛促练，统一各地区基本技能操作的标准，提高整体水平。筹划进行全省 ICU 发展情况调查，取得第一手资料，在大数据的指导下，针对性改善和统一各地区医疗行为和工作质量。

第三，加强人才队伍建设。进一步做好重症医学住培和专培的工作，加强现有住培和专培培训基地建设，引导鼓励申报成立新的培训基地，对各级医院年轻医生进行专业化规范培养，提高基本医疗水平。从学会层面创造更多外出学习交流机会，选派年轻医生到国内高水平医院和实验室学习工作，搭建去国外高水平医院联系交流学习平台。年会开设中美版块、中欧版块、中澳版块和一带一路版块等，提供机会以低价格报名参加欧洲重症年会、美国重症年会，紧抓专业发展前沿，紧跟先进步伐。继续进行山东省重症青年科学家和学会研究奖的评选工作，鼓励年轻人和学者进行高水平研究的积极性，选拔优秀人才推向全国学会参与评奖。

第四，继续推进各分会亚专业建设，成立呼吸重症学组、肾脏学组等，引导专业细化。建立大数据库，在学会牵头下，发动各地委员单位，发挥山东省体量大、患者数量多的优势，进行高质量、多中心随机对照试验（RCT）研究。以重症医学研究所和实验室为依托，打造一流科研团队，协助各委员单位特别是教学医院建立自己的实验室，争取进行人工智能和转化医学的研究。

重症分会将继续努力，不断提升业务水平，保持上升势头，保持全国领先水平，努力争取各委员单位复旦排名继续提高。不断提升质量，带动我省重症医学科继续高质量发展，建设专科特色突出，国内领先，国际先进的重症医学，打造重症医学治疗高地。

五、本学科发展趋势及展望

公立医院医改，分级诊疗后，重症医学学科地位更加确立。大型公立医院集中诊治疑难危重患者,使重症医学水平成为医院综合诊治水平的标志和高级支撑平台。重症医学科的大学科建设、学科布局,直接影响到医院整体发展。

未来重症医学的发展方向:一是整合,提倡建立大重症医学学科,将综合 ICU 和专科 ICU 纳入同一个体系,科研、教育、医疗、护理同质化发展;二是重症医学亚专科细化,构建和完善科学的分级诊疗。加强亚专科建设,根据各自医院具体实际,可以设重症呼吸、重症创伤、重症产科、重症神经、重症康复、围术期重症等。改变早期粗犷式发展为高质量发展,继续推动重症医学人才建设工程与科研提升工程,推进重症医学研究所、实验室的建设,推动基础与临床研究的开展,取得高水平科研成果,保持我省重症医学发展处于国内领先地位,将是未来重症医学分会努力工作的目标。

精准医学学科发展报告

　　2015 年 1 月,美国政府提出"精准医学计划",精准医学的概念很快进入公众视野和国际舞台,成为医学界的热门话题。精准医学被美国国立卫生研究院定义为"一种新的疾病预防和治疗方法,考虑到个体的基因、环境和生活方式的差异"。发展精准医学学科的目的是将精准医学的概念转化为临床实践的科学依据,从而开创医学的新时代。精准医学是一种个性化的医学,可通过生物信息数据库、患者的个性化测试技术和大数据分析技术,以疾病本身的特点为基础进行分析,为不同患者制订个体化治疗方案,使疾病治疗呈现"个体化""精确化"和"最佳化"的特点。精准医学倡议的提出和实施,使现代医学进入了医学数据大规模集成的时代。基因组学、蛋白组学、代谢组学、表观遗传学微生物、环境、行为、临床检查、中医等信息都导致了医学数据的指数增长。

　　作为一项战略性新兴产业,精准医疗是通过鉴别患者个体所特有的分子及细胞学标志物,结合影像学和病理学等信息,为患者制订出最佳治疗方案。当前,世界科技发达国家都在加快发展精准医学,开展了一系列重大研究和诊疗专项计划并取得了举世瞩目的重大成果。美国前总统奥巴马提出"精准医学计划"后在 2016 财年投入 2.15 亿美元,分析 100 万名美国志愿者的基因信息,以更好地了解疾病形成的机理,进而为疾病相关的药物开发和精准治疗铺平道路。英国第一个对大规模人群进行 DNA 检测,于 2017 年前对包含癌症和罕见病在内的 10 万人进行基因组测序,其目标是使英国的生命科学研究处于全球现代医学的前沿。法国于 2014 年 6 月宣布了第一个国家层面的个体化医学项目——法国基因组医学 2015（Genomic Medicine France 2025）。该项目聚焦于肿瘤、糖尿病和罕见病,期望将法国打造成全球基因组医学的领导者,并在未来 10 年内将基因组医学整合入国家健康产业和常规临床治疗实践。澳大利亚政府 2016 年 5 月发布了"零儿童癌症计划",利用基因组技术和细胞疗法为无法治愈的儿童癌症患者提供个性化治疗方案,以期这种个性化的治疗方法于 2020 年在全澳范围内普及。我们国家决策层已经将其列入《中华人民共和国国民经济和社会发展第十三个五年规划纲要》予以支持发展,列为国务院重大科技重点领域专项研究。在此背景下,以"精准诊疗、精准学术、精准服务、精准交流"为指导思想和理念,致力于疾病精准防控、早期筛查试剂研发转化应用、分子靶向治疗、免疫治疗以及肿瘤新靶点鉴定和精准治疗分子标志物的鉴定,真正做到精准诊断、个体化治疗的山东省医学会精准医学分会于 2020 年 6 月应运而生。值此医学会建会 90 周年和精准医学分会成立一周年之际,特将精准医学学科发展概况总结如下。

一、本学科发展现状

精准医学的倡议与肿瘤密切相关,同精准医学理念相一致,我省精准医学的发展也是从肿瘤精准医学开始。早在 2016 年 4 月,青岛大学附属医院张晓春教授从 MD Anderson 肿瘤中心回国后率先成立青岛市肿瘤精准医学中心,是国内最早成立的几家肿瘤精准医学中心之一,同时建立了青大附院肿瘤精准医学实验室。2016 年 10 月,以张晓春教授为执行院长的青岛大学肿瘤精准医学研究院成立,致力于恶性肿瘤精准诊疗及基础转化研究,同年团队获批青岛市首批高层次人才团队。2016 年 11 月,山东省医师协会肿瘤精准医疗分会成立,以"肿瘤精准诊断和个体化治疗"为宗旨开展系列活动。

随着精准医学理念的不断推广,不少科技公司和企业家也看到了精准医学的巨大市场价值。2017 年,山东天川精准医疗科技有限公司于德州成立,致力于构建集多元化生物样本库(储存干细胞、免疫细胞和原代肿瘤细胞）、区域细胞技术应用示范中心、干细胞和免疫细胞研发平台，打造高科技高水平的精准医疗研发与服务体系，推动以精准医疗为主体的现代医疗健康产业。

2018 年 1 月，由青岛大学主办的《精准医学杂志》正式创刊，办刊宗旨为刊载精准医学领域研究新进展、新成果、新技术，促进学术交流，推动成果转化，服务精准医学发展，为全国精准医学成果展示提供高效传播平台。

2019 年 2 月，张晓春教授为主委牵头成立了青岛市抗癌协会肿瘤精准医学专委会，充分发挥和利用平台作用，树立以学术为引领的理念，开展了诸多肿瘤精准医学相关的学术活动及交流，提升胶东半岛肿瘤精准医学水平。同年 3 月，青岛大学附属医院将张晓春教授为主任的肿瘤精准医学中心列为三级业务科室，作为医院的特色学科和科室。2019 年下半年，济南市人民医院精准医学实验室和济宁市精准医学检测中心相继成立，均为与相关生物检测公司合作建成。其中，济宁市精准医学检测中心与华大基因合作，共同搭建质谱检测平台、基因测序平台和流式细胞学检测平台，主要应用于优生优育、感染诊断、肿瘤诊治、个体化用药和健康查体等五大领域。济南市人民医院精准医学实验室是由济南市人民医院、山东威高医学检验技术有限公司以及北京博奥集团合作建成，主要通过分子诊断对患者的基因进行检测，能对疾病进行精准预防、诊断以及治疗。淄博市市立医院也于2021 年与北京博奥晶典生物技术有限公司、银丰生物集团合作共建精准医学诊断平台。至此，我省共有四家医疗机构成立精准医学中心，业务范围略有不同。

2019 年 12 月，省内第一个大型精准医学产业技术平台——山东省大健康精准医疗产业技术研究院（简称"产研院"）在济南成立。产研院是根据科技部及省科技厅相关政策成立的非营利性新型研发机构，由 11 位来自科研院校、医疗机构及企业的单位负责人或技术专家为理事共同发起成立。内设中心实验室、成果转化部等八个内设机构，外设医学中心、成果转化基地等六个平台，并平行设立战略咨询委员会、学术委员会和伦理委员会等。目前，山东省大健康精准医疗产业技术研究院已与科研院校、医疗机构、上市公司、"500 强"企业、瞪羚企业、初创企业、金融机构等 20 余家单位建立了紧密的合作,在人工智能、微生物组学、生物医学大数据、营养与健康产业、体外诊断产业、产业金融等跨学科多领域布局,充分挖掘行业专家特长,充分挖掘企业需求,打造跨领域资源共享平台,实现了创新合作共赢。目前,第二个精准医学专业产业园区——济南精准医学产业园也即将竣工投入使用。济南精准医学产业园作为济南国际医学中心首个高标准产业园,重点承接国家人类遗传资源山东创新中心与国家医用机器人产业创新中心等国家平台建设,占地约 1 240 亩,总投资约 100 亿元。项目旨在打造国家人类遗传基因库、细胞制备、诊疗设备、可穿戴设备、康养辅具、生物医药、医药大数据等为主要产业集聚的精准医学产业园,建成承接项目落地、产业发展及研发成果转化的产业基地。而国家人类遗传资源山东创新中心作为国家四大中心之一,不仅为全国医疗诊疗、医学科研、医药研发等相关产业发展起到重要支撑作用,还将不断完善山东地区及全国的人类遗传资源标准化整合、共享服务体系,对引领山东省乃至周边省份生物信息、医疗大数据、医学人工智能等上下游产业发展、打造生命科学领域产业集群、产业链,推动生物医学新技术发展提供重要资源支持。

2021 年 10 月 30 日,在主任委员张晓春教授的建议和指导下,副主任委员陈剑教授发起成立了烟台市医学会精准医学专委会,积极贯彻落实将精准医学规范化基层化推广应用的理念,为烟台市培养精准医学的专业技术队伍、建设专业的临床研究与技术交流平台提供了保障。

综上所述,省内精准医学的发展现状主要包括三个方面。

首先,山东省目前成立精准医学相关分会四个,分别隶属于山东省医学会、山东省医师协会、青岛市抗癌协会和烟台市医学会。学会主要是以医生为主体的社会学术团体,在精准诊疗经验、新技术新成果的交流和推广方面起到引领作用。《精准医学杂志》创刊三年来也在为我省吸收交流全国精准医学进展提供了一个较好的学术交流平台。据 2021 年 7 月 7 日中国知网显示,《精准医学杂志》共出版文献 6 991 篇、总被下载 455 964 次、总被引 455 964 次、复合影响因子为 0.566、综合影响因子为 0.455。

其次,大型精准医学产业园区建设并投入使用时间较短,还未形成一定规模,在人才引进、项目落地、成果转化产出方面还有较大的提升空间。

最后,依托医疗机构建立的精准医学中心共计四家,主要承担辖区内患者标本检测并提供遗传学报告指导临床精准诊疗,但其中三家医院均与生物检测公司合作,并仅限于用成熟的技术进行标本检测和临床应用。依靠医院和大学本身资源和优势成立的青岛大学附属医院肿瘤精准医学中心在精准医学转化研究和精准诊疗模式的探讨和推广方面取得如下成绩:

第一,应用新一代高通量基因测序技术进行沿海居民肿瘤基因组研究,研发"无创肿瘤早筛技术——肺癌和结直肠癌无创早筛 FISH 技术",获批 2018 年山东省重大科技创新工程项目并申请发明专利,于 2021 年圆满通过验收获得优秀。开展肿瘤精准医学研究,在中国人群肺癌基因特征、抗肿瘤靶向药物和免疫药物标记物研究方面取得了丰硕成果,发表高水平论文 8 篇,成果获得青岛市科技进步二等奖和山东省医学科技奖二等奖。构建恶性肿瘤多组学标本库包括肿瘤干细胞库、组织标本库等,主持青岛市科技局科技惠民项目"恶性肿瘤生物资源数据库构建与临床精准诊疗新模式研究"于 2019 年顺利通过验收。重视抗肿瘤新药研发和转化,主持省内首项 1.1 类抗肿瘤原研新药 I 期临床研究,承接抗肿瘤新药临床试验 25 项,其中国际多中心临床研究 13 项,I 期临床研究 4 项,作为组长单位主持临床研究 4 项,作为研究者发起临床研究 3 项。引进海洋大学药学博士和北京大学医学部药学博士 2 名,开发海洋抗肿瘤新药并申请发明专利。

第二,引进高水平专业技术人才 2 名、其中国家级人才 1 名、"泰山学者"青年专家 1 名,培养山东省"齐鲁卫生与健康杰出青年人才"2 人、青岛大学"青年卓越人才"1 名;创办青岛大学肿瘤精准医学研究院,引进国家级人才 3 人,获青岛市首批"顶尖人才团队"计划支持;培养博士研究生 7 人,其中外籍博士 1 人,博士后 11 名,硕士研究生 16 名,2 人获国家奖学金。建设了高水平肿瘤基因检测与个体化诊疗学科团队,团队骨干国家级学会委员 10 人次,其中中国抗癌协会肿瘤微环境专委会副主委 1 人,中国抗癌协会肿瘤精准治疗专委会常委 1 人,省医学会分会主委、副主委 3 人次。

第三,共发表论文 40 余篇,SCI 收录论文 30 篇,出版专著 2 部;共主持科研项目 8 项,总经费 330 万元。其中省部级项目 2 项,主持山东省重大创新工程项目 1 项,山东省自然基金 1 项,项目经费 115 万元;厅市级课题项目

3 项,项目经费 170 万;横向项目 3 项,项目经费 45 万元;指导团队骨干获得国家自然基金 5 项,作为合作导师指导博士后获中国博士后基金 6 项;共申请发明专利 2 项,授权国内发明专利 1 项;连续 3 年参与制定中国临床肿瘤学会诊疗指南 3 项(《中国临床肿瘤学会原发性肺癌诊疗指南 2018 版》《晚期非小细胞肺癌抗血管生成药物治疗中国专家共识 2019 版》和《2020 CSCO 小细胞肺癌诊疗指南》)。申报省级科技进步奖三等奖以上奖项 1 项以上,市级科技进步奖二等奖以上奖项 1 项以上。2020 年获中国抗癌协会科技二等奖 1 项和山东省医学科技二等奖 1 项,获厅市级科技奖励 2 项("恶性肿瘤精准诊疗研究与实践"获 2019 年青岛市科技进步奖二等奖,"基因检测指导下的恶性肿瘤精准诊疗研究"获 2018 年山东省医学科技奖二等奖),奖励项目鉴定均达到国际领先水平。

二、全国先进地区本学科发展现状

在全球精准医学的浪潮和健康中国的理念指引下,我国也加紧精准医学的发展步伐。自 2016 年初以来,国家已经启动了五批国家重点研发计划"精准医学"专项评审工作,中央财政经费几十亿元。近五年来,以北京、上海、广州等一线城市为代表的,以高水平医疗机构为依托的精准医学中心已经发展成一定规模并具有良好产出和良性循环的科研产业。以下将分地区分析各自发展现状:

(一)北京地区

清华大学精准医学研究院成立于 2016 年 1 月,截至目前,清华大学精准医学研究院已经取得初步成果:启动了对六大医工结合研究中心的经费资助,批准新建了九个医学交叉学科实验室,资助立项医工结合自主项目"精准医学科研计划"优先项目 13 项、重点项目 24 项;应急组织研发"清华COVID-19 智能防控系统",组织申报多项重点/重大专项和中国工程院项目;建立了国家肝胆疾病标准数据库中心,发表了国家首个肝癌数据标准;成立清华大学智慧医疗研究院和中国智慧医院联盟 DH 400 工作组。

作为国内精准医学的先驱和专家,詹启敏院士和北京大学医学部领导在"双一流"的支持下,于 2018 年 6 月促成了北京大学医学部精准医疗多组学研究中心的成立。该中心成立三年来，同 20 多家国内外临床和基础研究团队合作开展精准医学研究，发表高水平研究论文几十篇，研究成果涉及新型冠状病毒肺炎、肿瘤免疫微环境、细胞信号传导、蛋白质组学鉴定新技术新方法等。其中，课题"抗原受体信号转导机制及其在 CAR-T 治疗中的应用"成功入选 2020 年度中国生命科学十大进展。

（二）上海地区

上海市于 2017 年在上海市教委Ⅳ类高峰学科建设项目支持下，由上海交通大学医学院牵头、依托上海交通大学医学院附属第九人民医院成立了上海精准医学研究院。已建成蛋白质平台、组学平台、电镜平台、生物成像平台、化学生物学平台、数据计算与分析平台。目前，精准院已经形成一支由几十名中青年独立研究员组成的科研队伍，在干细胞与再生医学、组织工程、病原微生物、生殖与遗传发育、肿瘤与代谢性疾病、组学、结构生物学、生物信息学等与精准医学密切相关的研究领域全面展开科研探索，同时与哈佛大学医学院、耶鲁大学医学院以及密歇根大学展开广泛的国际合作与学生交流活动，致力于成为有全球影响力的精准医学研究基地。此外，引进及外聘高级学者，成果斐然。

2018 年 10 月，上海（南翔）精准医学产业园正式开园，致力于打造精准医学的创新型政产学研产业化平台。总建筑面积预计超过 30 万平方米，总投资额超过 30 亿元，具备科技研发、临床实验、孵化加速、商务办公、生活居住等功能。目前园区发展势头很强劲，围绕精准诊断、精准治疗、精准康复、精准预防四大核心领域，已先后吸引了上百家专业机构和公司入驻。

（三）广东地区

早在 2015 年，中山大学就成立了精准医学科学中心，中心目前建有生物医学样本库、医学大数据中心、组学分析平台、精准医学科学研究、精准医学转化研究以及精准医学应用示范六大研究平台，还设有医学数据标准委员会、生物样本库标准委员会来规范中心研究和建设。目前，中山大学精准医学科学中心获得教育部、国家卫计委、广东省财政厅和广东省工信委等经费支持 2 500 万元；建成国家人类遗传资源共享服务平台粤港澳大湾区创新中心(科技部)、广东省精准医疗综合创新平台(省卫健委)、精准医学广东省工程研究中心(省科技厅);支撑中山大学牵头申报"精准医学研究"国家重点研发计划项目 19 项,获批 8 项,经费 9 134 万元;在 *Nature Methods*、*Plos Med*、*Lenkemia* 上发表多篇关于基因测序及人工智能的高水平论文。

在精准医学历史发展机遇和广东精准医学优势背景下,由中国联和健康产业集团牵头的广东省精准医学应用学会于 2017 年 2 月正式成立,成为全国首家省级精准医学专业学会,目前有个人会员 7 173 人,单位会员 136 家。近年来,学会在推广精准医学应用和促进精准医学发展方面做了大量工作,如牵头成立了广东省精准医学产业技术创新联盟,成立全国首家省级基因检测质量控制中心——广东省临床基因检测质量控制中心,牵头成立广东省科协精准医学学会企业联合体等。目前学会已正式成立 47 个分会,涉及内、外、妇、儿、药学、检验、影像等各个专业。

三、本学科发展差距

综合上述分析,我们可以看出,我省与北京、上海、广州等发达地区和先进医疗机构在精准医学发展方面存在较大的差距,主要表现在:

(一)人才队伍方面

无论是学会还是精准医学研究院,先进地区不仅发动现有的国内知名专家学者参与其中,包括院士、"长江学者"等国家级人才,而且引进海内外高层次人才来吸引、带动和培养本地区或国内优秀青年人才。在精准医学的各个领域,搭建优质平台,且均有高端人才的引领,进而形成合力。我省人才队伍略显薄弱,仅在个别领域取得一定成绩,没有形成精准医学全产业链人才的整合和发展。

(二)技术水平方面

精准医学作为新兴学科和产业,主要依赖于先进的测序技术和高端的组学研究手段,我省建立的精准医学中心大多是与生物检测公司合作,只是依靠公司成熟的、常规的检测技术做最基本的检测,很少有探索和创新。另外,我省创建的精准医学产业园处于起步和初建阶段,还未形成规模和完善的产业链。而先进地区的精准医学中心已经通过高端人才的创新和转化，采用先进的技术手段探索更深层次的科学问题并实现临床转化。精准医学产业园区也已经在多个国际国内项目的支撑下取得一定的成绩，在先进技术上有了突破。

（三）科研能力方面

我省精准医学的倡导和发展主要依赖于临床医生，在繁忙的临床工作同时就临床观察和需求进行相应的研究探索。而先进地区在名校精准医学中心、精准医学研究院和精准医学产业园中均设有精准医学各领域的专职研究人员，在与临床医生和医疗机构的合作中各自发挥优势，形成合力，发现和解决科学问题的能力和效率更高，科研产出和转化成果也更多。

针对以上差距，为提升我省精准医学水平，加快我省精准医学的发展步伐，或许可以寻找以下解决办法：

第一，相关领域政府职能部门和学会等社会团体重视精准医学的重要性和发展格局，制定一系列有益于精准医学完整产业链良性发展的政策，创造一系列有益于精准医学完整产业链良性发展的环境。

第二，精准医学涉及的是整个医学学科，是不同于循证医学的一次医学理念的更新。上层设计有义务整合精准医学各个环节所涉及的科研人才、临床人才和技术人才，创建高水平科研平台，发挥人才优势，形成人才合力。

第三，加强与国际国内先进医疗机构、研究院所的合作交流，以本省已建成的精准医学相关平台为依托，大力促成精准医学在医教研产等各个方向的全力发展。

四、本学科发展目标与规划

山东省医学会精准医学分会虽然刚刚成立一年余，但肩负着发展我省精准医学的重任。我们将不改初心，坚持以"精准诊疗、精准学术、精准服务、精准交流"为指导思想和理念，致力于疾病精准防控、早期筛查试剂研发转化应用、分子靶向治疗、免疫治疗以及肿瘤新靶点鉴定和精准治疗分子标志物的鉴定，真正做到精准诊断、个体化治疗。以国内先进地区先进机构精准医学水平为目标，建议政府重点从以下几个方面实施规划：

一是大力引进国内外致力于精准医学研究的高端人才和团队,依托省内高校建立的精准医学研究院,培养优秀青年人才和研究生。

二是增加精准医学相关专项科研基金,扶持相关领域科研和产业,设立联合基金,鼓励医教产学研的科学有机结合。

三是发挥各方优势,全力打造精准医学的三个重要支撑平台:生物样本库、基因和蛋白等多组学分析平台、大数据平台。此外,也要重视分子诊断学、分子影像学和分子病理学在精准诊疗中的作用。

四是加强同国际国内先进研究院所和医疗机构的交流合作,"派出去、引进来",加强人才队伍沟通交流,借鉴北京、上海、广州以及美国、法国、澳大利亚等国家和地区发展精准医学的经验。

五是重视和促进精准医学成果的转化,集合省内高等院校和医疗机构的优势,成立省内精准医学多中心临床研究联盟。充分利用精准产业园的优势,从项目落地、科学研究、成果转化、临床应用等各个环节提高和完善精准医学的发展。

五、本学科发展趋势和展望

精准医学的发展仍在路上,但精准医学取代普适化的医疗模式是未来不可逆转的趋势。精准医学相比传统经验医学和循证医学有了长足进步,可以通过将精密仪器、生命科学等先进的现代技术与优秀的传统经验整合在一起,大大减小临床实践的不确定性,在保证精准的同时尽可能将损伤控制到最低。基于人类遗传学、基因组学和下一代基因测序技术,精准医学可以从信号路径方面,基因交互和网络,分子的监管和控制,功能机制等方面创建更新奇、更安全的疗法。精准医学的新意体现在生物医学新技术对许多疾病有更深入的理解。

随着算法的进步与数据的积累,医学界对疾病的分类有了全新的认识,然而当前的精准医学,仍然需要解决以下七个问题:

第一,缺少大规模、可解释、长时间跟踪的人群队列。目前最成功的大人群队列,是英国的生物样本库(UK Biobank),已经有来自 80 多个国家的科研工作者基于该队列发表了数百篇高水平论文。而当下,各国都正在建立类似的人群队列，接下来要做的是找出能允许研究者将多个数据集合并使用的方式。

第二，更多样的人群。目前的大人群研究，80%基于西方人群，而种族所隐含的，不只是基因差异，还包含环境、生活习惯等多个方面。除了受试者的多样化，另一个需要重视的是研究人员的多样化，而这意味着研究者需要构建跨国合作的伦理审批。

第三，大数据和 AI。医疗影像与 AI 的结合，已经取得了长足进展。然而，海量缺少结构化的数据，不仅限制了 AI 的发展，也使大多数算法难以进入临床实践。

第四，临床基因检测的普及。当前的基因检测，集中在肿瘤患者以及罕见的单基因病检测上，未来随着测序成本从当前的 500 美元降低到 2030 年的 20 美元（预期），基因检测会成为诊断中的常见检测项目，用于常见病及用药指导等更多场景，若列入医保报销范畴，将更有利于基因检测规范开展。

第五，电子健康记录助力基因研究。随着临床检测结果、体检数据，以及医学影像数据的电子化、格式化。标准化的电子健康记录，将允许受试者身上的更多表型和基因及生活习惯的关系得以得到研究。同时，随着临床基因检测的普及，研究者可以通过授权获得基因检测结果，从而使其可以专注于收集诸如甲基化、游离 DNA 等生物样本的收集。

第六，更加精细化的表型收集。当前的生活习惯，大多来自个人填写的问卷。未来可穿戴设备可以细化的实时记录诸如血氧饱和度、睡眠打鼾等更多情况。同时，正如新冠肺炎流行期，可以基于手机的位置信息，判断人群聚集。智能设备的引入，可以让研究者以更精细的方式，探索社交生活对健康情况的影响。

第七，隐私保护，参与过程中信任的构建与收益分配。除了保障大规模参与者的数据安全，还需要新的技术，来确保监管者/参与者对研究过程的信任。而如何让参与研究的普通人，能够从研究成果中获益，这些问题的解决，需要新的法律规章和伦理规范。

第三章

外科学学科发展报告

普通外科学学科发展报告

一、本学科发展状况

　　普通外科学是外科学的基础,当今外科的发展和延伸大多源自普通外科学。普通外科所诊治的疾病,占所有外科疾病的一半以上。党的"十八大"强调,科技创新是提高社会生产力和综合国力的战略支撑,必须摆在国家发展全局的核心位置。高度重视科技事业发展,使我国科技事业取得了举世瞩目的成就,科技事业的发展引导医疗领域发生了翻天覆地的变化。随着新技术、新材料、新设备的临床使用,极大地促进了普通外科学的发展。近20年来,腹腔镜内镜技术、器官移植技术、加速康复外科、营养治疗新技术、危重病救治、新的诊断仪器设备的投入使用,使普通外科学有了飞速的发展。普通外科发生深刻变化,治疗手段更加微创,效果更好,疑难危重病救治成功率更高,新技术在省内各级医院普及发展速度加快。习近平同志在"十九大"报告中提出的实施健康中国战略,是新时代健康卫生工作的纲领。山东作为一个人口大省、医学大省,省内有多所部属、省属及市属医学类高校,由此,省内各医院形成了医、教、研并重,学科持续稳步发展的良好局面,为实现健康中国战略做出了应有的贡献。

　　胡三元教授是国内最早探索腔镜技术的一批学者之一,也是山东省第一代腔镜人,于1992年参与完成了山东省首例腹腔镜胆囊切除术,1992年、1994年开创性地开展了腹腔镜联合胆道镜取石T管引流术和腹腔镜小儿

109

脾切除术,拉开了我国腔镜技术从"胆囊切除"到复杂胆道手术和实质性脏器切除的序幕。系列的腔镜技术临床和基础研究证实了腔镜技术的安全性、有效性及其创伤小、恢复快的优势,回应了当时外科学界对该技术的普遍质疑。腔镜技术迅速推广应用于普通外科各亚专业的手术中,并帮助胸外科、泌尿外科、小儿外科、妇科等开展腔镜技术。

2002 年,成功完成了"颈部无切口"腔镜甲状腺肿瘤切除术,开辟了我国腔镜技术在无自然腔隙部位手术应用的新领域;2008 年,在国内最早探索了体表"无疤痕"的经脐单孔腹腔镜手术和经脐单孔免气腹腹腔镜手术,《经脐单孔腹腔镜胆囊切除术》论文于 2012 年、2014 年两度入选中国百篇最具影响学术论文。在我国率先提出了"功能腔镜技术"的概念,应用腔镜荧光技术实现术中肿瘤定位及淋巴结示踪,使手术更加精准有效;牵头制定了《吲哚菁绿标记荧光腹腔镜技术在腹腔镜胃癌根治术中的应用专家共识》和《吲哚菁绿荧光染色在腹腔镜肝切除术中应用的专家共识》。

为了使腔镜技术尽快得到推广应用,惠及更多患者,1992 年开始举办全国腹腔镜技术培训班,现已举办 67 期,为全国 25 个省份的 465 家医院培训了腔镜外科医师;1996 年,创办了腹腔镜技术学术推广平台《腹腔镜外科杂志》,刊登论文 5 309 篇。胡三元教授作为大会主席自 1998 年举办"全国腹腔镜手术演示研讨会",至今已 27 届,会址遍及我国 9 个省,总参会达 18 000余人次;到全国 173 家医院进行腹腔镜手术现场教学,主编《腹腔镜临床诊治技术》《腹腔镜外科手术彩色图谱》和《腹部外科临床解剖学图谱》,主译《腹腔镜外科学(第 2 版)》《机器人和远程机器人外科精要》,制作的腹腔镜手术系列教学视频由中华医学电子音像出版社全国发行。

上述工作有力地推动了腔镜技术在我国二级及以上医院的应用,促进了我国外科的腔镜化进程,缩短了患者住院时间,节约了医疗资源,取得了巨大的社会效益。胡三元教授发表论文 156 篇,其中 SCI 论文 34 篇,他引1 422 次;研究成果肝胆胰腹腔镜手术技术体系及应用于 2013 年、2014 年获得中华医学科技奖一等奖和国家科技进步奖二等奖,腹腔镜技术基础及临床应用系列研究 2008 年获山东省科技进步一等奖,其余相关成果获省部级二等奖 3 项。鉴于上述贡献,2004 年在胡三元主编的《腹腔镜外科手术彩色图谱》序言中,中国工程院黄志强院士给予了充分的肯定,誉胡三元为"国内较早从事和开拓我国腹腔镜外科的先驱者之一,为我国腹腔镜外科发展立下了汗马功劳"。

在专业化进程推进方面,经过几代人的耕耘,目前我省普通外科学以下设肝胆外科、胃肠外科、胰腺外科、结直肠外科、乳腺外科、甲状腺外科、血管外科、肝移植外科、疝与腹壁外科等九个亚专业。2006 年,胡三元在国内率先开展了腹腔镜袖状胃切除术,用于治疗肥胖症及其伴发的代谢综合征,经过 15 年的临床与基础研究,将腹腔镜袖状胃切除术确定为我国主要推广的手术方式,构建了用以阐述其作用机制的"小肠中心假说",建立了腹腔镜袖状胃切除术治疗肥胖症及其伴发的代谢综合征的完整技术体系,同时也创建了普通外科学的第 10 个亚专业——减重与代谢外科。

二、全国先进地区本学科发展情况

在北京、上海等发达地区,随着腔镜设备的普遍使用,极大地促进了普通外科学的微创化进展和跨越式发展。但腹部外科手术涉及部位解剖复杂,血管丰富,术中患者变异较大,手术难度大等特点,一直是微创外科的难点,传统的腹腔镜设备经过几代技术革命,已达到了瓶颈期。随着科技创新的发展,手术机器人系统的应用,很好地助力了普通外科再上微创新台阶,腹腔镜微创手术治疗也得到了进一步升级。由于手术机器人系统具有三维手术视野,能自动消除生理颤动,手术器械手臂能自由灵活旋转达到传统机器无法完成的部位和角度,有效突破了传统腹腔镜的局限性,从而提高手术质量,减少了损伤和出血,使得治疗更高效、更安全,加快了围手术期康复。因此,利用手术机器人开展腹部高难度复杂手术也是普外科手术的最新发展方向与趋势。

三、本学科发展差距

经过十余年的发展,我省在腔镜外科的发展上位居全国前列,腹腔镜肝胆胰脾手术、腹腔镜结直肠癌、胃癌手术、腹腔镜甲状腺手术、腹腔镜腹外疝手术等手术方式均处于国内先进水平。

虽然山东省普通外科发展取得令人瞩目的成就，但省内学科发展在各级医院中不平衡，部分专业发展滞后，少数专业项目是国内率先发展。其具有国际视野的优秀人才不足，与国际名牌大学医院相关专业交流不够；新技术、新项目的开展，诊疗水平参差不齐，各级医院差距较大，地域差别明显；缺乏高水平的基础研究与基础临床交叉研究，高水平论文产出较少，原创性研究和新方法研究较少，多中心随机对照研究较少。普通外科作为临床学科中重要支柱学科之一，肩负着众多外科常见病、多发病的诊治和手术的重任，在临床医学中占有非常重要的地位。我们要紧紧围绕影响人民群众健康的外科疾病、多发病和重大疾病，积极开展诊疗新技术、新项目，造福广大患者；更加注重各级医院普通外科人才培养，缩小医院之间、地域之间的差别，加强与各省之间和台、港、澳之间交流，建立与国内各名牌医院之间的交流平台，鼓励省属大医院学科带头人积极与国际著名医院相关专业之间的交流，扩大山东省普通外科界在国内外的影响力，进一步提升我省普通外科学学术地位，全面促进我省普通外科学的发展。

四、本学科发展目标

（一）加强普通外科优秀后备人才的培养

学科要发展，人才是关键，人才队伍的建设，是学科发展的重心所在。人才是第一资源，要重视优秀后备人才的培养工作。各级医院特别是省级大医院要制定学科带头人或优秀后备人才培养方案，采用选派出国或国内进修等方式进行培养，使人人有专长，培养有重点，梯队有建设，把科研立项放在优先位置，鼓励申请国家、省、地、市、厅青年科研基金。另外，要注重手术实践技能的提升，为后备人才配备专业导师，传帮带教学，同时积极放手，加快手术技巧的培训，帮助青年医师更快地成长起来，形成人才培养的良性循环，促进学科整体建设和发展。这样才能为我省以及全国的卫生事业发展提供优秀的人才资源，为医疗卫生体系输入源源不断的新鲜血液，为健康中国战略的实现不断添砖加瓦。

（二）加强国内国际交流，提升我省普通外科学术地位

积极鼓励各级医院普通外科医生参加国内各种重要学术团体活动，争

取担任一定数量的学术团体领导职位。积极向国内外重要期刊投稿,制订发表一批高质量学术论文的目标,并积极争取参加担任各种学术杂志编委工作。鼓励普通外科医生积极参加国内及国际学术会议,并争取在大会进行发言,鼓励有条件的单位积极承办各种高层次的全国性、国际性学术会议,进一步扩大我省普通外科在国内国际的影响,提升我省普通外科在国内国际的知名度及地位。

(三)加快引进普及我省普通外科新理论、新技术、新项目

当今世界科学技术发展日新月异,知识更新周期明显缩短,竞争也更加激烈,谁掌握了新技术、新项目,谁就先占领市场,谁就能站在科技制高点,谁就能引领事业的发展。在医学领域更是如此,一项新技术的出现和应用可能会给医学领域带来意想不到的改变。我国科技创新正在成为全球瞩目的创新创业热土,新时代新征程背景下对科技创新的战略需求前所未有。掌握学科发展趋势和规律,明确学科发展方向,进一步优化资源分配,寻找具有竞争新优势的技术突破口,对我省我国创新体系建设具有重要意义。我们要采取多种方法加快消化、吸收、引进、普及新理论、新技术和新项目,通过派出进修学习、参加学术会议、邀请专家讲课、邀请专家手术演示、学术推广到各基层医院等方法,与时俱进,在学习交流的同时结合临床实践,努力发现新理论,创造新技术,引领新项目,加快专利项目的成果转化,使之应用于临床并向全国推广,使我省普通外科技术发展始终跟上时代潮流,总体水平处于国内先进行列。

(四)加强普通外科疾病诊疗手术质控和安全

外科是高风险的专业,患者就诊情况变化多样,必须在全省范围加强诊疗的质控,特别对高危重大手术、新开展手术、新投入的新项目,质控显得特别重要,成立各亚专业质控专家组,依临床入径和国家卫计委颁发的诊疗规范,进行质控把关,尽最大努力保证质控安全,最大限度降低手术并发症的发生。

五、本学科发展趋势与展望

(一)诊疗技术发展将更加规范

临床路径已成为规范诊疗的必然,对降低并发症、缩短住院时间、降低

医疗费用、减少医疗纠纷等起到重要作用。国家卫计委已陆续出台各种诊疗规范，具有法律约束和强制的作用，未来的诊疗将严格遵从规范和临床路径。

（二）外科技术将更加精准和微创

精准外科理念的普及，无论从事何种专业手术都应朝着精准精致外科发展。腔镜技术是微创外科的重要代表，但腔镜外科技术不等于微创外科。无论是开放手术还是腔镜手术，都应尽最大努力减少对患者的创伤，最少的出血，尽可能短的手术时间，患者最快的恢复是精准和微创外科所追求的。

（三）新设备、新材料、新器械的临床应用

例如更高清腔镜影像系统的使用，使腔镜手术视野更清晰。更新一代CT、磁共振检查（MR）、PET-CT 和 B 超的使用使临床影像诊断更准确，更易发现早期病例。立体成像的使用对病灶定位、毗邻关系和与血管关系阐述更准确，对手术决策帮助更大。各种新型缝线、生物补片和更精细腔镜器械的投入使用，使患者手术创伤更小，伤口感染率更低。

（四）新模式、新理念的引入

为了适应民众对高质量医疗服务的要求，同时也是普外学科发展内在的驱动力，以疾病为中心，以外科医生为核心的多学科合作模式（MDT）逐渐进入临床实践。对影响我省重大肿瘤疾病，如肝癌、胃癌、结直肠癌、乳腺癌、胰腺癌等，需要联合多学科联合攻关，走基础与临床相结合道路，降低恶性肿瘤死亡率，延长患者生存期。一个完善的治疗方案的制订往往涉及普通外科、化疗、放疗、病理等多个学科的参与，多学科专家在诊断、治疗初始阶段的参与保证了患者在整个治疗阶段获得以循证医学为依据的方案，这样的团队合作模式也为开展高质量的前瞻性临床研究打下了基础。20 世纪50 年代后，循证医学的理念和实践开始逐渐进入普通外科的领域。以循证医学实践指导临床实践，采用循证医学的研究方法，开展前瞻性临床研究，回答临床工作中的问题，到达对疾病诊断和治疗的深入认识，是建设高水平普通外科的必由之路。

泌尿外科学学科发展报告

一、本学科发展现状

山东省泌尿外科专业设置晚于普外科、骨外科等科室,山东省立医院在我省最早成立泌尿外科。迄今全省规模以上医院(二级甲等以上)均设立了单独的泌尿外科科室或者病房,或者泌尿外科亚专业,粗略统计拥有各类医师1 700余名。山东省医学会泌尿外科分会成立于1987年,首届主任委员为山东省立医院刘士怡教授(已故),山东省立医院徐纯孝、程继义(已故),山东大学齐鲁医院徐祗顺、徐忠华相继担任主任委员,现任主委为徐忠华。

本学科学会目前分设微创学组、青年学组、肿瘤学组、尿控学组、结石学组、感染学组、移植学组、基础学组、基层学组、机器人学组和护理学组。学会成立以来已召开全省学术年会27次,微创学术年会及其他学组活动、学习班等专题会100余次,成立了肾癌联盟、前列腺癌联盟、膀胱癌联盟、结石联盟等学术团体。其中微创学组年会已成为名牌会议,每年的青年医师论坛及视频比赛,培养了一大批年轻医师骨干,活跃于国内外学术讲台,提高了我省泌尿外科专业影响力。

在人才建设方面,泌尿外科分会委员单位包括卫生部临床重点学科1个,省级临床重点学科6个,国家住培医师培训基地7个;"泰山学者"特聘教授(副主委赵升田、史本康等)、"泰山学者"青年专家2人(牛海涛等)、省突出贡献中青年专家3人;泌尿外科全国委员1人(徐忠华)、器官移植学会常委 1 人(门同义)、全国泌尿外科分会感染学组副组长(高振利);中国抗癌协会常委 2 人(史本康、边家盛),另有 20 余人在全国泌尿外科分会学组中担任委员。

在科学研究方面,近五年来,泌尿外科分会成员共承担了国家级科研项目 34 项,山东省及卫生厅基金课题 110 余项,三年统计核心及 SCI 论文 280 余篇;获中华医学会科技进步三等奖 3 项,山东省科技进步二等奖 13 项,山东省科技进步三等奖 7 项。

各地发展水平参差不齐,与全国其他省级分会情况比较,我省的地市级医疗水平,整体高于全国多数省份,尤其是有医学院校地区的学科发展水平更高一些。但在省级层面,却处于中游,落后于北京、上海、广州、江苏、浙江、湖南、四川、天津等分会。在中华医学会系列专科分会中无常委、副主委人选,如主委单位山东大学齐鲁医院,2020 年综合排名仅 30 多位。但我省有七家医院的泌尿外科综合水平进入全国前 100 位。包括山东省立医院、青岛大学附属医院、烟台毓璜顶医院、临沂市人民医院、山东省千佛山医院、潍坊市人民医院、聊城市人民医院等在内的所有医院都可以开展微创内窥镜及腹腔镜手术,经皮肾镜装机总数全国第一。

达芬奇机器人手术装机和开展单位有 12 家,分别是山东大学齐鲁医院、山东省立医院、山东省千佛山医院、青岛大学附属医院、烟台毓璜顶医院、青岛市市立医院、中国人民解放军联勤保障部队第九六〇医院、山东大学第二医院、聊城市人民医院、济宁医学院附属医院、滨州市人民医院、济南市中心医院,但手术例数年超过 200 例的只有三家。准备装机的有潍坊人民医院、济宁人民医院、滨州医学院附属医院。

二、全国先进地区学科发展情况

从近两年泌尿外科学科排名情况看,北京、上海、广东最强,各有多家医院排名领先于山东。此外,浙江、江苏、四川、天津均因为主委单位泌尿外科排名靠前。

三、本学科发展差距

我省学科整体发展呈现"山多峰少"局面,科研水平与规模与北京、上海、广州一些单位及江浙、四川等分会相比有较大差距,参加高级别国际会议的交流项目和人才少,参与全国多中心研究、临床试验的单位少,牵头研究更是寥寥。山东大学系附属医院与第一医科大学及其他医学院校附院泌尿外科的协作研究几乎空白。

过于"谦虚",不重视会议发言,不善表达,在国家级会议上缺乏发声,尤其是青年人才的声音,这导致业内有影响、出彩的人才少。

四、本学科发展目标

学科首要任务是人才培养及梯队建设。以学组换届为契机,以培养领军后备人才为目标,协调各个副主委单位,大力推举一批青年才俊。以分会的青年学术论坛为阵地,搭好台子,发掘培养一批 40～50 岁的骨干,推荐到全国泌尿外科分会的各个学组中进一步提升。

充分发挥各联盟的作用,推动我省泌尿系常见疾病(肿瘤、结石)的早诊早治、规范诊治。

构建高层次交流平台,推动多学科交叉研究和临床药物联合科研和微创技术培训,促进高水平人才队伍培养。

继续实施学会提出"顶天立地"、强基工程,创造条件,力争实施覆盖全省基层医院的泌尿外科专业医师的学习和参观交流活动。

以全省的医疗付费改革为契机,组织分会同道制定泌尿外科疾病临床路径和专家共识,开展适宜技术推广。促进我省泌尿外科微创技术更上一台阶。

利用学会这个平台,联系企业,筹集资金,开展本省的多中心研究,拿出自己的临床数据。扩大对外交流,分会组织,有计划不定期地组织省内各地市委员科主任分批参加国内先进单位的交流与学习。

心血管外科学学科发展报告

一、本学科发展历程

山东省医学会心血管外科学分会为原山东省医学会胸心血管外科学分会，成立于 1987 年 5 月，隶属于山东省医学会。在山东省医学会和中华医学会胸心血管外科学分会的指导下开展工作，第一届委员会主任委员为张振湘教授，副主任委员为闫煜、王善政、杨爱民、郭兰敏等教授。2012 年，山东省医学会胸心血管外科学分会分为山东省医学会心血管外科学分会和山东省医学会胸外科分会，心血管外科学分会第一届委员会主任委员由山东大学齐鲁医院吴树明教授担任。目前是 2018 年成立的第八届心血管外科分会委员会，主任委员是山东省立医院心脏大血管外科邹承伟教授，包括候任主任委员、副主任委员、委员和秘书在内共 69 人。

山东省最早的心外科隶属于山东省立医院胸心外科，成立于 20 世纪 50 年代，由我国著名的胸心外科教授苏应衡创建。他编著的《实用胸心外科学》是中国国内较早的胸心外科专著之一，在他的带领下，山东省成为国内较早开展心外科手术的省份。目前，全省开展心外科手术的医院已达到 62 家，年手术量在 1 000 台以上的医院有五家。2020 年，山东省的心脏外科手术数量位列全国第四名，仅次于北京、河南和上海。

在山东省医学会心血管外科学分会领导的关心、支持与帮助下，八届委员会的主委和全体副主委，带领全省心脏大血管外科的同道励心图志，共同谋划山东省心脏大血管外科发展大计。尤其是 2012 年心血管外科分会独立以来,山东省心脏大血管外科无论是临床技术水平,还是临床服务能力,都获得了前所未有的进步,以山东省立医院和山东大学齐鲁医院心脏大血管外科为先导,以各个地市级医院的心脏大血管外科为生力军,在手术数量和手术涵盖病种方面,都取得了骄人的成绩。

二、本学科发展现状

(一)组织建设

心血管分会目前已成立了包括青年学组、先心病学组、冠心病学组、心脏瓣膜病学组、大血管疾病学组、微创学组、心衰学组、体外循环与重症监护学组及护理学组,共九个学组,每个学组在分会的领导下开展工作,就本学组的前沿问题展开线下及线上讨论。自心血管分会从胸心外科分会独立以来,已成功举办了 9 次学术会议,会议形式多样,既有现场交流讨论,也有云端共同分享。会议内容逐年丰富,从单一主会场到现在不同内容板块分会场的同步设置,从单纯省内心外科领域专家参会到邀请国内甚至国际知名专家参会,使得年会的质量逐年提高,年会的影响力越来越大。

(二)人才建设

山东省心脏大血管外科目前包含首批国家临床重点专科 1 个(山东省立医院心脏大血管外科),国家级住院医师规范化培训基地 3 个,山东省临床重点学科 6 个。中华医学会心血管外科分会常务委员 2 人[山东大学齐鲁医院心外科吴树明教授(曾任)和张希全教授(现任)],中华医学会青委会委员 1 人,中国医师协会心血管外科分会常务委员 1 名(山东省立医院心脏大血管外科邹承伟教授)、委员 1 名(临沂市人民医院张凤伟教授),国家心血管病专家委员会微创心血管外科专业委员会常务委员 3 名、委员 4 名、青年委员 4 名,中国医师协会结构性心脏病专业委员会委员 5 名。

(三)科学研究

目前山东省心脏大血管外科共有博士研究生导师 12 名,硕士研究生导师 36 名,导师大多分布在医科大学附属医院;主持国家级科研项目 6 项,省级课题 36 项。近八年山东省心脏大血管外科在国际期刊发表 SCI 论文呈逐年上升的趋势，且发表论文的质量越来越高，影响因子在 5 分以上的杂志包括：① 山东省立医院在 *Eur Heart J*（IF＝29.983）发表 3 篇，在 *Circulation*（IF＝29.69）发表 1 篇，在 *Circ Cardiovasc Imaging*（IF＝7.792）发表 3 篇，在 *Eur Heart J Cardiovasc Imaging*（IF＝6.875）发表 1 篇，在 *Stem Cells Int*（IF＝5.443）发表 1 篇，在 *J Thorac Cardiovasc Surg*（IF＝5.209）发表 2 篇；② 山东大学齐鲁医院在 *Future Generation Computer*（IF＝6.125）发表 2 篇；③ 中国人民解放军联勤保障部队第九六〇医院在 *FEBS Journal*（IF＝5.5）发表 1 篇。学科达到国内心外科界一流水平，并以第一完成人相继获得山东省医学科技二等奖、山东省科技进步奖三等奖等奖项，获得国家发明专利 3 项。

（四）技术水平

山东省心脏大血管外科全体医务人员在老一辈专家教授的指引下，顺应时代发展的大趋势，借助山东省人口众多，心血管疾病发病率高的优势，大力发展我省的心血管外科事业，学科建设取得了可喜可贺的成就。全国复旦大学专科声誉排行榜，山东省心血管外科取得较大提升，其中山东省立医院心脏大血管外科获得全国第 15 名的好成绩。《2020 年中国心外科手术和体外循环数据白皮书》统计数字表明：2020 年，全国共开展心血管外科手术总量为 222 413 例，山东省 16 371 例，在全国排第 4 名，北京、河南、上海位居前三。在疾病谱方面，我省 2020 年共进行先天性心脏病手术 3 500 台，心脏瓣膜病手术 4 211 台，较 2019 年略有减少；冠脉搭桥手术 5 295 台，位居全国第二名，较 2019 年增加 11.2％；大血管手术 1 873 台，位居全国第七名。2020 年手术量超过 1 000 例的医院有 50 家，这 50 家医院完成心脏手术 119 498 例，占到全国总手术量的 53.7％；其中，山东省超过 1 000 例手术的医院有六家，每年手术量超过 2 000 例的医院有两家。

微创化是心脏大血管外科发展的总体趋势，随着人口的老龄化，钙化性主动脉瓣疾病的发病率呈逐年上升趋势，严重威胁人类的身体健康。对于外科手术高危或禁忌的老年主动脉瓣疾病患者，经导管主动脉瓣植入术（TAVI）开启了微创瓣膜外科的新纪元，成为此类患者的理想治疗方式。在山东省,以山东省立医院、山东大学齐鲁医院、青岛大学附属医院、山东省千佛山医院为代表的心脏大血管外科团队,完成了全省大部分 TAVI 手术。同时,山东大学齐鲁医院胸腔镜心脏手术及青岛大学附属医院的机器人心脏手术走在全国的前列。

同时,心脏血管外科学分会积极响应国家及山东省卫健委援外、援藏工作的号召,由山东省立医院先后派出 10 余人次到坦桑尼亚基奎特心脏病研究所、西藏自治区人民医院开展心脏外科工作。在新冠肺炎疫情期间,山东省立医院、山东大学齐鲁医院、山东省千佛山医院、中国人民解放军联勤保障部队第九六〇医院、临沂市人民医院、烟台毓璜顶医院、济宁市第一人民医院心脏大血管外科医护人员积极请缨到抗疫第一线,维护了人民的健康与幸福。

三、全国先进地区学科发展情况

一直以来,北京、上海、广东都是中国心脏大血管外科发展的领头羊。以中国阜外心血管病医院和北京安贞医院为先导的北京在 2020 年完成的手术数量达 23 032 台,占全国手术总量的 10.4%。其次为河南、上海、山东与广东,2020 年手术量分别 18 063 台、17 747 台、16 371 台和 16 303 台。国家级的心脏大血管外科临床中心及实验中心基本位于北京与上海两地。心血管临床新技术的开展,诸如经导管主动脉瓣植入术、二尖瓣关闭不全的介入治疗、大血管疾病的外科治疗技术,也基本是从北京、上海两地开始实施,心血管手术数量最多的依然是阜外医院和安贞医院。

四、本学科发展差距

（一）差距

山东省作为人口大省,是心血管疾病的高发区之一。尽管总手术量在全国排第四名,但整体水平与国内较先进的心脏大血管外科治疗中心相比,还有很大的成长空间,具体表现在人才队伍建设亟待进一步加强。在山东省心外科领域,缺少院士、"长江学者""泰山学者"等高层次人才,学术型博士生导师只有寥寥数人。中华医学会胸心血管外科学分会委员会中,山东省的常务委员自 2009 年以来只有 2 名。2020 版全国最强医院科室排名中，只有山东省立医院心外科进入全国前 15 名；在 2020 年全国医院互联网影响力排名中，只有山东省立医院心脏大血管外科进入前 10 名（排第九）。就临床规模来讲，山东省内目前没有一家医院的心脏大血管外科年手术量超过 3 000 台，这成为制约山东省心脏大血管外科快速发展的因素。但在某些治疗领域，如外科微创先心病介入封堵技术、全胸腔镜心脏手术技术、心脏病杂交技术、心脏移植、达芬奇机器人心脏手术等在国内具有很高的知名度。另外，科研能力与前五名的心脏大血管外科相比，还有很大的差距，整个山东省，心脏大血管外科方面的国家级课题只有个位数，发表的 SCI 论文数量也亟待于进一步增加。

（二）导致该差距的原因分析

尽管心血管疾病发病率及死亡率较高，但由于人们对心血管疾病的认识程度不够，同时惧怕心脏外科手术的高风险，心脏大血管外科住院治疗的患者相对于普外科及骨科患者来讲，数量偏少。为了高质量、高速度地发展我省的心脏大血管外科事业，必须集中医疗资源，建立大的心血管疾病治疗中心。而目前山东省心脏大血管外科的现状是遍地开花，缺乏较大的临床医疗中心及培训基地，且医疗质量良莠不齐。在开展心外科手术的 62 家医院中，手术数量不到 50 台的医院占 16％。这就无法用统一的标准建立山东省心脏大血管外科疾病数据库，间接制约了整个心脏大血管外科的快速发展。与国内先进医疗机构科研水平的差距，原因在于重视程度不够，大部分精力用于搞临床工作，同时省内的大部分医疗机构缺乏专业实验室及专业科研人员。

（三）解决问题建议

在山东省医学会各位领导的关心、支持与帮助下，在心血管外科分会主委、副主委的带领下，集中医疗资源，建立三家以上临床规模超过 200 张床位的心脏大血管外科治疗中心。借助山东省心脏大血管外科质量控制中心这一平台，制定新技术准入制度，统一诊疗操作规范，建立培训基地，提高医疗服务质量，通过山东省卫健委提取每一病种的临床数据，建立山东省心脏大血管外科疾病数据库,资源共享,总结经验,吸取教训,助力基层,学术提升,通过统计分析数据,撰写具有山东特色的科研论文,在全国学术交流大会上发出最强音。同时,以三家大的心脏大血管外科中心为先导,建立实验基地,辐射到周围地市心脏大血管外科,进行系列基础研究。

五、本学科发展目标

山东省医学会心血管外科学分会的宗旨是团结山东省省广大心血管外科工作者,为促进心血管外科学技术发展、提高人民健康水平而努力。其任务是举办心血管外科学术交流活动,组织重点课题探讨和科学考察;推广心血管外科学技术成果,提高会员及广大心血管外科工作者的学术与业务水平;普及心血管外科学卫生知识,提高广大群众的医学卫生知识水平;开展国际心血管外科学术交流活动,加强同国外心血管外科学术团体和心血管外科工作者的联系。委员会将利用分会在山东省心血管外科学界的影响力,努力将分会打造成为一个充满吸引力和凝聚力的平台,加强分会和心血管外科工作者之间的相互联系,进一步促进山东省心血管外科事业的发展。未来五年,使山东省心脏大血管外科的手术量进入全国前3名,并逐步引进新技术3~5项,增加学术型博士生导师3~5名,新增国家自然基金课题3~5项,高质量的SCI论文发表数量在目前基础上逐年增加。借助山东省医学会这一平台,开展不同亚专业的专业知识培训,每一亚专业每年培训4期,最终实现山东省心脏大血管外科医师的优质化。

同时在临床实践中发现问题,并由此为基础研究、产品研发提出命题,引导方向,以此推动临床特色学科建设和整体水平的提高,促使"看不见的科学"变成"用得上的技术",为实现"十四五"规划设想而共同努力。

六、本学科发展趋势及展望

历经数十载,我国心脏大血管外科取得长足的进步,不仅手术数量飞速增加,手术难度及手术治疗效果也逐步与国际接轨,在某些领域,甚至领先国际水平。目前,心脏大血管外科发展势头迅猛,微创化、复杂化、危重化、年龄的两极化是目前心脏大血管外科发展的真实写照,具体表现在以下几点:

（一）微创化

随着医疗技术的进步及生活水平的提高，人们对于生活质量及美的要求也逐步升高。目前各种心脏疾病的小切口手术治疗，如先天性心脏病的经皮封堵术、经胸封堵术、微创冠脉搭桥术，各种瓣膜病的经导管植入术，二尖瓣关闭不全的介入缘对缘治疗、机器人手术、胸腔镜辅助及全胸腔镜心脏外科手术等在保证医疗质量的基础上，具有恢复快，住院时间短，创伤小等优点，已成为心脏大血管外科的主流。尤其是近年来，随着我国人口的老龄化，退行性变引起的瓣膜疾病已成为继冠心病、高血压之后的第三位健康杀手。其中 50% 为钙化性主动脉瓣狭窄，老年主动脉瓣狭窄的 1/3 则由于外科手术禁忌或高危得不到及时的治疗而死亡。经导管主动脉瓣植入术（TAVI）的出现为这部分患者带来了福音和生的希望，在欧美国家，TAVI 手术量有超越外科主动脉瓣置换的趋势。

（二）复杂化及危重化

复杂化表现在两个方面：一是复杂的先天性心脏病，具有结构复杂，有些只能生理矫治，长期生存率低等特点；二是成年心脏外科疾病的复杂化，如多个瓣膜病合并冠心病、糖尿病、慢性肾病等，冠心病合并颈动脉疾病，大血管疾病合并多个脏器功能不全等。另外，由于多数患者存在讳疾忌医的心理特点，入院时病情基本到了中后期阶段，心功能差，心脏增大，为临床治疗增加了难度，并且治疗效果差。

（三）终末期心脏病导致的心衰患者的比例增加

据统计，我国目前有心衰患者 1 000 万例以上，每年至少有 200 万人死于终末期心脏病，其发病率逐年增加，但其疗效却不甚理想，死亡率高，因此终末期心脏病的治疗已成为心血管专业治疗难题之一。心脏移植、人工心脏，心室辅助装置是目前治疗终末期心衰患者的主要手段，也是未来心血管外科发展的主要趋势之一。

（四）一站式"杂交"技术治疗心脏疾病

一站式"杂交"技术（CABG）是未来心血管领域的另一大发展趋势。例如一站式"杂交"技术同期行颈动脉支架植入术治疗冠心病合并颈动脉狭窄,同期行非体外循环冠状动脉搭桥术(OPCABG)及封堵术治疗冠心病合并先天性心脏病,TAVI同期行PCI术治疗主动脉瓣疾病合并冠心病等。

在未来3～5年内,在山东省医学会领导的关心、支持与帮助下,在各届主委、副主委的带领下,顺应心脏大血管外科发展的潮流与趋势,继续加强学科和学组建设,发挥学组优势,培养复合型心外科人才;充分利用现有大型三甲医院和医学院校的工作和科研平台,总结经验教训,继续加大人才引进和培养;重视临床医学转化,形成稳定的研究方向。我们坚信,山东省的心脏大血管外科必将获得日益蓬勃的长足发展,赶超国内一流水平。

神经外科学学科发展报告

一、本学科发展历史

(一)早年发展历程

山东大学齐鲁医院作为山东省神经外科学专业的发源地,于 1959 年派张成医师去天津总医院进修神经外科,同年 9 月张成回院后在山东省率先筹建神经外科专业。其后,山东省立医院、青岛大学附属医院、潍坊市人民医院、济宁市第一人民医院等医院的神经外科先后在 20 世纪 60 年代初成立,山东省其他地市也逐渐在当地医院外科专业的基础上建立了各自的神经外科专业。在我省神经外科发展的早期,老一辈神经外科人,张成、唐祖禔、何守俭、张庆林、鲍修风、吴承远、王学庆、任文德、宋玉瑄、张叔辰、孟广远、钱捷、刘学宽等充分发扬了艰苦创业、团结协作、自主创新的精神,在颅脑创伤、脑肿瘤、脑血管病、功能疾病和脊柱脊髓等方向,一方面汲取了国内外神经外科先进医疗机构的知识经验,另一方面积极探索新的手术方式和治疗理念,开展了脑深部、颅底巨大肿瘤切除、先天性脑脊膜膨出手术治疗、脑动脉瘤夹闭、巨大脑动静脉畸形切除、颅内外血管吻合等高难度手术,守卫了我省人民群众的生命健康。同时还组建了山东省神经外科协作组,积极开展学术交流活动,并以"山东省神经外科协作组"名义在国内期刊发表脑肿瘤、脑血管病等方面的学术论文,扩大了我省神经外科在国内的学术知名度。1976 年,周茂德等医师及省内多家医院的神经外科参与了唐山大地震的救援和伤者救治工作。

（二）山东省医学会神经外科学分会发展历程

1984 年 6 月,山东省医学会神经外科学分会筹备会议在济宁召开,省医学会秘书长徐东洲主持会议,张成教授做了工作汇报。1985 年 9 月 7 日,山东省医学会神经外科学分会在潍坊成立,张成任第一届委员会主任委员。1986 年至 1996 年,张成任中华医学会神经外科学分会第一届、第二届委员会委员。1991 年举办华东六省一市脑组织移植研讨会。1992 年起张庆林开始任山东省医学会神经外科分会第二、三届委员会主任委员。1996 年,张庆林任中华医学会神经外科学分会第三届委员会委员。2000 年,举办第六届华东六省一市神经外科学术会议。2004 年,张庆林任中华医学会神经外科学分会第四届委员会常务委员,李新钢开始任山东省医学会神经外科分会第四届、第五届委员会主任委员。2006 年,举办国际神经外科论坛。2008 年,李新钢任中华医学会神经外科学分会第五届委员会常务委员,庞琦、孟庆海任委员。2010 年,举办中华医学会神经外科分会第九次学术会议。2011 年,李新钢当选中华医学会神经外科学分会第六届委员会副主任委员,庞琦、李刚、孙鹏任委员。2012 年,李刚开始任山东省医学会神经外科学分会第六届、第七届委员会主任委员。2018 年,举办第十三届华东六省一市神经外科学术会议,李新钢当选中华医学会神经外科学分会第八届委员会副主任委员,李刚、丰育功任委员。2021 年,李新钢当选山东省医学会神经外科学分会第八届委员会主任委员。

（三）山东省神经外科学取得的成绩和贡献

以山东大学齐鲁医院为代表的我省神经外科学届,学术影响力一直位居全国前列。张庆林教授的"脑胶质瘤生物学特性的研究"(2002 年)、吴承远教授的"脑细胞移植研究"(2002 年)、李新钢教授的"帕金森病发病机理及其干预因素的实验研究"(2009 年)、李刚教授的"脑胶质瘤免疫微环境分子标志物鉴定的关键技术研发和推广应用"(2019 年)、李新钢教授的"脑胶质瘤恶性进展机制及靶向诊疗新策略研发和推广应用"(2020 年)获山东省科技进步一等奖或山东省十大科技成果奖。"胚胎小脑组织移植治疗小脑萎缩""自发性脑室内出血的分级与最佳治疗方案""脑内移植""脑胶质瘤的系列研究""神经细胞及转基因细胞移植研究""脑组织及转基因细胞移植基础与临床研究""脑胶质瘤生物学特性的实验研究""脑积水外科治疗方法的改进与临床应用""脂膜微囊对鼠脑损伤区趋向性的实验研究""特殊类型颅内血肿的系列研究""细胞因子在人脑胶质瘤发生与发展中的作用""人脑胶质瘤发病机理的探讨及临床干预措施的实验研究""脑膜瘤的临床系列研究""人脑胶质瘤侵袭性生长相关信号通路的调控及机制""三叉神经痛外科治疗体系的基础和临床"等研究获得山东省科技进步二等奖或教育部、卫生部二等奖。"细孔钻颅术的实验研究及临床应用"等 10 余项科学研究获山东省科技进步三等奖。

2017 年,山东大学脑与类脑科学研究院成立,作为山东大学直属独立建制的科研机构,立足国家高等医学教育和脑相关疾病防治需求,聚焦"脑解读、脑保护、脑模拟、脑控制和脑重建"研究理论体系,以期引领全国乃至世界的脑与类脑科学研究发展与创新,建设世界一流的脑与类脑科学创新性交叉学科研究机构,培育复合型脑科学研究人才,为"中国脑计划"做出应有贡献。

一代代神经外科人在对外援助和重大公共卫生事件中,不畏艰苦、勇于担当,体现了齐鲁儿女的家国情怀。吴承远、鲍修风、张庆林、周茂德、黄齐兵等先后去非洲的坦桑尼亚等国援助开展神经外科工作。2003 年,李新钢获防治"非典"工作三等功。2008 年,苏万东、黄齐兵参加"5·12"汶川特大地震医疗救援任务,苏万东获"全省卫生系统抗震救灾先进个人"荣誉称号,记二等功;黄齐兵获"全省卫生系统抗震救灾先进个人"荣誉称号,记三等功。在 2020 年初开始的抗击新冠肺炎疫情的战斗中,全省有百余名神经外科医护工作者奔赴抗疫一线。

二、本学科发展现状

我省省级及市级医院均设有神经外科专科,可胜任颅脑肿瘤、脑血管病、脊髓脊柱、功能神经外科等疾患诊治。目前我省县一级医院均已经建立独立的神经外科病房,配备 CT、MRI 和神经外科手术设备,完全具备诊断治疗颅脑损伤和脑出血等神经外科常见病的条件。据不完全统计,我省拥有2 000 余名神经外科医师,人员梯队结构合理,其中高级职称、中级职称和初级职称比例各占约 1/3。我省神经外科总体发展水平位于全国前列,其中山东大学齐鲁医院神经外科在国内多个专科排行榜中稳居全国前十位,山东省立医院、青岛大学附属医院等院神经外科也多次获得提名。

（一）神经创伤与神经重症

神经创伤与神经重症疾病是我国的常见和多发的重大疾病,其发病率与致残致死率长期位居系统疾病前列,医疗资源消耗巨大。作为神经外科的主要临床工作,我省各县级及以上医院完全可以胜任神经创伤与神经重症的救治。当前各级医院在该专科方向的发展参差不齐,导致该类患者在不同医疗单位无法得到同质化的治疗,影响患者的预后。山东大学齐鲁医院建立了神经创伤与神经重症的专科医联体,有效地将省级医疗机构的先进技术辐射到山东各级医院,使患者获得科学、便捷、经济、高效、连续的诊疗。

（二）中枢神经系统血管病

脑血管疾病的外科治疗已在全省普及,与国内外同步开展合并缺血性脑血管病的颅内动脉瘤、高级别脑血管畸形、颈内动脉海绵窦瘘、硬脑膜动静脉瘘等复杂脑血管疾病的手术与介入治疗。在国内率先应用血流导向装置等多种新的介入材料,并将复合手术技术应用到各种难治性脑血管疾病之中,通过实时术中造影,即时了解动脉瘤夹闭、血管畸形切除和血管重建的血流情况,进一步提高了手术质量。拥有全方位的脑血运重建能力,客观准确评估多种血管重建技术对缺血性脑血管疾病患者的收益风险比,通过颅内外血管吻合术、颈动脉内膜切除术、颈动脉闭塞再通术、椎动脉内膜切除术、脑动脉/静脉窦支架置入术等手术技术的开展,有效地改善了缺血性脑血管病患者的脑灌注,降低了卒中风险。另外,近年来脑血管病亚专业在脊髓血管病的介入与手术治疗方面日益成熟,开展了硬脊膜动静脉瘘、脊髓髓周瘘、脊髓动静脉畸形等复杂脊髓血管病的诊疗工作,取得了良好的效果。

（三）颅脑肿瘤

省内三级甲等医院可以完成各类颅脑肿瘤手术、神经内镜经蝶治疗垂体腺瘤。与国际同步,开展神经分子病理指导下的脑胶质瘤个体化以化学、放射、基因治疗、靶向等胶质瘤综合治疗。开展了恶性胶质瘤的免疫治疗相关基础和临床转化研究、机器人辅助颅内病变活检术、神经内镜下颅底肿瘤切除及垂体瘤的多学科规范化诊疗、儿童神经系统恶性肿瘤及先天性疾病等相关工作，尤其在垂体瘤微创手术技术运用以及胶质瘤新治疗技术的运用等领域有重要突破。机器人辅助下的颅内病变活检术是近几年发展较快的技术，神经外科通过引进术中导航技术及手术机器人，广泛开展了脑干区域、基底节区以及皮层功能区的病变活检术。神经内镜为主导的微创技术在垂体瘤手术的应用是神经外科历史上最经典的技术革新，神经外科积极引进高清内镜、术前虚拟内镜成像及多影像模态规划、术中导航、多普勒监测及术中磁共振等新技术，有效提高了肿瘤切除率，并主导建立循证医学评价体系。建立了规范的多科学诊疗流程，根据患者个体化地制订手术、药物、放疗的综合治疗方案，使垂体瘤手术精准微创且安全，综合治疗规范合理，有效降低了社会负担，提高了垂体瘤患者的生活质量和总体预后。我省颅脑肿瘤的基础与临床研究实力雄厚，多次获得教育部、山东省科技进步一、二等奖。

（四）功能神经外科

我省神经外科学的功能神经外科亚专业开展了脑深部电刺激器植入术（DBS）、迷走神经电刺激器植入术（VNS）、脊髓电刺激器植入术（SCS）及立体定向脑电图（SEEG）等国内领先的神经调控手术。山东大学齐鲁医院神经外科为全国最早开展 DBS 手术的中心之一，"十三五"期间，每年手术量稳步增长，截至目前，年 DBS 手术量约 200 台，为全国手术量最大的中心之一。我省神经外科参与了多中心的 VNS 临床试验，并积极推广该手术技术，为药物难治性癫痫的治疗做出了贡献。已完成 SCS 治疗慢性意识障碍以及顽固性疼痛等多项手术，参与 SCS 治疗帕金森病冻结步态的全国多中心试验中。我省神经外科建有国家级癫痫中心，形成了完整的神经内科、小儿内科、影像科及神经外科 MDT 模式，目前年 SEEG 手术量 30 余台，手术量逐年增加，为难治性癫痫的治疗提供了新的手段。

（五）脊髓脊柱神经外科

我省神经外科自一开始即开展了脊柱脊髓疾病的诊治工作，主要为各种类型的椎管内肿瘤以及脊柱脊髓先天性畸形,如小脑扁桃体下疝畸形、脊髓脊膜膨出等。近年来,我省脊柱脊髓亚专业得到了快速发展,年开展各类脊柱脊髓手术 5 000 余台,并且脊柱退行性疾病手术量呈逐年增长的趋势,不断开展了大量的新方法和新技术。目前,治疗疾病的种类主要包括四大类:一是各种类型的椎管内及椎管内外沟通肿瘤、脊髓肿瘤及脊柱肿瘤等;二是脊柱脊髓先天性疾病(颅颈交界区畸形、腰骶部先天性畸形等);三是脊柱退行性疾病(颈椎病、腰椎病包括胸椎病变等);四是脊柱及脊髓外伤性疾病。我省神经外科脊髓脊柱亚专业快速发展,逐渐形成了自己的鲜明特色:一是脊柱、脊髓和椎管内各类肿瘤及先天性疾病的显微镜下精准手术,电生理监测辅助下脊髓及神经功能的完美保护,以及脊柱的良好重建;二是各种类型颈椎病、腰椎病等退行性疾病的显微微创外科治疗;三是腰椎病及颈椎病的脊柱内镜微创治疗。

（六）小儿神经外科

小儿神经系统疾病包括神经系统肿瘤、先天性畸形、脑血管疾病、癫痫等。我省小儿神经外科起步较晚,山东大学齐鲁医院和山东省立医院于近年开设小儿神经外科亚专业,目前已开展大量的小儿神经外科相关中枢神经系统肿瘤、神经管发育畸形、狭颅症、脑积水、颅脑外伤、颅脑出血、颅骨修补等疾病的诊治。儿童神经系统肿瘤具有恶性程度高,病情进展快、预后不佳的特点,如髓母细胞瘤、松果体区肿瘤、颅咽管瘤,通过与相关学科开展多学科诊疗活动,行术前放化疗缩小肿瘤体积,行术前脑室—腹腔分流缓解脑积水症状,为手术安全切除肿瘤提供了保障,显著延长了患儿的生存期并提高了生存质量。儿童神经系统先天性疾病,如交通性脑积水、狭颅症、脊髓拴系等疾病严重危害儿童健康和正常发育,相关手术技术的开展及普及有效地改善了患儿的生长发育。另外,省、市级儿童医院等儿科专科医院也开始开展小儿神经外科相关领域的临床工作。

我省人口众多,经济与社会发展水平位居全国前列,各地市及县域发展均衡,这决定了我省神经外科的发展同样具有类似的特点,主要表现为以下几个方面:

第一,我省各级医疗机构的神经外科亚专业设置齐全、划分明确。神经创伤与神经重症、中枢神经系统血管病、脑肿瘤、功能神经外科、脊柱脊髓神经外科和小儿神经外科在省级大的医疗机构均有开设,且各亚专科基本可以达到专人专做。在各市级医疗机构中,神经外科各亚专业也有部分划分,其中神经创伤与神经重症、中枢神经系统血管病、脑肿瘤、微血管减压等病种开展较好。神经创伤与神经重症、中枢神经系统血管病因其具有发病急、病情重的特点,较多患者在县级医疗机构中即得到救治。

第二,我省各级医疗机构的发展较为均衡。自 20 世纪 60 年代以来,得益于一代代神经外科人的开创引领和无私奉献,我省神经外科的发展不断壮大,由点到面、层层开花、均衡发展、特色鲜明。其中,济南和青岛汇集了各大省级医疗机构,这些医疗机构在各亚专科平衡发展的基础上,形成了各自的诊疗特色。各市级医疗机构着眼于服务好本地区神经外科疾患,基本做到了常见病、多发病不出市即可完成诊疗和手术;各县级医疗机构神经外科则侧重于急诊患者的救治,在半小时医疗圈内为外伤、脑出血等急诊神经外科患者提供了重要的医疗支持保障。我省神经外科这种分层分级、均衡发展的特点,合理配置了医疗资源,促进了基本医疗卫生服务均等化,对于促进医药卫生事业长远健康发展、提高人民健康水平、保障和改善民生具有重要意义。

三、本学科发展差距

(一)未培养和引进国家级高层次人才

省内各医疗机构中,神经外科学科的科研专职工作人员数量不足,人才梯队建设不合理。中青年高水平人才培养需进一步加强,学科技术平台分布不均衡,缺少国家重点实验室和创新团队等技术平台,专职科研人员需进一步增加。

(二)基础研究方向缺乏顶层设计

目前我省神经外科的临床和基础研究方向分散,未形成优势研究体系,高水平的学术论文数量较少,尚未获得国家重大专项和重点基金的资助,缺少标志性学术成果。

（三）小儿神经外科亚专业

与国内外大型神经外科中心相比,我省小儿神经外科亚专业比较薄弱,目前刚刚起步,其他临床各亚专科也有待进一步细化发展。临床研究开展较少,大宗临床病例资料未得到深入研究和有效利用,缺乏高精尖和引领性的临床技术。

（四）缺乏领域话语权

虽然国内拥有丰富的神经性疾病临床资源,但以循证医学为基础的神经外科诊疗指南和共识较少,缺乏在国内外神经外科领域话语权。

四、本学科发展目标

（一）人才方面

完善人才梯队建设,制定切实可行的激励政策和竞争制度,创造利于人才成长的环境,重视创新型人才的培养,加强与国内外著名院校实验室著名专家学者的合作与交流,努力改善研究环境与研究条件吸引高水平人才。

（二）科研方面

整合我省神经外科临床和基础研究的优势资源,获得国家重大项目支持,尽快形成具有自身特色的优势研究体系,并细化亚专业开展更多深入方向的科学研究。推动1个以上靶向治疗药物进入Ⅰ期临床试验,并获得相关专利授权,且在神经肿瘤和脑血管病的早期诊断和精准治疗领域有新的突破。

（三）临床方面

保持我省神经外科由点到面、层层开花、均衡发展、特色鲜明的优势。各大省级医疗机构在各亚专科平衡发展的基础上,进一步维持和发展各自的诊疗特色;各市级医疗机构着眼于服务好本地区神经外科疾患,将常见病多发病的诊疗质量进一步提升;各县级医疗机构神经外科侧重于急诊患者的救治,在半小时医疗圈内为外伤、脑出血等急诊神经外科患者提供重要的医疗支持保障。继续保持我省神经外科在神经内镜微创手术和一站式复合脑血管病手术等方面的特色优势,着力发展多模态三维影像融合与神经导航、神经电生理监测与唤醒手术、术中实时成像以及功能和脊柱神经外科等新型技术。

五、本学科发展趋势及展望

（一）神经外科学发展新契机——脑科学研究

神经外科学发展史证明，神经外科学发展依赖于基础科学、脑认知发现和技术进步，脑科学研究将是推动神经外科前行的原动力。

人类大脑是自然界最复杂的系统之一，意识、思维、智力的产生是人类认识自然与认识自身的终极领域。脑卒中、癫痫、帕金森病和阿尔兹海默症等将成为社会负担最重的慢性非传染性疾病。近年来，脑机接口和人机智能交互等技术开辟了神经外科学新的前沿领域。2013 年，美国和欧盟相继启动通过推动创新型神经技术开展大脑研究（BRAIN）计划和"人脑计划"（HBP）。大脑研究计划是继国际人类基因组计划完成后，更具有挑战性的生命科学研究计划。山东大学齐鲁医院于 2013 年提出了"齐鲁脑计划"，有望为我省神经外科带来新的发展机遇。

脑研究在过去几十年中有了长足进展，但是由于脑结构、功能的复杂性，研究方法的局限性和脑部的难以进入性，脑研究依然面临巨大的挑战。神经外科颅脑手术直接面对患者大脑，优势在于可采用脑电图、磁共振和脑磁图等手段研究人脑认知功能。开颅手术中印证并保护新发现的脑功能区，对研究脑重大疾病的发生发展机制和治疗都将发挥重要作用，为多学科合作研究和转化医学提供不可或缺的技术平台，也为促进神经外科发展带来新的契机。

（二）神经外科发展必由之路——转化医学

随着前沿技术快速发展，人类基因组序列的解码，二代测序技术的普及，以及诸如蛋白组学和表观基因组学等分子生物技术的发展，生物医学研究正发生深刻变化。以个人基因组信息为基础，结合蛋白组学及代谢组学等相关内环境信息，为患者设计出最佳治疗方案，以期达到治疗效果的最大化和副作用的最小化的新的医疗模式。精准医学正在兴起，转化医学成为实现精准医学的必由之路。

目前我国在神经元发育分子机制、视觉感知机制、胶质细胞新功能、学习记忆等神经、精神重大疾病相关环路可塑性、脑静息态成像、深度脑刺激(DBS)技术和脑机接口等方面取得了一批国际先进水平的成果,这些成果的转化向临床神经科学,将面临诞生五个新研究领域:

第一,大规模、标准化研究队列和中国脑重大疾病遗传信息、资源数据库和生物标本库,为脑疾病的早期诊断和干预提供新策略。

第二,针对幼年脑发育性疾病、老年退行性疾病等疾病的脑成像图谱,研究活体脑成像新技术和重大脑疾病影像标志物。

第三,颅脑损伤大数据开发研究,为国家行业及公众服务提供信息。

第四,利用3D打印技术建立脑血管病和脑肿瘤的3D模型,为临床治疗提供新途径。

第五,脑机接口研究,为脑中风、脊髓及肢体神经损伤、肌萎缩侧索硬化及其他神经肌肉退化患者的康复开发新途径。

(三)神经外科学创新发展新体制探索

为深入开展人类脑重大疾病防治研究,需要还原临床医学和科研本质关系,努力跨越基础研究与临床应用鸿沟,组建多学科交叉融合的研究团队、基地和协同创新体系,利用神经外科临床优势,跨出门槛与自然科学(数理、计算机、信息、材料等多学科)合作。逐渐消除神经内科、神经外科、精神科等医学专业之间界限,使不同专业领域关注焦点相互连接,发现凝练临床问题。合作开展复杂性脑血管病、胶质瘤、药物依赖、神经损伤修复、帕金森病、阿尔兹海默病、植物人微意识及精神分裂症等疾病的转化医学研究,以临床神经科学体制创新驱动神经外科学发展,将成为未来引领神经科学发展最前沿的方式和领域。

总之,抓住脑研究和精准医学的契机,探索创新神经外科学体制,以脑健康相关的感知运动、情感情绪和学习记忆神经环路的结构与功能解析为基础,以建立神经外科研究数据平台、开发神经外科新技术和脑重大疾病机制研究为重要内容,开展跨学科、跨单位、多学科的系统研究,开创我省神经外科学发展新局面。

器官移植学科发展报告

一、本学科发展历程

    器官移植是治疗终末期器官功能障碍的最佳方法,被称为 20 世纪以来外科皇冠上最耀眼的明珠。自 20 世纪 70 年代开始,在我国部分发达地区陆续开展器官移植治疗。我省是我国传统器官移植大省,做出了许多开创性的工作。中国人民解放军联勤保障部队九六〇医院(原济南军区总医院)是我省器官移植的先驱。1976 年,开展自体肾移植治疗肾血管性高血压;1978 年,开展同种异体肾移植;1984 年,成人采用胎儿供肾移植成功,共行 24 例;1988 年,开展亲属肾移植。20 世纪 90 年代后肾移植技术在山东省千佛山医院、山东大学齐鲁医院、青岛大学附属医院、毓璜顶医院等相继展开,并逐步向水平较高的地市级医院推广。2002 年,省千佛山医院率先开展同种异体肝移植;2003 年,开展同种异体心脏移植。此后迎来器官移植在我省的快速发展,器官移植的数量快速增长。山东省千佛山医院在省内率先开展了心肾联合移植、肝肾联合移植、胰肾联合移植等复杂手术,还有个别单位探索性开展了肺移植工作。在此历程中,李慎勤教授、宋惠民教授、王振声教授等老一辈外科专家做出了突出贡献。

    2007 年开始,国家实行器官移植准入制度,我省 13 家医院取得器官移植资质,器官移植资质数量与广东、北京持平,位列全国前三。山东省千佛山医院同时获得心、肝、肾三种大器官的移植资质,并获得器官移植"泰山学者"岗位,成为我省器官移植学科的领头雁。随着国家器官移植法律法规制度的更新,器官移植经历了两次重大转型,2011 年起全国大力推广亲属间活体捐献器官移植,多家医院成功开展亲属活体肾移植和肝移植,并将腔镜微创供器官切取这一高端技术发展成为广泛开展的常规技术,为省外多家单位提供技术指导;与山东省慈善总会、天使妈妈基金、水滴公益等合作发展成为享誉省内外的慈善救助项目。

2015 年元月 1 号以后,我国全面实行公民逝世后器官捐献后,我省各移植医院和省卫健委、省红十字会紧密配合,在全省范围内广泛宣传器官捐献,依法依规开展公民逝世后器官捐献和移植工作,连年取得捐献数量和大器官移植数量均位于全国前三的好成绩。2021 年,中国器官移植发展基金会"生命接力先锋队"项目走进山东,与山东省千佛山医院、潍坊市人民医院、青岛大学附属医院等单位展开学术活动和联学联建,将我省的器官捐献和移植工作推向新的高度。

器官移植分会在学会领导关爱和各位前辈的共同努力下,成功进行了五届委员会的分会工作,目前下设青年学组、捐献与协调学组、护理学组,拥有委员和学组成员近 200 人。已成功主办十四届山东省器官移植年会,并于兄弟省份合力,近几年年会的水平和规模已直追国家级年会,在业内形成巨大的影响和号召力。

二、本学科发展现状

目前山东省常规开展器官捐献和器官移植的单位有 10 多家,山东第一医科大学系统的山东省千佛山医院开展心、肝、肾移植和脏器联合移植,山东省立医院开展肝、肾移植,聊城市人民医院开展肝移植,山东大学系统的齐鲁医院开展肝、肾移植,山大二院开展肾移植,青岛大学系统的青大附院开展肝、肾移植,毓璜顶医院开展肾移植,潍坊市人民医院和临沂市人民医院开展肾移植,隶属军队的中国人民解放军联勤保障部队九六〇医院目前主要以亲属活体供肾肾移植为主。山东第一医科大学和青岛大学分别立足济南周边和青岛周边,是我省器官移植的主力军。统计数据表明,年肾移植数量超过 200 例的单位三家(山东省千佛山医院、青岛大学附属医院和山东大学第二医院），肝移植数量超过 50 例的单位两家（青岛大学附属医院和山东省千佛山医院），开展心脏移植单位两家（山东省千佛山医院和临沂市人民医院），移植质量与国内先进地区持平。器官移植分会主任委员、学科领头人门同义教授任中华医学会器官移植分会常委和感染学组组长，另有多位教授担任国家级普外科分会、心肺分会委员和学组委员。2019 年，成功承办全国器官移植学术会议，许多中青年专家多次在全国性学术会议上做专题讲座，多次在全国性比赛中获得优秀成绩，享有一定的声誉。

三、本学科发展差距

我国器官移植学科起步于北京、武汉、上海、广州等发达地区，目前仍是引领学科进步的前沿。华中科技大学同济医学院附属同济医院器官移植研究所是我国最早成立的从事器官移植基础和临床研究的大型综合性研究机构，现为教育部和国家卫生健康委员会器官移植重点实验室、中国医学科学院器官移植重点实验室、教育部重点学科、国家卫生健康委员会临床重点专科，是国家卫生健康委员会批准的可进行所有大器官（心、肝、肺、肾、胰腺、小肠等）移植的多器官移植中心，是目前我国最大的专门从事器官移植临床与实验研究的综合性医疗服务与研究机构。

我省因历史积淀、经济基础、资源人才聚焦能力等原因，顶尖医疗资源和水平落后于上述发达地区。近几年虽奋起直追，山东省千佛山医院、青岛大学附属医院在肾移植、肝移植领域已跻身全国前十，但距全国顶尖水平仍有一定差距；并且我省器官移植医院虽然数量多，但水平参差不齐，人才队伍和财力、物力比较分散，难以形成合力，未产生高峰型团队。联合脏器移植并未形成规模，心脏移植数量每年仍低于 20 例，未开展肺移植和小肠移植的尝试。这导致我省从器官移植规模、水平、科研、成果转化等方面均落后于全国先进地区。

四、本学科发展目标

针对上述现状和与先进地区的差距，器官移植分会在主任委员门同义教授的领导下，各位副主委、委员和学组成员群策群力，之前已形成山东省器官移植科技创新联盟和器官移植大数据联盟,产生了一定的促进作用。

在未来的发展中,要以国家卫生健康委器官移植专项整治工作为契机,紧跟卫健委、红十字会、医学会的步伐,制定符合我省实际情况的公民逝世后器官捐献移植价格体系,在更大的范围内宣传推广器官捐献这一传递生命希望的大爱善举,使我省的器官捐献工作和器官移植工作走上新的台阶。

第一,进一步提高捐献器官利用率。我省是人口大省,终末期器官功能衰竭的患者数量众多,器官短缺仍然是制约器官移植事业发展的主要原因之一。在捐献器官短缺的情况下,应加强供体器官功能维护,尤其是提高潜在供体维护单元对于器官保护的意识,扩大器官供给,进一步提升心脏、肺脏捐献率,提高器官利用率。

第二,同时加强亲属活体器官捐献移植工作。亲属活体肾移植和肝移植是我省传统优势,有良好的群众基础和慈善救助传统,应在此基础上发扬亲属间互帮互助的大爱,提高亲属活体移植的数量和质量。

第三,发挥绿色通道作用,减少器官转运的浪费。随着捐献工作的推进,器官全国匹配共享的数量越来越多,绿色通道政策实现了器官的快速通关和优先承运,提高了转运效率,保障了转运安全,加强了转运过程中的监管,减少了器官在运输中浪费。

第四,建立省级器官捐献和移植质量控制中心。进一步完善捐献器官质量维护和评估体系,提高捐献器官质量,降低并发症的发生率,提高患者生存率。加强术后重要并发症的监测,如术后早期脏器功能不全、排斥反应、感染等质控指标,以更加科学、精细化的质控体系,实现全省器官移植临床质量、服务和疗效的提升。

第五,针对我省器官移植学科科研发展水平普遍不高的情况,学科分会与山东大学、山东第一医科大学、青岛大学等高校加强合作,向国内外高水平单位学习,加强信息化建设,利用大数据思维和精细化管理开展临床研究,利用循证医学证据指导临床决策,汇聚临床优势资源,创新引领器官移植领域多中心高质量的研究,推进科研成果临床转化与应用,推动器官移植学科发展。

第六,向省内在类似方面成绩突出的学科取经讨教,力争在3~5年内将学科科研能力、临床水平发展成为国内先进的一流学科。

骨科学学科发展报告

一、本学科发展历程

20世纪30年代,与吴英恺、方先之、陈景云同期留学回国的赵常林教授出任山东省齐鲁大学医学院(现山东大学齐鲁医学院)院长、骨科主任,传播从国外带回的先进理念和骨科技术,在山东开现代骨科先河,培养了山东省早期的一批骨科专家,为山东省骨科事业的发展打下了坚实的基础。

继1980年中华医学会骨科学分会第一届委员会及山东省外科学会诞生之后,山东省医学会骨科学分会于1981年正式成立,时任泰安市中心医院外科主任的王志先教授出任第一届山东省医学会骨科学分会主任委员。1985年10月,山东大学齐鲁医院外科主任张学义教授出任第二届山东省医学会骨科学分会主任委员,并任中华医学会骨科学分会第一届、第二届委员会委员。

经过山东省骨科前辈和所有人的努力,在历任主任委员和现任主委李建民教授的带领下,在全国骨科业界和中华医学会骨科分会占据非常重要的地位,部分领域创新和应用国际领先。2018年6月,选举产生第十届山东省医学会骨科分会,由山东大学齐鲁医院骨科李建民教授连任主任委员,由中国人民解放军联勤保障部队九六〇医院蔡锦芳教授担任名誉主任委员,由中国人民解放军联勤保障部队九六〇医院于秀淳、山东大学第二附属医院王韶进、山东中医药大学附属医院徐展望、山东省立医院孙建民、青岛大学附属医院王英振、山东大学齐鲁医院郑燕平、山东省省立医院孙水、山东大学齐鲁医院陈允震、济南第四人民医院左金良、山东第一医科大学第一附属医院闫新峰、青岛市立医院滕学仁、聊城市人民医院王大伟教授等担任副主任委员。在 2020 年增选山东大学第二附属医院高春正教授担任副主委，并让 63 名教授担任委员，涵盖了山东省各大省直医院、院校附属医院及 16 地市主要地市级和有影响力的医院。

二、本学科发展现状

（一）组织架构和委员会制度

首先遵照学会制度建立并严格执行骨科分会的主委副主委工作会议制度和年底全体分会委员会议，各学组组长、地市分会主任委员总结每年度的工作成绩和不足，依据学会要求并制订来年的工作计划。同时，每年重要组织决定和学术会议筹备前召开主委和副主委工作会议，保证计划完成。

骨科分会依次完成各个学组的顺利换届，并遵照学术发展和中华医学会骨科学分会设置，新成立了中西医结合、护理、基层、青年和康复学组。

骨科学分会扩大学组影响，骨肿瘤学组成立了 70 多名的骨肿瘤青年工作委员会，关节学组成立了膝关节、髋关节和骨关节炎三个亚专业委员会。这进一步扩大了学组的覆盖面和影响力，并且实现了专业细化、专病化，有利于促进外科领域的各项诊疗技术向高、精、尖方向发展。

此外，学科开展多次学术活动、组织特色学会会议，其具体如下：

第一，前后主办十五届山东省医学会骨科学年会，后期均有省医学会创伤外科分会、运动医疗分会、手外科学分会、省医师协会骨外科医师分会、多家国内重要骨科相关杂志编辑部协办。同时，前后六次邀请国内山东籍骨科专家参加沙龙交流，邀请骨科院士、中华医学会骨科相关分会的主任委员等国内顶级大师 10 余位，并使 300 余位省内外骨科专家齐聚近 20 个分会场，省内参会代表达 1 500 余位，学术交流蔚然成风。

第二，由骨科学分会举办多个特色会议，如鲁台骨科高峰论坛。始于 2007 年，"鲁台骨科学术交流"项目是山东省医学会的传统优秀对外交流项目，促进了我省和台湾地区骨科学术交流和发展，也增进了鲁台骨科同行间的友谊。出席会议的台湾嘉宾常年有台大医院名誉教授陈博光教授、嘉义长庚医院荣誉院长许文蔚教授，以及台湾当地多家有代表性医院的医生。论坛加强了两岸骨科界的学术交流，增进了友谊，开阔了视野，促进了两岸骨科领域的共同发展。为促进山东省、天津市及安徽省多省的骨科学术交流，山东省医学会骨科学分会、天津市医学会骨科学分会和安徽省医学会骨科学分会于前后举办了四届鲁津皖渝骨科高峰论坛，为鲁津皖区域骨科领域从业者带来新视角、新理念、新技术，共同致力于以更高的医疗水平、更高的服务质量，为保障人民群众身体健康做出新的贡献。

第三，由三省重要医院轮流主办的西京—宁医—齐鲁骨科高峰论坛已举办多届。高峰论坛始于 2007 年，论坛加强了山东省、陕西省和宁夏骨科界的学术交流，增进了友谊，开阔了视野，促进了骨科领域的共同发展。

第四，骨科分会组织山东省骨科医护人员积极投稿并参加中华医学会骨科学术会议暨中国骨科学术年会（COA）国际学术大会。会议国内外注册参会人数一般 3 万～5 万人，山东省投稿量、发言数量均名列全国医院投稿量前五名。

（二）临床技术方面

山东省骨肿瘤专业保持与国内同步发展，在许多技术领域，如 3D 打印骨科应用技术、微波消融骨肿瘤技术、骨肿瘤手术导航技术等多项技术，我省均处于国内一流水平。

山东省市级医院及部分县级医院均设有脊柱外科专业病房。手术技术方面重视并发症的防治、微创手术的推广以及脊柱畸形技术水平的进步，科研能力在最近 10 年间得到了较快的发展。

山东省创伤骨科已建立起一套极速、安全、高效的"一体化"生命救护体系。各医院高度重视创伤中心建设，整合科室、专家等医院优势资源，建立了创伤救治团队及专家库，实现院前救助、院内急救与专科救治一体化管理，团队成员一专多能、信息互通、专业互补、快速响应，通过信息智能化建设，实现患者全程信息纳入大数据平台，实现创伤救治的规范质控与不断改进。

山东省脊柱微创专业保持与国内同步发展，在许多技术领域，如经肌间隙入路脊柱微创手术技术、机器人辅助脊柱微创技术、显微镜下脊柱微创技术、脊柱微创手术导航技术等多项技术,我省均处于国内一流水平,始终保持与国内同道并肩发展、向国际一流技术看齐的姿态。

山东省是全国较早发展足踝外科的省份之一。20 世纪 80 年代开始,省内众多专家相继开展了足踝外科手术;1990 年,毛宾尧教授主编完成足踝外科专著《足外科学》;2002 年,蔡锦方教授主编完成足踝外科专著《显微足外科学》。此外,还定期举办足踝外科学习班和足踝外科高峰论坛。

山东省中西医结合骨科自 1960 年全国著名骨伤专家梁铁民牵头成立骨伤教研组并任组长后,并于 1962 年开办全国正骨培训班并编写《正骨经验荟萃》,正式形成齐鲁正骨流派的系统学术思想。1985 年,"中医骨伤科学"设立本科课程。目前,山东中医药大学、潍坊医学院、滨州医学院共计三所院校为骨伤科硕士学位授权点。

中医骨伤科局部地区发展优势突出,但总体发展不平衡。山东中医药大学附属医院自 1955 年建院,现在成为国家中医药管理局"十一五"重点专科、中华中医药学会中医骨伤名科、国家中医药管理局"十二五"重点专科、山东省中医药重点学科,省内多家中医院成为国家级临床重点专科和山东省 A 级特色专科。

山东省骨科护理团队积极开展学术交流,打造前沿学术平台,提升科研水平,增加科研产出,促进证据转化。创新优质护理管理模式,以高效的执行力实施精细化管理,提升骨科护理专科内涵。对标国际,创新基于"云＋端"数据驱动技术的信息化管理系统,实现"资源共享"新局面。

青年学组委员担任了山东省各级医院骨科骨干力量和科室管理干部,在全国和省市级学会组织中都担任了重要的学术兼职,在全国占据了很重要的学术地位。

(三)人才建设

山东省学术团体任职经过几代人的努力,目前山东省骨科各专业的发展已经走在全国前列,很多山东省骨科医生在重要的全国学术团体中任职,甚至参加了国际上的学术团体。张学义、王永惕、胡有谷、蔡锦芳、陈晓亮、邹云雯、李建民、周东生、陈伯华曾任中华医学会骨科学分会全国委员。

10 余位教授在华医学会骨科分会、创伤学分会、手外科学分会、显微外科学分会、运动医疗分会,以及中国医师协会骨科分会等全国骨科学术组织以及学组中担任主委、副主任委员或委员,近百位教授担任过全国学组委员。

山东省引进并培养"长江学者""泰山学者"、国家自然科学基金青年科学基金项目等专业团队,建立有骨科、骨伤科等相关的博士点、硕士点,培养了大批科研医师。

(四)科学研究

近 10 年来,山东科研进步迅速,大学附属医院和省市医院重视科技进步和创新工作。以山东大学齐鲁医院和山东省立医院为例,近 10 年发表国际及国内核心学术期刊论文 400 余篇,其中 SCI 文章 260 余篇,国内核心 150 余篇;主编或参编学术著作 30 余部;承担国家自然科学基金、山东省科技厅、卫生厅科研课题 100 余项,成果 20 余项;获山东省科技进步二等奖、三等奖及医学科技进步奖多项 10 余项。

三、全国先进地区本学科发展情况

我国骨科专业在新的时代背景下迅猛发展,在网络化、智能化、微创化、精准化方面都有突飞猛进的发展,同时在国际学术组织中都有了重要地位。

全国骨科专业的院士团队、国家自然科学基金青年科学基金项目、国家杰出青年基金等多位于分布在北京、河北、上海等地。国内医学会、医师协会、抗癌协会等协会的骨科分会的主任委员、组长单位多数位于其他省份。国内重要的全国级别学术会议,如中华医学会骨科年会举办单位位于北京、上海、广州、郑州、苏州、厦门等地。医学教材主编单位也多位于北京上海,医院的复旦排名山东省省内仅有齐鲁和省立两家。

四、本学科发展差距

我省骨科与国内总体水平的差距主要体现在大型医院较少、知名专家少、科研基础和资金薄弱、大型设备引进慢和新技术开展受限因素多。山东省骨科专业没有院士团队,国家自然科学基金青年科学基金项目、国家杰出青年基金和"长江学者"都是比较少的,医院排名仅仅山东大学齐鲁医院和山东省立医院在前 50 名内。但是还有不少专业在全国还是具有重要的学术地位,省内多家医院都建立了院士工作站,中华医学会骨科分会中有 1 名常务委员、2 名委员,有 1 名学组组长、多名学组副组长、20 余位各学组委员。

骨肿瘤专业在骨科专业中处于相对领先地位,中华医学会骨科学分会主任委员张英泽院士在中国骨科 70 年发展中提到,我国骨肿瘤发展良好,是较少的能够在国际舞台中展现出领先地位的亚专业。于秀淳教授团队在骨肉瘤临床领域的研究成果获 2016 年山东省科技进步一等奖,李建民教授和于秀淳教授连续多年被评为中国骨肿瘤外科专家前十名,是除北京、上海外唯一一个有两位权威骨肿瘤专家的省份。

周东生教授团队完成的骨盆创伤的基础与临床研究在 2019 年获得山东省科技进步一等奖,是在国内率先探讨并阐述了骨盆创伤急救和治疗方面的策略及新技术。

山东省外科发展水平,同全国较先进地区,如北京、上海等仍有不小的差距。人才建设方面表现在三级甲等医院比例低,高级职称人数占比少;技术水平方面,手术量及难度不及国内最高水平的医院;科研能力方面,在论文发表数量、国家级课题申请数量等方面有不小差距,省内也存在发展不均衡的情况。

五、本学科发展目标

第一,在临床工作方面,智能化、微创化、个体化、精准化将成为未来骨科的重要发展方向。骨科将进入转变成内镜、微创器械及机器人的微创甚至极微创手术时代。争取在李建民主任委员、副主委和委员的带领下,山东省骨科自力更生,发挥自己的主观能动性,积极引进新的设备、技术和知识,在骨科手术、康复等领域开发新的手术、改进传统术式。成立不同级别培训中心,培养特色化规范化临床医生。

第二,在科研工作方面,积极引进高层次专家团队,培养年轻医生,发挥专业、人口等优势,加强基础研究,加强院士、国家自然科学基金青年科学基金项目、国家杰出青年基金团队的合作,申报国际、国家和省级课题。

第三,在教学方面,联系大学、医学院校,转换教学模式,建立特色课程和创新课程,争取在国家教材建设、学生培养方面取得成绩。

第四,在社会兼职方面,努力在国家各个社会团体中争取委员、副主委组长、组长位置,提高山东省影响力。

第五,举办国家重大专项会议,提高全国影响力,举办省级和地市级特色培训会议,提高专科水平。

第六,推广县级、地市级医院的规范化培训,努力、定期举办大讲堂、下基层活动。

手外科学学科发展报告

一、本学科发展现状

我省大部分三甲医院已成立独立的手足外科,下面将按照专业方向进行总结。

(一)再植再造

断指(肢)再植是手外科的基本功,全省各地市和县级医院都可以进行断指(肢)再植手术。我省的王成琪教授在国内最早开展幼儿断指再植,田万成教授在国内最早开展指尖离断再植,刘毅教授在国内最早开展多段离断的手指再植。已故的陈国瑞教授在 1965 年就完成了前臂离断再植,1972 年完成了肩胛带离断再植,在国内有较大影响。山东大学齐鲁医院的许庆家在 2021 年完成 1 岁 10 个月儿童肩关节离断再植,也是国内年龄最小的肩关节离断再植成功病例。山东省立医院已经完成 4 例十指离断再植,标志着再植技术达到国际领先水平。但值得我们关注,近几年县市级医院的手外科专业出现萎缩,部分市级医院也已经不能开展断指再植手术。虽然菏泽、济南、青岛、淄博、潍坊开始出现民营手外科专科医院,也有较高的水平,但总体是断指(肢)再植手术向大医院集中的趋势。手指再造手术技术要求比较高,山东省立医院王增涛教授在国内首先提出拇手指全形再造的概念,并一直致力于手指再造技术开发推广应用,该技术处于世界领先的地位,具有较大的国际影响力。山东省立医院和山东大学齐鲁医院在离断手指伸低温保存及复温再植方面取得突破性进展，相继完成 5 例手术，最长保存时间达到 81 天，也是世界上仅有的断指经深低温冷冻保存后复温再植成活病例，国内外未见其他病例报道。目前，山东已经形成以济南、青岛、烟台、临沂、菏泽、聊城为中心的断指再植专科治疗中心。

（二）创面修复

随着穿支皮瓣技术和超级显微外科技术的发展，创面修复方向也取得很大的进步。王增涛教授在皮瓣的临床解剖和临床手术带教方面做了大量的工作，主编多部专著，包括《手外科解剖图鉴》《显微外科临床解剖学图谱》《WISTAR 大鼠解剖图谱》等，成功举办国家级继续教育学习班 17 届。常用皮瓣已经可以切取更薄，供区损伤更小，也可以切取跨区穿支皮瓣修复较大创面，对于肿瘤创面、糖尿病足感染创面，处理技术手段也更加多样。近年来，用外固定支架骨牵张技术、抗生素骨水泥技术等进行治疗糖足创面，取得良好的治疗效果。烟台毓璜顶医院林国栋姜晓锐团队对糖尿病足的治疗已走在国内前列。

（三）先天畸形

先天畸形是近年来发展起来的手外科亚专业方向，并指、多指、手指发育不全、巨指等疾病在手外科临床多见，治疗方法和技术也有很大进步。山东大学齐鲁医院率先采用微型外固定支架牵拉并指皮肤，可以增大皮肤面积，减少二期植皮，减少了患儿供区损伤，临床疗效确切。在多发关节挛缩的治疗方面，山东大学齐鲁医院提出锯齿状推进皮瓣技术，可以减少疤痕形成，临床应用取得了较好的治疗效果。山东省立医院王德华、官士兵，山东大学第二医院汪洋等在手足先天畸形治疗方面也处于国内领先位置。目前，我省没有建立手足先天畸形的筛查和治疗网络，部分偏远地区的手足畸形患者得不到及时有效的救治。

（四）足踝外科

我省足踝外科的发展走在全国前列。山东大学齐鲁医院率先将国际足踝教育团队足踝外科联盟（Steps2Walk）引进中国，举办"中国 Fellowship 学习班"，培训中国足踝外科医师。目前在国内举办的 7 届学习班中，第一届和第七届均在山东大学齐鲁医院举办,另有 2 届分别在滨医烟台附院和济宁市第一人民医院举办,培训了大批足踝外科医生,山东省足踝外科为我国足踝外科的发展做出了重要贡献。另外,我省足踝外科已经完成人工踝关节置换、3D 打印部分距骨假体置换、3D 打印 Cage 技术,均为国内领先水平。但是足踝专科的发展很不平衡,全省只有少数地市有独立的足踝外科专业,专科医生的水平参差不齐,患者的足踝科普教育有待于提高。

（五）周围神经

周围神经卡压性疾病的诊断和治疗方面已经比较普及,大部分地市级医院已经可以开展神经松解手术。但是臂丛神经损伤的诊疗难度大,预后效果不佳。我省在本专业方向与国内顶尖的华山医院和积水潭医院仍有较大的差距。差距主要表现在术前彩超诊断的准确性和术中肌电的应用,缺乏专业的人才。

（六）腕关节镜

腕关节镜已成为诊治腕关节疾病的主流手段。目前山东大学齐鲁医院腕关节镜年手术量超过 200 台次,青岛大学附属医院也已开展腕关节镜手术,技术均处于国内领先水平,但是大部分基层医院受腕关节镜器械所限,未开展或很少开展腕关节镜手术。所以,我省腕关节镜手术发展仍有较大发展空间。山东大学齐鲁医院已经连续六年举办国家级腕关节镜技术进展学习班,培训了省内外相关专业的医生,促进了我省腕关节镜技术的进步。然而,省内没有开展机器人辅助治疗的腕部手术。

二、全国先进地区本学科发展情况

北京积水潭医院手外科是国家临床重点专科,在诊治断肢（指）再植,腕关节损伤及疾患、臂丛神经损伤的治疗及晚期功能重建、先天畸形、人工假体置换和手部肿瘤等领域均居于国内外领先水平,也是国内率先利用骨科机器人进行手术的单位。

华山医院手外科在顾玉东院士带领下,学科在国内处领先、国际先进地位。其中"臂丛损伤诊治和基础研究"处国际领先水平,周围神经显微外科处国内领先、国际先进地位。华山医院是教育部重点学科、211-Ⅲ期工程重点学科、上海市手外科临床医学中心、卫生部手功能重建重点实验室、上海市周围神经显微外科重点实验室、《中华手外科杂志》编辑部和总编辑所在地。科室配有手外科肌电图室、手外科手功能康复室，其中手术中肌电检测是华山医院的手术特色。

三、本学科发展差距

第一，在临床配套设备和辅助科室方面存在差距。基层医院没有配备手外科所需的显微镜、小 C 臂、腕关节镜等设备，影响了手外科显微及微创技术的开展。目前我省大部分医院没有配备手外科肌电图室、超声室及手功能康复室，限制了手外科整体诊疗水平发展。所以，建议二甲及以上医院配备手外科显微镜、小 C 臂和腕关节镜；三级医院配备手外科肌电图室、手外科超声室和手外科手功能康复室。

第二，在基础和临床研究方面存在差距。手外科专业的"两低"（手术级别低，收费低）、"两长"（手术时间长，急诊时间长）严重限制了我省手外科专业的发展，并且我省大部分医院没有手外科实验室，更没有基础实验室和临床研究所。同时，手外科繁重的日常工作，也限制了手外科医生继续教育和临床研究的开展。所以，建议支持手外科专业发展，提高手外科专业手术级别和收费，加强专科医师的培训，推动分级诊疗，进行病患科普分流，建立区域手外科临床治疗和研究中心。

第三，在推广超级显微外科技术方面存在差距。超级显微外科可以吻合更细的血管和淋巴管。在我省已经具备显微外科技术的医生群体内推广超级显微外科技术，可以使该亚专业获得快速发展，治疗淋巴水肿，先天畸形，精细创面修复等，取得良好的社会和经济效益。

四、本学科发展目标及展望

本学科发展目标为国内领先、国际先进，未来 3～5 年主要工作规划如下：

（一）人才培养

对于特别优秀的手外科医生，要积极搭建桥梁，促成其在国内和国际学术交流中展示其学术水平，促进其成长，扩大影响力。对于青年医生，要依托本分会委员单位，集中优势学科专业，选拔有发展潜力的青年医生，在省内医院进行轮转培养。拟选择 5～6 家有专业优势的医院，作为培养基地，每年选拔 10～15 名有发展潜力的青年医生，进行轮转培养，每家医院轮转 1～2 个月，计划 3～5 年使得所有青年学组组员完成轮转。

（二）科学研究

加强与国际国内先进科室合作进行临床和基础研究，促进我省手外科学科研进步；加强省内各单位沟通、交流，优势互补、强强联合，开展多中心临床研究。依托本分会成立基础和临床研究专项基金，支持有发展潜力的青年医生进行基础和临床研究。拟每年资助 10 个项目，每个项目资助力度 2 万～5 万元，作为培育基金，计划 3～5 年的时间培育 10～20 项国家级和省部级项目。

（三）对外交流

注重对外合作和学术交流，在原有基础上，进一步加强与 Steps2Walk、亚太腕关节镜协会、美国杜克大学、哈特福德医学院等影响力较大的国际组织和著名大学的长期合作关系，积极支持本分会会员进行出国或国内先进地区进修学习，提供必要的便利条件。

五、本学科发展趋势

手外科发展趋势包括微创化和智能化，一方面腕关节镜技术、小关节镜技术的应用，使得微创手术成为现实；另一方面配合骨科机器人技术、AI 技术的应用，手外科诊疗必向智能化方向发展。超级显微外科技术与多学科融合发展，工医结合，可以进一步促进学科的进步。

显微外科学学科发展报告

山东省是显微外科大省和强省,在断肢(指)再植、拇手指全形再造、创面的修复重建、深低温医学研究、显微外科临床解剖方面处于世界先进水平。老一辈显微外科大家和显微外科人对显微外科事业的进步做出了巨大贡献,新一辈显微外科人人才辈出,承前启后,继续努力拼搏,开拓创新,加强了国际学术交流和展示,在显微外科的国际舞台上大放光彩,不断增加国际影响力。学术发展上,山东省显微外科外连国内国际,向下辐射基层,目前已经成为国内普及程度最广且学术水平较高的显微外科大省。展望未来,在山东省医学会的领导和支持下,在全省显微外科人的共同努力下,山东省显微外科一定会发展得越来越好。

一、本学科发展与现状

我国在显微外科方面的研究及其在修复重建手术中的应用,一直以来处于国际上比较优势的地位。我国的显微外科脱胎于骨科,经过半个多世纪的发展,显微外科实现了从"显微外科技术"向"显微外科学"质的飞跃。我国老一辈显微外科人,在国际上率先完成了一系列诸如狗腿再植试验,首先进行外伤患者的断指(肢)再植、再造手术,创新性地进行各类型皮瓣、移植手术的发明及臂丛神经损伤修复等工作,对人类显微外科事业的进步做出了相当的贡献。

山东省是显微外科大省,也是中国显微外科的发源地之一。1960年初,山东省立医院王志先教授成功完成了狗断肢再植与狗肢体异体再植的动物实验,山东成为世界上最早成功进行断肢再植研究的地区。

山东省是显微外科强省,并且与显微外科有很深的渊源,不仅出现了王志先等中国显微外科先驱,还有王成琪、潘达德、程国良、蔡锦方、范启申等显微外科大师。而且我国很多显微外科著名专家也都与山东省有关,他们或者是山东人,或是在山东省工作与学习过,如杨东岳教授、顾玉东院士、于仲嘉教授、张高孟教授、侯春林教授、裴国献教授、徐永清教授、张峰教授、张世民教授等。

山东省显微外科的发展大致分为以下四个阶段:

(一)第一阶段:起步阶段(2001 年前)

1960 年初,山东省立医院的王志先教授成功完成了狗断肢再植与狗肢体异体再植的动物实验,是世界上最早成功进行断肢再植研究的先驱,此后形成了以军队医院为主的显微外科发展架构。此阶段逐渐形成了四个显微外科中心,分别是原济南军区第 89 医院(潍坊)、中国人民解放军第 401 医院(青岛)、原济南军区总医院(济南)、济南市第三人民医院(济南)。

原济南军区第八十九医院(今中国人民解放军陆军第八十集团军医院)位于山东省潍坊市。1969 年,成功地为一名单臂多段离断患者进行了再植手术,这是继 1966 年上海第六人民医院单臂离断再植成功后的又一突破;1973 年,又成功地为 3 岁零 8 个月的幼儿做了复杂的双断臂再植手术,为世界首例。不仅如此,医院涌现出了王成琪、蔡锦方、范启申、王增涛、张树明、田万成等显微外科大家。王成琪教授曾任中华医学会显微外科分会副主任委员、中华医学会骨科分会骨坏死学组副主任委员,获得全国科技大会一等奖获、国家进步奖二等奖、国家科技进步奖三等奖、中国显微外科终身成就奖。范启申教授曾任中国康复医学会肢残创伤骨科学组主任委员、中国肢残康复专业委员会副主任委员,获得了全国科学大会奖、中国显微外科杰出贡献奖。

中国人民解放军第四〇一医院(今中国人民解放军海军第九七一医院)位于山东青岛,于 1985 年经解放军总后卫生部批准成立全军手外科医学专科中心。该中心全面开展并拓宽手外科、显微外科等医疗、教学、科研工作,并取得了显著成绩,尤其在手指再植与再造方面形成了技术优势为特色。潘达德教授、程国良教授所带领的团队在显微外科邻域取得了突出的成就,医院还走出了方光荣、丁小珩、侯书健等显微外科专家。潘达德教授获得中国显微外科杰出贡献奖。程国良教授曾任中华医学会手外科学会副主任委员、中华医学会显微外科学会常务委员,获得曾获国家科技进步奖、军队科技进步奖、中国显微外科杰出贡献奖。方光荣教授曾任中华医学会显微外科学分会副主任委员、常务委员,曾获国家科技进步奖、军队科技进步奖。

原济南军区总医院(今中国人民解放军联勤保障部队第九六〇医院)位于济南,其创伤骨科中心是中华医学会显微外科技术培训基地。蔡锦方教授领衔的显微外科团队在臂丛神经损伤修复、四肢创面覆盖、断指再植、拇手指再造等有较高的造诣。曹学成、王平山教授等修复重建专家对山东显微外科的发展做出了重要贡献。蔡锦方教授曾任中华医学会显微外科学分会副主任委员,获得国家科技进步二等奖和三等奖、军队科技进步一等奖、中国显微外科杰出贡献奖。

（二）第二阶段：发展阶段（2001 年至 2010 年）

此阶段以山东省立医院手足外科成为全省显微外科中心的龙头,带领了山东省地方医院显微外科的发展与普及。

山东省立医院在邓世良教授的带领下于 20 世纪 80 年代成立了省内最早的显微外科专业科室,但规模只有 12 张床。2001 年,王增涛教授被引进山东省立医院,成立手足外科并合并原来的显微外科。此后,显微外科在王增涛教授的带领下,完成世界首例深低温保存断指再植、首创拇手指全形再造新理念及一系列新技术,显微外科临床解剖方面有许多新发现;出版了《显微外科临床解剖学图谱》,获得国际同行的高度褒奖;在手足创伤治疗、断肢（指）再植、拇手指再造、手足功能重建、创面与组织缺损修复等专业,有多项技术居于国际先进水平;2004 年,在山东大学开设显微外科课程;2007 年,建立山东省临床医学研究院修复重建研究所;连续 15 年举办了显微外科临床与解剖高级研修班,为国内外培养了大量的显微外科人才;2005 年,山东省立医院牵头成立山东省医学会手足外科分会,进一步推动了山东省全省手足外科与显微外科的发展,此后各地级市也陆续成立了显微外科分会,大部地市级医院都成立了以显微外科技术为特色的手足显微外科专业科室。

（三）第三阶段：普及阶段（2010年至2017年）

此阶段,山东省立医院手足外科显微外科的发展,一方面引领带动了山东省各地市医院显微外科的发展,继续发挥着在显微外科领域的龙头引领作用;另一方面,为全省乃至全国培养了大量显微外科人才,呈现多点开花的态势。例如,山东省立医院手足外科的朱磊教授和许庆家教授2010年被引进到山东大学齐鲁医院创建手足外科;胡勇教授和汪洋医生被引进到山东大学第二附属医院创建了手足外科;林国栋教授被引进到烟台毓璜顶医院创建手足外科;孙文海教授被引进到上海市第九人民医院整形外科;毕本军教授被引进到青岛医学院附属医院手足外科;李淑媛教授从省立医院去了美国,在世界足踝培训中心担任重要职务,培训世界各地的足踝外科医生。来自全国多个地级市、县等显微外科的带头人都在山东省立医院手足外科学习或者培训过。这期间还出现了一批显微外科水平较高的基层医院及民营医院,如菏泽博爱医院等。

（四）第四阶段：走向国际（2017年至今）

这一阶段,山东省显微外科走上国际舞台,贡献出显微外科领域的山东力量。山东省立医院手足外科逐渐发展成为国际知名国内领先的显微外科培养中心之一。全形再造系列、深低温再植研究,临床显微解剖研究取得了世界领先,获得了国际同行的认可。近年来,王增涛教授团队影响力不断扩大,吸引了数十名海外国家和地区（包括美国和欧洲等发达国家）的显微外科医生前来进修学习,成为国际显微外科手外科培训中心。王增涛教授多次被国际会议和国际著名显微外科中心邀请做主题发言和讲座,取得了强烈的反响。在王增涛教授带领与推荐下,有一批山东省显微外科的年轻医生参加国际会议和国际交流并有了一定的影响。王增涛教授先后成为世界中文手外科医师联合会主席和国际超级显微外科学会副主席。

显微外科除了包括传统的手足外科、显微骨科、整形外科,还拓展到了肝胆外科的肝移植,耳鼻喉科的吻合小肠血管的食道重建,口腔颌面科的口腔颌面部的重建,妇科的输卵管显微修复等。近些年,山东省显微外科不仅在广度和范围上进行了拓展,更是对学科的深度进行了挖掘。2018 年,世界超级显微外科学会（ICSM）在济南召开,有 500 余名大陆显微外科医生及 100 余名国外及台湾地区的医生参加,会议取得了圆满成功。

二、学会发展与学术交流

2016 年 11 月 24 日,在山东省医学会领导和国内外显微外科大家的支持下,显微外科学分会成立大会在济南召开,经民主投票选举产生第一届委员会。王增涛教授被当选为名誉主任委员,朱小雷教授当选为主任委员。

2016 年 11 月 25 日,由山东省立医院承办的山东省医学会显微外科分会第一次学术会议在济南市召开。本次学术会议得到了国内外各位学术巨擘的大力支持,与会的各位专家代表了相关领域的世界最高水准与学术研究最前沿,其中包括世界显微重建外科医学会（WSRM）理事长庄垂庆（中国台湾）,WSRM 候任理事长 Isao Koshima（日本）,国际骨外伤协会显微外科主席杜元坤（中国台湾）,台湾手外科学会理事长张志豪（中国台湾）,中国医药大学附设医院手外科主任邱永证（中国台湾）,中华显微外科学分会连续五任主任委员侯春林、裴国献、刘小林、张长青、顾立强,国内顶尖的显微外科、手外科、临床解剖学专家张世民、田文、高伟阳、王树锋、劳杰、丁自海、崔树森、徐海林等均参加了这次学术盛宴。顾玉东院士也是山东人,因日程安排不能到会,为本次大会亲笔题写了贺词。

2018 年 10 月 11 日,山东省医学会显微外科学分会青年学组成立会议在济南召开,选举产生第一届青年学组。同日,召开显微外科学分会基层学组成立会议,选举产生第一届基层学组。

2018 年 10 月 12 日至 14 日,由山东省立医院承办的国际超级显微外科会议（ICSM）暨山东省医学会显微外科分会第二次学术会议在济南市圆满召开。本次会议由王增涛教授及 Isao Koshima 教授担任大会主席,山东省立医院手足外科郝丽文主任担任执行主席;邀请了中国医药大学（中国台湾）附设医院国际医疗中心院长陈宏基教授,韩国显微修复重建外科学会主席、蔚山医学院洪俊彪（JoonPio Hong）教授,大连大学副校长、大连大学附属中山医院院长、中国医师协会显微外科分会会长赵德伟教授为特邀嘉宾并做精彩的学术演讲。会议同时邀请国内德高望重的中国资深工程院院士钟世镇和侯春林教授等进行演讲报告。本次会议有 100 余名国外医生及数百名国内医生参与,把中国显微外科的医疗技术更好地展示给国外同行。ICSM 学术会议在中国举办,可以在显微外科领域让世界了解中国,让中国走向世界。同时,本次会议也极大方便了国内的年轻医生了解世界显微外科的最新进展。此次会议也展现了国内超级显微外科技术的高速发展,进一步增加了我省在国际学术界的知名度,得到了国际显微外科专家的认可。会议期间举办了超级显微外科血管吻合大赛,世界各地的显微外科高手同台竞技,我省郝丽文主任一举夺得桂冠。闭幕时,Koshima 教授非常激动,他认为超级显微外科的未来希望在中国,特别在是王增涛教授带领的团队。

2019 年 12 月 28 日,山东省医学会显微外科分会第三次学术会议在济南市隆重召开。北京积水潭医院田文教授、陈山林教授,中山大学附属第一医院刘小林教授,复旦大学附属华山医院劳杰教授,国家康复辅具研究中心附属康复医院秦泗河教授,中国医师协会显微外科分会副会长、山东省立医院王增涛教授分别围绕临床诊治经验、最新医疗技术进展等内容作专题报告。会议还邀请了省内手外科和显微外科专家就学科最新进展进行学术交流。

2020 年 10 月 9 日,山东省医学会显微外科分会进行换届选举并召开了第二届委员会第一次全体委员会议。朱小雷教授当选为前任主任委员,王增涛教授当选为主任委员,朱磊教授当选为候任主任委员。

2020 年 10 月 9 日至 10 日,山东省立医院承办的山东省医学会显微外科学分会第四次学术会议在泰安市召开,本次会议采用线上线下相结合的形式举行,共有省内外显微外科学及相关专业 200 余名医生现场参会,还有众多不能到场的医生参加线上交流学习。此次会议得到了中华医学会显微外科学分会领导和山东医学会领导的大力支持,邀请到众多国内知名专家教授进行专题报告。在"大师讲坛"中,侯春林、赵德伟、徐永清、蔡锦芳、陈爱民、陈山林、丁小珩、蔡志刚、张树明、芮永军、赵广跃、王增涛、王欣、谢庆平、战杰、潘希贵等省内外专家就各自相关领域作了深入浅出的大师级讲座,精彩纷呈。本次会议专家们就显微外科最新研究进展及各个分支学科为大家带来了新知识,开阔了临床医务工作者的思维广度。

2020年12月18至19日,由山东省医学会主办、山东大学齐鲁医院承办的山东省医学会显微外科学分会护理学组成立大会暨山东省显微外科加速康复护理培训班于济南成功举办。

三、与世界顶级的显微外科中心的对比

中国台湾长庚纪念医院成立于1976年,综合实力较强,为全球最著名的显微外科中心之一,累计有2 000余名国外医生在其显微外科进修和学习过,影响力较大。整形修复重建是长庚医院特色科室,包括淋巴水肿的程序化治疗,乳房再造、头颈颌面部修复重建、周围神经的修复重建都达到了世界领先水平,有多位教授曾任国际显微重建方面学会的主席。其显微外科比较全面、整体水平高,注重临床研究,对基础实验较少关注。其临床病例数据保存完整,有相关分类标准,有专人随访,发表了大量有国际影响的临床文章。

美国的邦克诊所(Buncke Clinic)成立于1970年,是国际著名的显微外科中心,显微外科培训中心。医院的哈里·J.邦克(Harry J. Buncke)医生被尊称为"显微外科之父",在20世纪60年代完成了兔耳再植和猴拇指再植,后期完成了多项世界首例手术。Buncke Clinic历史底蕴厚重,以创伤修复为主,显微技术水平较高,全面性较好,临床科学研究强,发表了大量临床文章。

山东省是人口大省,处于工业化时代,外伤患者多,显微外科技术水平较高,超级显微技术、全形再造、深低温研究、外伤创面的显微修复和显微临床解剖研究方面处于国际先进的水平。山东省显微外科取得了突出的成就,但是也存在一定不足之处,如亚专科的发展不够均衡和全面,在某些方面成就很突出,但是系统性相对欠佳。临床病例数据保存不够标准和完善,科研的发展要继续以临床为主,人才的培养还需要更加系统化。

四、本学科发展目标和规划

结合山东省显微外科发展的情况和现状及与世界顶级显微外科中心的

比较,既要继续发展强项,发挥长处,还要从显微外科的广度和深度两个维度去挖掘和努力。

(一)定位于国际,发展国际著名的显微外科中心

争取在未来5～10年内将山东省发展成为国际显微外科高地,山东省立医院手足外科由国际知名显微外科中心建设成为国际著名的显微外科中心。依托山东省医学会,继续积极参与稷下论坛、中文手外科医师联合会(ACU)会议、国际超级显微外科会议(ICSM)等具有国内和国际影响力的会议。申请2028年国际手外科联合会学术会议的主办权,积极参加显微外科专业国际会议和论坛,增加交流,扩大影响,促进我省显微外科的专业发展。鼓励和组织我省显微外科医师加入国际超级显微外科学会(IMC)会员,定期同国外显微外科医生交流。

(二)开拓显微外科新领域、新技术

山东省显微外科在再植再造、创面的修复重建、低温医学、显微临床解剖等方面做到了世界领先。山东省要在优势方面继续做强,不断创新,不断完善。与此同时,在省医学会的引领下让更多的学科参与到显微外科的建设中来,未来在乳房重建、淋巴水肿、头颈颌面部的显微修复和功能重建及美容方面等取得较大的进展,争取两年建设好淋巴水肿治疗中心。

(三)加强人才培养,强化临床科研能力培训

制订好人才政策导向和培养方案,使人才培养更加系统化,包括理论的培训、系统规范化培训、显微技能培训,以及临床科研能力的培养。更加注重临床数据的规范和保存,重视患者的回访。多做临床研究,多发临床文章,让科学研究从临床中来,为临床服务。利用IMC、中华手外科网等网络和多媒体积极做好宣教工作和交流活动。

五、本学科发展趋势和展望

显微外科技术在医学领域特别是各临床学科已得到较广泛的应用,展望未来,显微外科也必将随着现代科学的发展而不断发展,具体表现在:

（一）微创和美学的完美统一

微创与美学完美统一是显微外科发展的趋势之一。外科分为"切除"外科和"重建"外科两类。显微外科不仅可以做到精确切除病变组织，在修复重建方面也发挥着巨大的作用。显微重建修复的目标是尽可能地恢复正常的结构和功能，甚至是外表的美观。既要达到组织或器官存活，有正常的生理功能，又要有良好的外形及供受区微创的完美统一。

（二）显微外科新邻域和新技术的出现

显微外科技术在手足外科、创伤骨科、血管外科、眼科、口腔颌面科、耳鼻喉科、妇科、乳腺外科、整形美容科、器官移植科、泌尿外科等领域得到进一步的普及、推广。随着微创理念的深入，显微外科技术必将应用于更多的领域甚至全身各个部位外科，显微外科必将出现更广泛的外延。患者医疗日益增长的需求必将使显微外科发掘出更多的邻域和更多的创新技术。超级显微外科提出和发展是显微外科深度发展的结果，反过来更促进了显微外科的发展，使得显微外科技术在超级精细、超级疑难、超级新奇方面得到了更多的应用。

（三）与其他高新技术结合的应用

光学电子技术、数字化技术、自动化技术、智能化 AI 技术等高新技术的革新和应用促进了伤病的早诊断、精判断、合理选择方案和个体化治疗。显微外科与这些高新技术结合（如 3D 打印、先进成像技术、高倍显微镜等）将进一步促进显微外科的发展。显微外科的发展也为其他学科提出了更高的要求，与其他学科的交叉应用也促进了相关学科的发展。

第四章

妇产科学学科发展报告

妇产科学学科发展报告

一、本学科发展历程

　　妇女健康是全民健康的基石,是衡量社会文明进步的标尺,是人类可持续发展的基础和前提。中国共产党和中国政府历来高度重视妇女儿童健康,将其作为保护妇女儿童权益,促进妇女儿童全面发展的重要基础性工作。山东省妇产科专业基础雄厚,这归功于开辟山东妇产科先河的两位宗师大医——苏应宽教授与江森教授。在二老的教诲下成长起来的一批才俊子弟依旧引领着妇产科学的发展,这其中的杰出代表有陈子江院士和孔北华教授。山东妇产科学分会自成立之日起,历经九届委员会的更迭,拓宽了妇产科从业人员的视野,活跃了学术氛围,促进了全省妇产科学学科和技术的双发展。

二、本学科发展现状

　　山东省医学会下属妇产科相关专科分会有妇产科学分会、计划生育分会、围产医学分会、生殖医学分会、妇科肿瘤学分会,每个分会的成立都是顺应学科和临床的发展需求,有效促进了妇产科三级亚专科学科体系。

　　复旦大学医院管理研究所每年定期发布中国医院排行榜(综合)和中国医院专科声誉排行榜。两个"排行榜"以学科水平、临床专科声誉为核心,兼顾年度科研产出,已经成为各大医院学科建设、科研发展和院级管理水平的衡量标尺之一,每年共有来自中华医学会、中国医师协会的超过4 000名专

163

家参与评审,覆盖 40 个临床专科。

山东大学齐鲁医院妇产科和山东大学附属生殖医院作为我省妇产科领域最优秀的专科,连续多年进入全国前十,是全省排名最靠前的临床医学学科,体现了我省妇产科学在全国的领先地位。

三、相关专科学科发展情况

(一)产科学

1.山东省产科学目前发展情况

山东省是人口大省,2016 年国家放开二胎政策后,生育需求集中释放,山东省分娩量为 177 万,占全国出生人口的十分之一,高龄高危孕产妇增加,使产科医务人员的工作量剧增,产科医务人员在繁重的工作中,持续学习,保障了孕产妇和新生儿的安全。在各位产科同道的辛苦努力下,产科质量的各项指标稳居国内先进水平,2019 年,山东省孕产妇死亡率和婴儿死亡率分别降至 9.05/10 万和 3.93‰,比“十二五”末分别降低 30.6% 和18.2%,再创历史新低。

近年来,山东大学齐鲁医院和山东省立医院每年主办及协办全国性的产科学术盛会,特别是山东大学齐鲁医院协办多期《中华医学杂志》社产科指南巡讲,提高了全省产科医师的学术氛围,使山东省产科的学术及临床水平保持在全国的先进行列。2019 年,更是响应习近平同志的号召在省内的经济欠发达地区办会,把最前沿的学术理论推广到学术薄弱地区。在省医学会的支持下,分别到菏泽、德州及临沂地区协会,为提升当地的产科学术水平做出努力。坚持不懈地在全省推广新生儿窒息复苏及产科的各项实操培训,在提高学术理论的同时切实提高全省产科工作者的实操技能,切实保障母婴的健康;推行多学科 MDT,为母婴健康提供多重保障;每年组织青年医师演讲比赛,病例讨论,培养产科事业后备力量。

2020 年是不平凡的一年,年初在其他科室暂停诊的情况下,产科医生仍坚持在一线,为广大的孕产妇保驾护航。疫情防控期间,山东省医学会创新学术交流形式,举办“战疫在线”视频直播系列讲座之一,2020 年 3 月 7 日开展了产科临床热点讲座,王谢桐教授、马玉燕教授进行线上讲座,徐永萍教授主持讨论答疑,有 17 余万人次在线观看。之后的 5 月 10 日,山东省医学会成功开展专家面对面活动——产科临床热点病例研讨会,通过网络直播方式,邀请山东大学齐鲁医院马玉燕、山东省立医院左常婷,德州市妇幼保健院王万玲,山聊城市人民医院王晓兵等专家做客直播间作病例点评与讨论,共有 10.3 万人次在线观看直播。每月举办一次产科疑难病例讨论,使产科基层医师在线学习,提高了临床技术水平。

山东省卫健委已实施母婴安全行动计划,在全省建立了妊娠风险筛查评估、高危专案管理、危急重症救治、孕产妇死亡个案报告及约谈通报等五项制度。在全省各级共建立危急重症孕产妇和儿童新生儿救治中心 367家,有效保障了母婴安全。各地市产科专家有高危孕妇管理的微信群,确保了高危孕妇的及时救治。

2.存在问题

产科目前分为普通产科、母体医学和胎儿医学三个亚专科,我们对标北京、上海及广州地区,在普通产科及母体医学方面未有明显差别,但在胎儿医学方面还存在一定的差距,尤其在科研方面是弱势。我们争取在学会支持下,通过各种措施缩小存在的差距,加快胎儿医学的进一步发展。

产科基层人员较多,平时工作量大,时间紧。学术会议的组织及新技术的推广普遍存在开支问题,若让参会者承担会增加基层人员的负担,特别是经济欠发达地区。希望在学会组织的学术会议上对产科基层人员及胎儿医学方面的发展提供更大的支持。

3.学科发展目标

作为人口大省来说,产科的服务能力、急危重症的处理能力、区域辐射能力等方面尚存在一定的提升空间,与北京、上海、广州相比尤其在胎儿医学方面、人才培养和科研能力方面尚存在差距。这就需要产科人齐心协力发展好学科,为我省的母婴健康保驾护航。

(1)做好应急演练急救体系

应急演练急救体系包含产妇的院前急救、院内手术室、重症监护病房以及相关学科绿色通道建设的一体化应急演练等,进一步完善院内绿色通道建设,实现一体化管理。

以产科为核心,加强与各个学科的业务交流,多学科积极合作,搭建各种急危重症救治平台,提高产科医务人员的诊疗技术,促进各种急危重症的快速救治,全面提升医疗服务质量;定期演练,确保急危重症产妇的救治;另外,同级别医疗机构之间的要保证高效畅通。

（2）建设特色亚专科

针对产科专业特点,建立亚专科,亚专科建设要考虑当地的社会需求及医院发展需要,合理布局,有目的、有计划地开展特色亚专科建设。有条件的医院重点发展胎儿医学的诊疗技术,促进专业技术纵向精深发展,提升专业化诊疗水平,同时兼顾与其他亚专科的交叉与融合,促进横向发展。

（3）加强人才团队建设,夯实学科基础

人才是学科发展的根本,加强人才团队建设,是加强学科建设的基础。随着三孩政策的放开,社会医疗需求的增加,国家已开始重视产科人才的培养,产科需要培养更多人才队伍。人才团队的建设还应注重加强国际交流与合作,将现有优秀人才"送出去"深造,提升产科的人才实力,为学科发展夯实基础。

（4）开展科学研究,促进学科的可持续发展

产科的科研是薄弱环节,今后应从亚专科特色方向中选题,突出优势,形成特色,促进学科的可持续发展。争取利用人口大省优势,组织开展大规模、多中心、高质量的临床诊疗规范研究,协同全国各医院加强合作,进行前瞻性大数据临床科研,以更好地服务临床。

4.学科发展趋势及展望

借助三孩政策放开的机遇,山东人口大省的优势,建立山东省产科联盟,加强危重孕产妇救治中心及危重儿童和新生儿救治中心等亚专业的发展,进一步提高产科质量,降低孕产妇和围产儿死亡率,保障母婴健康,为全国产科质量的提高提供依据。

（二）生殖医学

1.发展情况

山东省是国内最先开展生殖医学与生殖内分泌疾病研究与临床应用的省份之一。1987 年,山东省立医院生殖医学中心（现山东大学附属生殖医院）成立,为国内首批通过卫生部技术准入的 13 家医疗机构之一。

1992 年 5 月 15 日,世界上首例宫腔配子移植婴儿诞生于山东省省立医院,陈子江所探索研究的宫腔配子移植婴儿于 1993 年荣获国家发明三等奖,为国家填补了在该领域的空白,使中国的生殖医学研究站到了世界前列。此后,陈子江又相继完成了生殖医学领域一系列攻关课题研究,包括华东地区首例试管婴儿技术、人类胚胎冷冻保存等。2001 年,陈子江在国内首创的未成熟卵体外成熟培养——胚胎移植获得成功;2002 年,国内首例培养后体外受精(IVM-IVF)胚胎冻融后,体外受精(IVM)治疗周期移植婴儿诞生。2015 年 1 月,我国首例胚胎植入前遗传学诊断(PGD)联合无创产前单体型分析遗传性耳聋基因健康婴儿的成功诞生。该项目由山东大学附属生殖医院陈子江教授团队与中国人民解放军总医院耳鼻咽喉头颈外科王秋菊教授团队及华大基因等单位合力攻关完成。这一婴儿的诞生标志着我国对单基因遗传病的预防已达到国际先进水平。

截至 2020 年 12 月 31 日,山东省经批准开展人类辅助生殖技术的医疗机构共有 32 家,可开展的辅助生殖技术包括人工授精(夫精/供精)、常规体外受精——胚胎移植技术、卵胞浆内单精子显微注射技术和植入前胚胎遗传学诊断技术。其中山东大学附属生殖医院作为全国首家三级甲等生殖健康与不孕症专科医院,年接诊患者 50 多万人次,人类辅助生殖技(ART)成功率国际领先。

此外,2006 年建成山东省生殖医学重点实验室,2010 年获批建设生殖内分泌教育部重点实验室(2016 年通过验收),2011 年建设成生殖领域唯一的国家辅助生殖与优生工程技术研究中心。学科依托单位还是国家卫计委批准的首批高通量测序技术临床应用试点单位、国家发改委基因检测技术示范中心。山东大学生殖医学研究中心在陈子江院士的带领下,形成了以中科院院士、国家百千万人才、"泰山学者攀登计划"特聘教授,国家优秀青年基金获得者,"泰山学者"特聘专家、教育部新世纪优秀人才、泰山学者青年专家等为主要学术骨干,结构稳定、创新能力强的研究队伍。近年来共承担国家级及省部级研究课题百余项,包括国家重点研发计划、国家重大科学研究计划("973 计划")、国家科技支撑计划、卫生部卫生公益重大专项,国家自然科学基金基础科学研究中心项目、重点项目、重大及面上项目,项目总经费超过 1 亿元。学科累计发表 SCI 论文 200 多篇,包括 *N Engl J Med*、

Nature、*Cell*、*Lancet*、*Nat Genet*、*Nat Commun*、*Am J Hum Genet* 等，获国家级科技进步奖、何梁何利科技奖、山东省科学技术最高奖以及省部级一等奖等多项，获得专利 40 余件，并牵头制定了中国首个《多囊卵巢综合征（PCOS）诊断标准》。

2.全国先进地区学科发展情况

截至 2020 年 12 月 31 日，全国经批准开展人类辅助生殖技术的医疗机构共 536 家。近年来，每年人类辅助生殖各项技术类别总周期数超过 100 万，出生婴儿数超过 30 万。北京大学第三医院、中信湘雅生殖与遗传专科医院、中山大学附属第一医院等为较为先进的地区，助孕周期数大，诊疗水平高。例如，北京大学第三医院生殖医学中心是中国大陆第一例试管婴儿诞生地，集医、教、研为一体，是世界上诊疗规模最大、技术最全面的生殖健康研究中心，专科疑难病症患者、疑难病症外省就诊患者占比超过半数，具有国内领先、国际先进的生育健康疑难危重症诊疗水平。中信湘雅生殖与遗传专科医院 2019 年试管婴儿治疗超 5.2 万个周期，平均临床妊娠率达 62.3％。中山大学附属第一医院分别在 1996 年和 2000 年在国内率先建立了单精子卵胞质内显微注射（ICSI）和植入前遗传学诊断（PGD）技术两项标志性的技术，奠定了其本专科在国内的地位。

3.发展差距

我省本学科在国内外均处于先进地位，辅助生殖技术助孕周期数、临床妊娠率均高于国外平均水平。但与国内其他先进地区相比，仍有部分方面存在一定差距，表现在以下几点：

（1）经批准开展植入前胚胎遗传学诊断技术的医疗机构比例小

截至 2020 年 12 月 31 日，我省经批准开展人类辅助生殖技术的医疗机构共 32 家，其中正式开展植入前胚胎遗传学诊断技术开展资质的医疗机构仅一家。而河南省、湖北省经批准开展人类辅助生殖技术的医疗机构均为 32 家，但其中有植入前胚胎遗传学诊断技术开展资质的医疗机构分别为三家和五家。

（2）人才队伍仍薄弱

虽然我省山东大学生殖医学研究中心在陈子江院士的带领下形成了结构稳定、创新能力强的研究队伍，但就全省范围人才队伍看，我省人才队伍略显薄弱,没有形成生殖医学全产业链人才的整合和发展。

4.学科发展目标

(1)进一步开展辅助生殖技术,提高辅助生殖技术诊疗水平

进一步发展辅助生殖技术治疗,努力开展体外常规受精、单精子卵细胞内注射、胚胎植入前遗传学诊断、辅助孵化、卵母细胞体外成熟培养、囊胚培养、卵子冷冻等辅助生殖技术。同时,随着三孩政策实施,高育龄不孕病例、疑难病例增多,要求我们不断提高辅助生殖技术诊疗水平。

(2)加强青年医师的培养

加强青年医师的培养,一直是分会的重要工作之一。青年医师自从完成规培进入专科之后,就需要通过分会组织力量进行后续培训和教育。对此,分会将通过举办学术年会和各类专科学习班来进行青年医师的培养。

(3)平等互利地开展国际交流

国际交流也是中华医学会各专业分会的重要工作之一。加强人才队伍沟通交流,实现共同进步。

5.学科发展趋势及展望

妇女儿童健康是全民健康的重要基石,国民经济和社会发展"十三五"规划纲要和"健康中国 2030"规划纲要都将母婴安全和儿童健康作为重要内容。随着当前社会工作压力增大、环境污染加重与高育龄女性比例增多,除了不孕之外,新生儿出生缺陷亦是生殖医学需面临和解决的问题。因此,提高疑难不孕诊治成功率及生育健康水平,研发出生缺陷及遗传病防范新策略成为未来生殖医学发展需面临的重要任务。

(三)妇科肿瘤学

请详见妇科肿瘤学学科发展报告。

妇产科学的发展须适应我省医学发展的迫切需要,以提升我省妇产科的整体医疗水平、服务山东医疗事业发展为主线,通过科学规划、整体发展、重点突破、加强合作等手段,进一步推进我省妇产科事业建设。同时,应密切关注国际妇产科发展动态,建立、健全我省妇产科的科研技术平台,培养高层次、高水平妇产科人才,不断吸收国际国内临床、科研、教学新思路,提升全省妇产科整体水平。

计划生育学学科发展报告

一、本学科发展历程

山东省医学会计划生育学分会于 1987 年在济南成立,目前已有 34 年的历史,第一届主任委员是山东省立医院苏应宽教授,刘士怡、江森、黄真嘉教授任副主任委员。2021 年 6 月 10 日,在济南召开计划生育分会第五届委员会第一次全体委员会议,经民主投票选举产生新一届委员会,山东大学齐鲁医院崔保霞教授任主任委员,包括副主任委员、委员和秘书在内共 73 人。

计划生育是按人口政策有计划的生育,1982 年 9 月被定为基本国策,同年 12 月写入宪法。计划生育这一基本国策自制定以来,对中国的人口和发展问题的积极作用不可忽视。但是近几年,我国出现人口老龄化逐渐加重、生育力下降等问题,我国的计划生育政策又做出了一些调整,由控制生育的计划生育政策变为鼓励生育的计划生育政策,我们计划生育学科的工作重点内容也发生了相应的变化。

二、本学科发展现状

(一)山东大学齐鲁医院计划生育科

山东省计划生育学科人才队伍建设逐渐壮大,科研水平在全国名列前茅。领头单位山东大学齐鲁医院计划生育科,经过多年的积淀发展,专科综合能力在全省处于领先地位,是省内及外省部分地区相关疑难病例的诊治

中心,并担负着全省难取性宫内节育器的处理工作。自项目获批以来,计划生育专业利用科室发展的有利机遇,取得了一系列的成绩:

一是"高清晰宫腔操作系统"应用于复杂宫内节育器取出的多中心临床研究:断裂、嵌顿、位置异常的宫内节育器(IUD)的处理一直是节育妇科临床上一个非常棘手的问题,本学科研制的宫腔直视钳取系统是科技部"十一五"科技支撑计划课题研究项目,目前已经实现临床转化,在进行多中心临床试验,临床应用效果良好,已经累计取出 IUD 300 余枚,其中嵌顿、断裂、残留的 IUD 120 余枚,已在国际权威杂志 *Contraception* 发表文章 *A novel medical device for removal of intrauterine devices under direct vision*。

二是剖宫产术后瘢痕处妊娠的诊断与治疗:本专业根据自身经验,总结出剖宫产术后瘢痕处妊娠的诊断标准与治疗规范。在本学科实施应用并在省内进行宣传推广,并面向全国成功举办剖宫产子宫瘢痕妊娠热点问题学习班,受到省内外同行的高度认可。目前本学科已成为省内剖宫产术后瘢痕处妊娠的治疗中心,收治了多名危重疑难患者,取得了良好的疗效。

三是异位妊娠的诊断与治疗:本学科制定了各种异位妊娠,包括输卵管妊娠、宫角部妊娠、宫颈部妊娠的诊断与治疗规范,采取综合治疗措施,力争在保证疗效的同时,减少对患者的创伤。山东大学齐鲁医院计划生育科设有门诊、手术室、病房,承担计划生育相关的各项检查、治疗等工作,是一个医、教、研全面发展的科室。目前本专科拥有主任医师三名,副主任医师两名,主治医师五名,人才梯队建设合理。擅长各种计划生育技术,如剖宫产瘢痕妊娠、异位妊娠、人工流产术、药物流产、放取节育环、绝育术、输卵管吻合术等,尤其是剖宫产瘢痕妊娠的治疗,在省内及全国有较大影响力,承担着省内及全国各地转来的临床疑难危重病例的诊治。病区设有 15 张病床,主要收治疑难或高危妊娠的终止、异位妊娠、剖宫产瘢痕妊娠、不全流产、输卵管吻合等病种,每年住院人数 1 000 余人次。计划生育门诊设有专家门诊、普通门诊、急诊、药流室,每年门诊量 8 000 余人次。药流室配备有专科医生和护士,可以为患者提供专业放心的服务。计划生育手术室开展有无痛人流、放环、取环、诊刮等手术,年手术量 2 000 余例。计划生育手术室有相对固定的医生和护理团队,具有丰富的计划生育手术经验。本专科同时拥有一支较强科研与教学团队，有博士生导师一名，硕士生导师两名。专科承担山东大学齐鲁医学院本科生临床教学与见习、实习任务，博士及硕士研究生培养工作，以及住院医师规范化培训工作。另外，本专科是山东省较早的药物临床试验单位，曾完成计划生育药物及节育器相关临床试验课题近10项。

（二）山东省立医院计划生育综合科

山东省立医院计划生育综合科是全国首批医学硕士、博士研究生培养点，2010年被评为首批国家临床重点专科。2020年，山东省立医院被认定为国家妇产疾病临床医学研究中心山东省分中心。在苏应宽、王佩贞、刘新民、陈子江等著名专家的带领下，山东省立医院计划生育综合科医、教、研全面发展，享誉全国。医疗方面，组织架构明确，亚专科建设齐全；教学方面，山东省立医院为山东第一医科大学直属附属医院，同时为山东大学、山东中医药大学教学医院，妇产科承担着本科生和留学生的教学任务，为硕士、博士研究生学位授予点，设有博士后流动站，为第一批国家住院医师规范化培训基地；科研方面，妇产科为国家妇产疾病临床医学研究中心山东省分中心，为国家辅助生殖与优生工程技术研究中心，拥有教育部生殖内分泌重点实验室、国家卫健委生育调控技术重点实验室、山东省生殖医学重点实验室、山东省医药卫生重点实验室，具有开展药物临床试验的资质，已建立国际一流的生物样本库。

（三）山东省妇幼保健院计划生育科

山东省妇幼保健院计划生育科，从事女性避孕节育技术领域的科学研究、技术服务、新技术引进推广培训，以及我省基层妇幼保健院计划生育技术指导等工作。在我省避孕节育女性并发症鉴定，避孕节育手术疑难复杂问题的解决和困难高风险手术的处理等工作中，都显示出较强的专业能力和技术水平。门诊主要开展妇产科常见病、多发病的诊治，尤其是有关节育、避孕、术后相关并发症及频繁发作的生殖道感染、宫颈病变的诊治。开展人流术后关爱活动（PAC），对意外妊娠需要流产的患者提供避孕知识宣传讲座，保护女性生殖健康。

三、全国先进地区本学科发展情况

华中科技大学同济医学院计划生育研究所,是国内最早开展计划生育医学研究的专业科研机构,是第一批计划生育医学硕士和博士授予点,1988年由卫生部首批批准为部属院校生殖医学中心。1979～1985年由国务院计划生育领导小组指定与世界卫生组织首批合作,并得到世界卫生组织的核心资助,合作科研项目10余项。该研究所是我国首批确认生育调节药物国家临床基地,1987年被卫生部指定为临床生殖药理基地,近20年来,研究所国家药品临床研究基地接受国家食品与药品监督管理局下达的临床药物研究任务,包括各类药物的临床前期以及Ⅰ、Ⅱ、Ⅲ期研究工作。围绕生育调节中、西药制剂以及宫内节育器的研究开展了大量的工作,承担国家含药宫内节育器"七五""八五""九五""十五"攻关项目,并承担WHO和荷兰等有关新型宫内节育器的国际合作研究项目。近20年来发表科学研究论文150余篇,获各级科研成果奖励12项。"十五"期间,研究所科研取得了较好的成绩:2001年承担了国家和湖北省计划生育"三大工程"项目;2004年承担两项国家"十五"科技攻关课题;2005年又有两项国家自然科学基金获得资助。"十一五"开局之年,研究所获得三项国家"十一五"支撑计划课题和一项国家自然科学基金课题,展现出良好的发展态势。

首都医科大学附属北京妇产医院,生殖调节/计划生育科建立于1973年,是我国最早开展计划生育技术领域临床科学研究和系统培训的医疗机构之一,为WHO避孕技术节育药具临床多中心研究基地,拥有一批五千例、万例手术无事故的计划生育技术操作医务人员。开展生育指导与计划生育优质服务,超声导视无痛人工流产术和最新的直视下无痛人工流产术,擅长各种节育、避孕手术相关疑难病症的诊治。"胎停育"病因检查及规范化治疗位于国内先进水平,应用显微外科技术进行输卵管吻合和整形在国内享有盛誉。个体化治疗剖宫产瘢痕妊娠、宫颈妊娠、宫角妊娠,尤其是对剖宫产瘢痕妊娠、剖宫产切口愈合不良的宫腹腔镜联合治疗,是北京市转会诊中心。承担了国家、部委等各级科研项目多项,获国家、部委、市、局级科技进步奖26项。目前计划生育科已成为国家和市人口和计划生育委员会科研、系统技术培训、新技术推广、技术管理规范制定的技术支持基地。

四、本学科发展差距

与全国先进地区或医疗机构相比，我省计划生育学科在发展理念、专科建设、人才梯队、科学研究和社会影响力等方面，存在着较大差距。多数医院对计划生育科重视度不够，大多数医院没有专科病房，专职医护人员较缺乏。本学科缺乏在国内具有重大学术影响的学术带头人，高水平的实验平台数量较少，承担国家重大研究项目的能力不足，缺乏国家级科研成果的突破。在中华医学会计划生育分会中，我省无主委、副主委单位，在全国的影响力较小。

在新的时代，计划生育学科要寻找新的契机，要继续发展，扩大在全国的影响力。同时，山东大学齐鲁医院要充分发挥领头羊的带动作用，帮助兄弟医院尤其是三级医院，建立计划生育专科，并通过培训、进修等方式培养一批计划生育专业人才。各单位向全国先进医疗机构看齐，大家共同为我省计划生育事业的整体发展做出应有的贡献。

五、本学科发展目标

（一）重视人才培养，建设合理的人才梯队

设立山东省医学会计划生育分会青年委员，成员以全省三级医院为主，培养一批青年后备人才，以此带动全省各地市的计划生育水平。以全省各县级医院为主，扩增山东省医学会计划生育分会基层委员，以此发展我省基层医院的计划生育水平，培养一批专职计划生育医护人员。

（二）扩大龙头单位在全国的影响力

山东大学齐鲁医院、山东省立医院等龙头单位，应放眼全国，向全国先进医疗机构看齐，进一步提升自己的医教研水平，争取在全国计划生育领域占有一席之地。

（三）如期召开分会年会，定期开展基层医院巡讲

按照山东省医学会的计划，按期召开山东省医学会计划生育分会年会，

邀请全国先进医疗机构专家讲课,加强与他们的交流合作,进一步提高我省的水平。定期开展基层医院巡讲,辐射基层医院,推动基层医院的计划生育事业发展。

（四）加强实验平台及科研人才队伍建设,提升计划生育学科科研水平

申请建设高水平的实验平台,培养一支高质量的科研队伍,争取承担国家重大研究项目,取得国家级科研成果的突破。

围产医学学科发展报告

一、本学科发展历程

山东省医学会围产医学分会是一个年轻的、朝气蓬勃的分会,包括产科和新生儿科两个学科,成立于 2005 年 11 月 25 日。当时在济南召开了首届围产医学分会第一次全体委员会议,经民主投票选举产生了首届委员会的主任委员和副主任委员。目前在马玉燕和王谢桐主委的带领下,围产医学分会积极进取,不断攀登,在危重孕产妇抢救、降低孕产妇死亡率、减少新生儿出生缺陷、胎儿医学及围产儿救治等临床工作中取得良好的成绩,在人才培养、学科建设方面也打下了坚实的基础。

二、本学科发展现状

(一)产科

学科建设完善,人才梯队合理,第一届主委王谢桐教授是中华医学会围产医学分会副主任委员、山东省有突出贡献的中青年专家、中国医师协会妇产科分会母胎医学专业委员会副主任委员等。现任主委马玉燕教授为中华医学会围产医学分会委员、国家医师考试委员会专家、中国医师协会妇产科分会母胎医学专业委员会委员等。两位主委是《中华妇产科杂志》《中华围产医学杂志》《现代妇产科进展》《国际妇产科学杂志》《中国产前诊断杂志》《妇产与遗传(电子版)》编委。

在科研方面,近年主持国家重点研发计划 5 项,承担国家自然基金面上项目 10 项,青年基金 11 项,省部级科研项目 30 余项,获省部级科技进步奖 10 余项,近五年在国内外核心期刊发表论文数百篇,SCI 100 多篇,多家医疗单位获评五四青年文明岗及全国巾帼文明示范岗等荣誉。

近年来,山东大学齐鲁医院和山东省立医院每年主办及协办全国性的产科学术盛会,特别是山东大学齐鲁医院协办多期中华医学杂志社产科指南巡讲,提高了全省产科医师的学术氛围,使山东省产科的学术及临床水平保持在全国的先进行列。2019 年,更是响应习近平同志号召对省内的经济欠发达地区办会,把最前沿的学术理论推广到学术薄弱地区,在省医学会的支持下,分别到菏泽、德州及临沂地区举办学术讲座,为提升当地的产科学术水平做出努力。坚持不懈地在全省推广新生儿窒息复苏及产科的各项实操培训,在提高学术理论的同时切实提高全省产科工作者的实操技能,切实保障母婴的健康。推行多学科 MDT,为母婴健康提供多重保障。每年组织青年医师演讲比赛,病例讨论,培养产科事业后备力量。

1.产科在抗疫中的表现

2020 年是不平凡的一年,年初其他科室暂停诊的情况下,产科医生仍坚持在一线,为广大的孕产妇保驾护航。作为疫情防控期间山东省医学会创新学术交流形式、举办"战疫在线"视频直播系列讲座之一,2020 年 3 月 7 日,开展了产科临床热点讲座,王谢桐教授、马玉燕教授进行线上讲座,徐永萍教授主持讨论答疑,有 17 余万次在线观看。之后 5 月 10 日,山东省医学会成功开展专家面对面活动——产科临床热点病例研讨会,通过网络直播方式,邀请山东大学齐鲁医院马玉燕、山东省立医院左常婷、德州市妇幼保健院王万玲、山聊城市人民医院王晓兵等专家做客直播间进行病例点评与讨论,共有 10.3 万人次在线观看直播。每月举办一次产科疑难病例讨论,使产科基层医师在线学习,提高了临床技术水平。

2.产前诊断工作及预防出生缺陷

我省产前诊断工作开展较早,20 世纪 80 年代山东大学齐鲁医院邹玲教授率先开展超声在产科应用,开展胎儿畸形诊断、胎儿体重估计、胎盘分级及羊水量测量等项目,并申报卫生部课题"经腹脐静脉穿刺在产前诊断中应用";傅庆昭教授在国内率先开展游离端脐静脉穿刺取脐血进行产前诊断胎儿染色体疾病等，在全国处于领先水平。目前省内有多家医疗机构开展了遗传病的临床诊断、遗传咨询、外周血、脐带血细胞培养及羊水细胞培养制备染色体和 G 显带技术、荧光原位杂交（FISH）诊断染色体病及遗传病的产前诊断等工作。

多家医疗机构产前诊断中心还开展常见的单基因遗传病（包括遗传代谢病）诊断，系统性发育异常的基因检测（WES），对常见的胎儿体表畸形及内脏畸形进行影像诊断（超声及 MRI），对常见先天性缺陷和遗传性疾病做出风险率估计，对产前筛查出的多数（95％以上）高风险胎儿做出正确诊断及处理，进行相关的健康教育，资料保存及追踪随访。各优生遗传门诊可进行高风险孕妇孕期监控辅导和预后评估、胎儿各种高危因素评估或发育异常胎儿的 MDT 门诊和产前诊断与预后评估、监控和出生后衔接治疗。对于稽留流产、复发性流产患者，加强优生咨询及产前筛查宣教。

3.产科的亚专科

产科目前分为普通产科、母体医学和胎儿医学三个亚专科。

（1）普通产科

针对无明显妊娠并发症及并发症的孕产妇，发展的重点在于提高孕产妇满意度、舒适度，降低分娩及产后并发症的发生率。全省各医院产科争相开展无痛分娩服务，对于分娩镇痛后出血量、产后出血发生率、新生儿阿氏（Apgar）评分、产程发热、抗生素使用率、胎吸产钳助产率、中转剖宫产率、患者满意度等质量指标进行监控，保障分娩镇痛的不断改进和流程优化，近两年分娩镇痛比例上升至 60％以上。同时，部分医院实行了导乐师一对一陪伴分娩，真正实现了现代产科轻松分娩的理念，提高了分娩孕产妇的舒适度、满意度。山东大学齐鲁医院、山东省立医院、山东大学第二医院等医疗机构开设助产士门诊、营养门诊等特色门诊，帮助孕产妇以积极心理状态进行自我调节，了解掌握减痛方法和各种导乐器具的安全使用，提高了孕产妇分娩信心，降低社会因素剖宫产率；评估孕期体重，针对孕妇孕期间的营养健康状况，为孕妇制订针对性的个体营养膳食方案，从孕妇和胎儿生命体征监测到膳食营养的指导，全面系统地帮助孕妇做好孕期营养工作。

（2）母体医学

针对存在妊娠高危因素的孕产妇,工作重点在于提高危重孕产妇救治水平,降低孕产妇死亡率及新生儿死亡率。目前对凶险性前置胎盘手术治疗、瘢痕妊娠、难治性产后出血、重度子痫前期、妊娠合并重症感染、妊娠合并卵巢癌、宫颈癌、乳腺癌、血液病、妊娠合并各种复杂先心脏病、肺动脉高压、主动脉夹层、肝炎、肾炎、风湿免疫系统疾病等的治疗有丰富经验。省卫建委已成立省级孕产妇救治中心,充分落实分级诊疗,为山东省危重孕产妇转运救治提供绿色通道,同时成立妊娠合并自身免疫性疾病、妊娠合并心脏病两个 MDT 整合门诊,真正实现了我省产科"大病不出省"的目标,进一步提高了危重孕产妇救治水平,降低了孕产妇死亡率及新生儿死亡率。在宫颈环扎包括紧急环扎及腹腔镜孕前、孕期环扎积累了丰富经验,在全国处于领先水平。

（3）胎儿医学

针对可能存在胎儿异常的孕产妇,工作的重点是降低出生缺陷,提高出生质量。我省在国内较早开展胎儿医学相关技术,胎儿医学多项技术已国内领先。现已开展胎儿宫内诊断、胎儿宫内治疗（减胎术、胎儿镜、胎儿积液穿刺、胎儿宫内输血等）、遗传咨询、产前诊断技术（绒毛活检、羊膜腔穿刺、经腹胎儿脐静脉穿刺等产前诊断取材术）及胎儿宫内检测评估。对胎儿医学疾病具有独到的诊治及管理经验,诊疗范围包括三胎及以上多胎妊娠、复杂性双胎、母儿血型不合、胎儿水肿及胸腹腔积液、胎儿染色体异常、胎儿发育异常及胎儿生长受限及胎儿心率失常等。

（二）新生儿科

我省新生儿学科多地区协同发展,拥有一流的救治能力,救治体重小于1 000 克/胎龄小于 28 周早产儿的存活率达 95% 以上,位于国内前列,建立了危重新生儿转运网络,承担着全省及周边地区的危重新生儿转运任务,也是全国新生儿——围产医学专科医师培训基地。在治疗超极低及低出生体重儿、新生儿窒息、新生儿呼吸窘迫综合征、胎粪吸入综合征、持续肺动脉高压、新生儿败血症、新生儿缺氧缺血性脑病、支气管肺发育不良、新生儿呼吸衰竭、新生儿溶血病、多器官功能衰竭等新生儿急危重病症方面有丰富临床经验,同时开展对小儿外科、神经外科、心脏外科、眼科、口腔科、耳鼻喉科等围术期患儿进行术后监护及生命支持。目前开展的项目包括连续肾脏替代疗法(CRRT)、腹膜透析、动脉导管未闭(PDA)结扎术、床旁晶状体后纤维增生性眼病(ROP)治疗、亚低温治疗、脑功能检测、支气管镜检查、PICC和脐动静脉置管等技术,同时开展床边袋鼠式护理、新生儿抚触、日间病房、家庭回访、健康讲堂等特色服务,出院后长期追踪随访与康复指导。各主要医院新生儿科配备先进的中心监控,拥有标准的十万级层流空气净化系统,配备吊塔式标准监护单元,设有标准的手卫生设施、恒温婴儿洗浴设备等。拥有高端多功能培养箱,另外辐射暖台,高频呼吸机,常频呼吸机,无创高频呼吸机,持续气道正压道气系统(CPAP)呼吸机,监护仪,TCM经皮二氧化碳(CO_2)监测仪,转运120救护车。另有脑功能检测仪、床边彩超、床边X线、亚低温治疗仪、电除颤仪、血气分析仪、经皮胆红素测定仪、蓝光箱、微量输液泵、血糖测定仪、氧浓度监测仪等检查和治疗设备,能充分满足超极低早产儿、各类危重新生儿等患者的诊疗需求。成功救治最小出生体重450克,收治最小胎龄24^{+6}周,均全部康复出院,刷新省内早产儿的存活的记录。能够有效、娴熟地开展高频振荡通气技术、NO吸入治疗技术、新生儿腹膜透析等治疗。在科研上,开展相关研究,取得一定的学术成绩,发表论文数百篇,获各类科研课题资助几十项,包括国家自然科学基金面上项目、国家留学基金委资助项目、山东省自然科学基金等课题,参与项目获山东省科技进步二等奖。同时加强国际合作,聘请加拿大多伦多大学新生儿专家肖利(Shoolee)教授为客座教授,派出多名医生赴国外先进的新生儿重症监护病房学习,将国际上先进的技术及理念引进专业建设中。部分单位被授予"山东省巾帼立功示范岗""济南市文明窗口"等荣誉称号。

山东省卫健委已实施母婴安全行动计划,在全省建立了妊娠风险筛查评估、高危专案管理、危急重症救治、孕产妇死亡个案报告及约谈通报等五项制度。在全省各级共建立危急重症孕产妇和儿童新生儿救治中心367家,有效保障了母婴安全。各地市产科专家有高危孕妇管理的微信群,确保了高危孕妇的及时救治。

三、本学科发展差距

产科分普通产科、母体医学和胎儿医学三个亚专科,我们对标北京、上海及广州地区,在普通产科及母体医学方面未有明显差别,但在胎儿医学方面还存在一定的差距,尤其在科研方面较弱势,争取在学会支持下,通过各种措施缩小存在的差距,加快胎儿医学的进一步发展。

我省新生儿医师的队伍已有较大的基数,多地新生儿学科发展相对均衡,但是资源不集中,在国内尚未成长出代表性学者,这在一定程度上抑制我省新生儿学科的优势。随着新生儿学科的发展、提高,各二级医疗机构亦相继组建了新生儿重症监护中心(NICU)和医师队伍,但整体上新生儿医师队伍较年轻,高级职称人员比例偏低,亚专业梯队尚不成熟。很多从业人员的没有经过严格规范的医技培训和学习,对 NICU 的各项技术、诊疗规范化以及质量控制指标掌握不够,如复苏囊的正确使用、抗生素的合理应用、保暖的实施、呼吸支持设备的合理应用、营养液体的管理等,严重影响诊疗质量,导致地区间救治能力尚存在差距。同时,由于我省新生儿发展特点和研究生导师数量偏少,研究经费不足,实验平台不理想,无成形的研究室,不利课题实施和转化,不能有效组织国家级多中心研究。另外,我省新生儿学科与欧美发达国家顶级新生儿学科的国际合作不足,亟待各单位与国际知名的新生儿科建立合作关系,建立合作科研团队,促进临床和科研的提高。

四、本学科发展目标

作为人口大省来说,产科、新生儿的服务能力、急危重症的处理能力、区域辐射能力等方面尚存在一定的提升空间。与北京、上海、广州相比尤其在胎儿医学方面、人才培养及科研能力方面尚存在差距,需要产科、新生儿科医务人员齐心协力开展学科建设,为我省的母婴健康保驾护航。

(一)产科方面

1.做好应急演练急救体系

应急演练急救体系包含产妇的院前急救、院内手术室、重症监护病房以及相关学科绿色通道建设的一体化应急演练等,进一步完善院内"绿色通道"建设,实现一体化管理。

以产科为核心,加强与各个学科的业务交流,多学科积极合作,搭建各种急危重症救治平台,提高产科医务人员的诊疗技术,促进各种急危重症的快速救治,全面提升医疗服务质量。定期演练,确保急危重症产妇的救治,同级别医疗机构之间的高效畅通。

2.建设特色亚专科

针对产科专业特点,建立亚专科,亚专科建设要考虑当地的社会需求及医院发展需要,合理布局,有目的、有计划地开展特色亚专科建设。有条件的医院重点发展胎儿医学的诊疗技术,促进专业技术纵向精深发展,提升专业化诊疗水平,同时兼顾与其他亚专科的交叉与融合,促进横向发展。

3.加强人才团队建设,夯实学科基础

人才是学科发展的根本,加强人才团队建设,是加强学科建设的基础。随着三孩政策的放开,社会医疗需求的增加,国家已开始重视产科人才的培养,产科需要培养更多人才队伍。人才团队的建设还应注重加强国际交流与合作,将现有优秀人才"送出去"深造,提升产科的人才实力,为学科发展夯实基础。

4.开展科学研究,促进学科的可持续发展

产科的科研是薄弱环节,今后应从亚专科特色方向中选题,突出优势,形成特色,促进学科的可持续发展。争取利用人口大省优势,组织开展大规模、多中心、高质量的临床诊疗规范研究,协同全国各医院加强合作,进行前瞻性大数据临床科研,以更好地服务临床。

（二）新生儿科方面

新生儿科方面,在现有工作基础上,重点开展极低和超低出生体重儿的临床管理,完善和加强新生儿专业基础和高新技术建设,积极开展 ECMO技术、血液净化技术等,从而进一步提高围产新生儿的治愈率、降低病死率,使极低和超低出生体重儿的存活率及生存质量得到进一步提高。优化新生儿随访门诊,开展早产儿吞咽功能评估及训练、血液净化（CRRT）、体外膜肺氧合（ECMO）救治技术,开展早产床旁胃镜检查、脐带间充质干细胞移植等危重新生儿救治新技术,建立新生儿临床治疗药物浓度监测体系,对新生儿期常用药物进行常规药物浓度监测。另外,与1~2家国际知名的新生儿科建立合作关系,建立合作科研团队,促进临床和科研的提高,积极参与国家多中心研究,提升国内影响力。建立2~3个正在积极筹建省内医联体和专科联盟,共促我省新生儿临床救治能力的提高。

通过积极推动多点省级危重新生儿救治中心的建设,全面提升我省新生儿学科在全国的影响力和知名度。加大科研力度,加强国内外合作和引智,力促新生儿科达到国内的"高峰学科"。

构建全面的新生儿科医疗人才梯队,推出有一定影响力的突出人才,完善新生儿各亚专业。派遣年轻医生到国内知名院校和新生儿科进修学习,培养良好的临床思维。派遣医疗骨干人才至国外著名医院新生儿研修、访学,通过国际化培训,掌握先进的新生儿临床技术。拟引入国内外知名专家为科室客座教授,完成定量临床科研工作,拓展人才队伍的国际视野。

五、本学科发展趋势及展望

借助三孩政策放开的机遇,山东人口大省的优势,加强危重孕产妇救治中心及危重儿童和新生儿救治中心等亚专业的发展,进一步提高产科质量,降低孕产妇和围产儿死亡率,保障母婴健康,为全国产科质量的提高提供依据。

生殖医学学科发展报告

一、本学科发展历程

生殖医学是 20 世纪 80 年代以来逐渐发展起来的新型学科,目前主要以辅助生殖技术为主体,涉及妇产科学、生殖内分泌学、计划生育专业、男科学、胚胎学、遗传学、发育生物学、伦理学、心理学和法律等多个领域,形成生命科学的前沿学科。1988 年,我国第一例试管婴儿诞生;1998 年后,我国辅助生殖技术呈现迅速发展趋势。2005 年 12 月,中华医学会生殖医学分会成立,是我国生殖医学发展史上一个重要的里程碑。2006 年 7 月,山东省医学会生殖医学分会成立。至今分会成立 15 年,更选四届委员会,在各届主委的精心领导,委员们的辛勤努力,广大同仁的积极配合下,分会一直引领和推动山东省生殖医学学科不断创新发展。

二、本学科发展现状

(一)科研平台与人才队伍

山东省生殖医学的科研平台起步在国内较早,以陈子江教授为代表的山东省生殖医学界在早期的生殖医学发展中拥有一席之地。1987 年,山东省立医院生殖医学中心(现山东大学生殖医学研究中心)成立,为国内首批通过卫生部技术准入的 13 家医疗机构之一。1989 年建设为国务院首批博士、硕士点、博士后流动站,2008 年入选国家重点学科,2010 年获批建设生殖内分泌教育部重点实验室（2016 年通过验收），2011 年建设成生殖领域唯一的国家辅助生殖与优生工程技术研究中心。学科依托单位还是国家卫计委批准的首批高通量测序技术临床应用试点单位、国家发改委基因检测技术示范中心。

2019 年 11 月 22 日，中国科学院公布了 2019 年中国科学院院士增选名单，山东省生殖医学学科带头人陈子江教授当选为中国科学院生命科学和医学学部院士。2019 年当选为生殖医学领域最权威学术组织国际生殖学会联盟（IFFS）常务理事兼秘书长，2020 年在"全球学者库"中国妇产科领域的学术影响力排名第一，为山东省乃至全国生殖医学发展做出了巨大的贡献。2021 年，陈子江教授当选为发展中国家科学院院士。

以山东大学附属生殖医院为代表，近年来山东省的辅助生殖科研水平有了巨大进步，多家生殖医学中心拥有了博士生导师和硕士生导师，多次参加国内外的学术会议并在会上开展广泛的学术交流。

（二）技术水平

山东省是国内最先开展生殖医学与生殖内分泌疾病研究与临床应用的省份之一。早在 20 世纪 70 年代末，我国著名的妇产科专家、山东妇产科领军人物苏应宽教授就看到了国内外生殖技术发展的趋势，并于 1986 年提出开展在当时看来还是很困难的辅助生殖技术研究，奠基了我省的生殖医学事业基础。1992 年 5 月 15 日，师从苏应宽教授的陈子江探索研究的世界上首例"宫腔配子移植婴儿"诞生于山东省立医院。该成果于 1993 年荣获国家发明三等奖，为国家填补了在该领域的空白，使中国的生殖医学研究站到了世界前列。此后，陈子江又相继完成了生殖医学领域一系列攻关课题研究，包括华东地区首例试管婴儿技术、人类胚胎冷冻保存等。2001 年，陈子江在国内首创的未成熟卵体外成熟培养—胚胎移植获得成功；2002 年，国内首例 IVM-IVF 胚胎冻融后，IVM 治疗周期移植婴儿在山东济南诞生。2015 年 1 月，我国首例胚胎植入前遗传学诊断（PGD）联合无创产前单体型分析遗传性耳聋基因健康婴儿的成功诞生，该项目由陈子江教授团队与中国人民解放军总医院耳鼻咽喉头颈外科王秋菊教授团队及华大基因等单位合力攻关完成，这一婴儿的诞生标志着我国对单基因遗传病的预防已达到国际先进水平。

截至 2020 年 12 月 31 日，山东省经批准开展人类辅助生殖技术的医疗机构共有 32 家，可开展的辅助生殖技术包括人工授精（夫精/供精）、常规体外受精—胚胎移植技术、卵胞浆内单精子显微注射技术和植入前胚胎遗传学诊断技术。其中山东大学附属生殖医院作为全国首家三级甲等生殖健康与不孕症专科医院，年接诊患者 50 多万人次，ART 成功率国际领先。

此外，陈子江教授团队还牵头制定了中国首个《多囊卵巢综合征（PCOS）诊断标准》，为 2011 年卫生部首批 12 个强制性行业标准之一，于 2011 年 12 月全国范围内推广实施。此外还牵头我国《不孕（育）症诊断》《人类辅助生殖技术的应用与质量控制》等行业标准和指南，推动了我国妇科内分泌疾病及不孕症诊疗规范化进程。

（三）科研成果

陈子江院士团队为代表的山东省生殖医学界近年来共承担国家级及省部级研究课题百余项，包括国家重点研发计划、国家重大科学研究计划（"973 计划"）、国家科技支撑计划、卫生部卫生公益重大专项、国家自然科学基金基础科学研究中心项目、重点项目、重大及面上项目，项目总经费超过 1 亿元，累计发表学术论文 400 多篇，涉及的杂志包括 *N Engl J Med*、*Nature*、*Cell*、*Lancet*、*Nat Genet*、*Nat Commun*、*Am J Hum Genet* 等；获国家级科技进步奖、何梁何利科技奖、山东省科学技术最高奖以及省部级一等奖等多项，获得专利 40 余件。

陈子江院士团队牵头开展了本领域首个全国多中心临床研究，国际上首次揭示多囊卵巢综合征（PCOS）冻胚移植提高活产率，成果发表在《新英格兰医学杂志》（*N Engl J Med*，2016）。杂志同期发表专题述评，认为该研究将推动 PCOS 临床治疗标准的变革，为临床标准的制定和实施提供重要依据，该文章还被哈佛医学院国际教育项目纳入培训课程范例。牵头开展的另一项临床研究发现，对于排卵正常的患者，冻胚移植与鲜胚移植的活产率、母体及新生儿并发症的风险无差异，该结果为不孕症的临床诊疗规范化及个体化诊疗提供了新的循证医学证据。

三、全国先进地区本学科发展情况

截至 2020 年 12 月 31 日，全国经批准开展人类辅助生殖技术的医疗机构共 536 家。近年来，每年人类辅助生殖各项技术类别总周期数超过 100 万，出生婴儿数超过 30 万。北京大学第三医院、中信湘雅生殖与遗传专科医院、中山大学附属第一医院等为较为先进的地区，助孕周期数大，诊疗水平高。例如北医三院生殖医学中心是中国大陆第一例试管婴儿诞生地，集医、教、研为一体，是世界上诊疗规模最大、技术最全面的生殖健康研究中心，专科疑难病症患者、疑难病症外省就诊患者占比超过半数，具有国内领先、国际先进的生育健康疑难危重症诊疗水平。中信湘雅生殖与遗传专科医院 2019 年"试管婴儿"治疗超 5.2 万个周期，平均临床妊娠率达 62.3%。中山大学附属第一医院分别在 1996 年和 2000 年在国内率先建立了单精子卵胞质内显微注射（ICSI）和植入前遗传学诊断（PGD）技术两项标志性的技术，奠定了其本专科在国内的地位。

四、本学科发展差距

（一）全省总体发展不均衡

虽然陈子江院士带领的生殖医学团队在技术及科研方面均处于国内外领先水平，但不能否认，我省是生殖医学大省，但不是生殖医学强省。全省生殖中心的数量虽然不少，但是每个中心的体量不大。在学术上全省总体发展不均衡，除山东大学附属生殖医院外，没有特别突出的全国知名中心和学科带头人。此外，与先进地区相比，我省经批准开展植入前胚胎遗传学诊断技术的医疗机构较少。截至 2020 年 12 月 31 日，我省经批准开展人类辅助生殖技术的医疗机构共 32 家，其中正式开展植入前胚胎遗传学诊断技术开展资质的医疗机构仅一家。而河南省、湖北省经批准开展人类辅助生殖技术的医疗机构均为 32 家，但其中有植入前胚胎遗传学诊断技术开展资质的医疗机构分别为三家和五家。

（二）人才队伍仍薄弱

虽然我省山东大学生殖医学研究中心在陈子江院士的带领下形成了结

构稳定、创新能力强的研究队伍，但就全省范围人才队伍看，我省人才队伍略显薄弱，没有形成生殖医学全产业链人才的整合和发展。

五、本学科发展目标

（一）打造生殖医学强省

不仅做生殖医学大省，也要打造生殖医学强省，全省总体均衡发展，提升总体诊疗及学术水平。

（二）加强人才培养，重点打造老中青相结合的良性发展势头

加强青年医师的培养，一直是分会的重要工作之一，打造结构稳定合理、创新能力强的人才队伍，是未来我省学科发展的重要基础。

六、本学科发展趋势及展望

（一）加强中心间交流学习与合作

设立多个临床研究中心，加强中心间交流与合作，互帮互助，实现优势互补，共同创立创新项目，促进我省生殖医学多中心均衡发展。进一步发展辅助生殖技术治疗，努力开展体外常规受精、单精子卵细胞内注射、胚胎植入前遗传学诊断、辅助孵化、卵母细胞体外成熟培养、囊胚培养、卵子冷冻等辅助生殖技术，提升总体诊疗技术水平。开展多中心临床研究和基础研究，加强学术交流及科研经验分享，推动全省生殖医学科研事业发展，从诊疗技术及学术上打造全面均衡发展的生殖医学强省。

（二）加强人才培养

举办国家级的学术交流会议，对于特别优秀的生殖医生，搭建平台，鼓励其在国内和国际积极发声，促进生殖医学人才及学科带头人的快速成长。学术交流、临床研究等方面加大投入，设置更多不同层次的科研基金，使处于不同科研水平和不同阶段的科研人员均具有科研动力和科研平台，进一步提高医务人员科研的基础水平。设立不同的专科学组，利用专科学组的影响力推广诊疗技术的发展和鼓励年轻人在全国的学术会议上投稿发言。重视人才培养及队伍建设，构建完备的人才培养体系，重点打造老中青相结

合的良性发展势头,为我省生殖医学发展提供源源不断的动力。

七、本学科发展总结

　　虽然我省生殖医学在临床和基础研究方面都取得了一定成就,但路漫漫其修远兮,我们面临的任务仍然艰巨。面对挑战,希望大家在未来的征程中精诚合作,携手并进,努力为山东生殖医学的发展做出更大的贡献!

妇科肿瘤学学科发展报告

一、本学科发展现状

妇科学学科主要致力于研究女性生殖器官疾病的病因、病理、诊断及防治,妊娠、分娩的生理和病理变化,高危妊娠及难产的预防和诊治,女性生殖内分泌及生育调控等。妇科学不仅针对人类疾病防治,其对于人社会经济文明发展、提高人口质量等均至为关键。

21 世纪以来,我国的妇科学发展出现了新局面,在公众教育、筛查、早诊早治以及预防等诸方面都有新的进展。妇科内镜技术已经成为妇科医师的必备技能,妇科疾病诊治的规范化、个体化、微创化和人性化已经深入人心。生殖内分泌学异军突起,不断解决生育及不育的新问题,适应人口老龄化情势。然而我国同样面临严峻人口形势造成的危机,如人口比率下降、生育人口下降、生育能力和意愿下降,严重出生缺陷问题令人担忧。在妇科肿瘤、子宫内膜异位症、盆底疾病等防治的基础与临床研究方面都面临一定瓶颈,因此,建立国家妇科医疗中心和国家妇科区域医疗中心,建设区域化和全国化的妇科疾病医疗服务体系、人才培养体系、科技创新体系和医疗质控体系等是非常重要的。

2017 年,山东省首次向社会全面发布居民疾病与健康状况数据。2016年,山东省常住人口 9 946.64 万,孕产妇死亡率为 12.62/10 万,婴儿死亡率为 4.53‰,恶性肿瘤位居女性死因第三位。因此,山东省及周边区域妇产科疾病的防治工作任务艰巨,为降低日益加重的妇产科疾病的疾病负担。这一方面要强调提高医疗水平,改善医疗质量;另一方面也必须大力开展健康知识普及,加强对妇产科危险因素的控制。建立基于我省的国家妇产区域医疗中心,立足山东、辐射周边,对于提高我国妇产科疾病整体诊治水平、培养优秀妇产科医学人才、引领和推动区域内妇产科学科的可持续发展至关重要。山东省内的妇产科专业以山东大学齐鲁医院和山东省立医院为代表,分别孕育了江森和苏应宽二位大家,是山东妇产科的先驱,而后又以孔北华和陈子江两位教授作为新时期的学科带头人,将山东妇产这面旗帜发扬壮大。

其中山东大学齐鲁医院妇产科作为山东省妇产科综合实力的龙头,自复旦大学医学排行榜公布以来,便一直居于妇产科专科声誉排行榜6~9位,是山东省内唯一进入前十的妇产科学科。山东大学齐鲁医院妇产科为国家重点学科、国家重点临床专科建设单位、国家妇产疾病临床研究中心分中心,是国家规划教材《妇产科学》(人民卫生出版社)主编单位、中华医学会妇科肿瘤分会候任主任委员单位、国家核心期刊《现代妇产科进展》主编单位。现拥有临床医师/教师/研究员130余人,其中医学博士100余位,高级职称57人,博士生导师14人。学科带头人系中华医学会妇产科分会副主任委员、中华医学会妇科肿瘤分会候任主任委员、中国医师协会妇产科分会副会长、《中华妇产科杂志》副总编、国家执业医师考试临床医学试题委员会副主任委员。本学科专业齐全,拥有普通妇科、妇科肿瘤、妇科内分泌、妇科泌尿、普通产科、高危产科、产前诊断、胎儿医学、计划生育和生殖医学专业,拥有住院病房10个病区、完善的门诊系统和临检实验室和转化医学研究实验室。本学科系国家妇产科临床医学研究中心分中心、山东省产前诊断中心、卫生部人类辅助生殖中心准入单位、国家药物临床试验机构、国家妇产科住院医师培训基地、卫生部国家四级妇科内镜手术培训基地。

二、本学会发展奠基人

江森教授(1921~2011)是我国著名妇产科学家、医学教育家,山东大学齐鲁医学院教授、博士生导师,《现代妇产科进展》杂志主编,山东大学齐鲁医院原妇产科主任,中国共产党的优秀党员。

江森，字治林，生于江苏南通市，祖籍江西婺源，1948 年毕业于东南医学院（安徽医科大学前身），获医学学士学位，毕业后在江阴吴兴福音医院工作。1949 年 10 月，他响应中共华东局"面向农村、迁往内地"支援山东医疗卫生建设的号召，赴山东济南的华东白求恩医学院国际和平医院（山东省立医院前身）任妇产科医师。1952 年 9 月院系调整，他调往山东医学院附属医院妇产科工作，1958 年始历任妇产科代副主任、副主任、主任、山东大学（原山东医学院和山东医科大学）副教授、教授。

江森教授执掌山东大学齐鲁医院妇产科半个多世纪，在妇产科学领域诸多方向卓有建树，是我国妇产科学界的一代宗师大医，享誉全国。江森教授治学严谨，学术造诣颇深，20 世纪 50 年代初提出妊娠中毒症疾病命名和分类商榷，20 世纪 80 年代提出妊娠高血压综合征命名和分类以及剖宫产命名，为国家医学名词审定做了大量工作。江森教授手术精湛，风格大气，一生开创了多种妇产科手术术式，在尿瘘修补、生殖道畸形矫正手术、外阴癌根治术和剖宫产术式方面独具风格，腹膜外淋巴结清扫和髂内动脉结扎的子宫颈癌根治术术式更具特色。20 世纪七八十年代受国家卫生部委托，主持举办多次子宫颈癌根治术全国学习班，并在大江南北全国各地手术示范表演，将山东经验推向全国，在妇产科学界产生重大影响。江森教授临床经验丰富，一生笔耕不辍，著作等身，发表述评、论著 200 余篇，先后主编或参编《妇科手术学》《实用妇科学》《实用产科学》《新编实用妇科学》《常见妇产科疾病》《子宫脱垂与尿瘘》《女性节育手术学》《实用妇产科学》《妇科肿瘤学》《妇产科感染性疾病》等著作。其中《实用妇科学》《实用产科学》是"文化大革命"结束后我国最早期的妇产科学权威专著，是 20 世纪七八十年代全国妇产科医生的必读专业书，深受广大妇产科医生的欢迎，获得 1978 年全国科学大会一等奖。20 世纪 80 年代中期，江森教授创立了我国首批妇产科学博士学位授权点，引领本学科成为全国著名妇产科临床医疗、教学和科研中心。

江森教授热爱祖国，热爱人民，一生经历坎坷，是经历新旧两个时代爱国知识分子的杰出代表。解放初期，一个江南才俊放弃南方生活，响应党的号召，毅然来到山东，为初期的山东妇产科发展发挥了重要作用。"文化大革命"中信念坚定，苦练医术，积累了丰富临床经验，为日后大展才华奠定了坚实基础。"文化大革命"结束后江森教授焕发了青春,事业如日中天,活跃在全国妇产科学界,先后当选山东医学会妇产科分会副主任委员和主任委员、中国抗癌协会子宫颈癌手术治疗学组组长、中华医学会妇产科学会副主任委员、《中华妇产科杂志》副总编、《现代妇产科进展》主编、《国外医学妇产科分册》副主编、《实用妇产科杂志》副主编、《中国实用妇科与产科杂志》副主编、国家医学名词妇产科学名词审定组长等学术要职,成为全国妇产科学术团体和学术期刊主要学术领导人,为妇产科疾病特别是妇科肿瘤的规范化诊治推广做了卓越工作。

江森教授学术思想活跃,善于把握学科前沿,紧密追踪妇产科学术发展动态,在妇产科领域开展了多个方向的科学研究;20 世纪 70 年代开展子宫颈癌髂内动脉灌注化疗研究和计划生育适用技术研究,20 世纪 80 年代中期率领开展脐带血穿刺产前诊断研究和外阴癌治疗技术研究,20 世纪 80 年代末期开展卵巢癌的早期诊断和综合治疗技术研究;先后获得卫生部科技进步奖 2 项,中国高校科技进步奖 2 项,山东省科技进步奖 7 项,并受到卫生部、国家计划生育委员会、教育部等多项工作表彰;获得"春华秋实"金牌奖、中国妇科肿瘤特殊贡献奖。

江森教授知识渊博,学贯中西,通晓四国语言。他在高考恢复后为全国高等医药院校规划教材《妇产科学》第一版到第四版的编写倾注了大量心血。他热爱临床教学,注重人才培养,始终坚持为医学生授课,教书育人,循循善诱,诲人不倦,学生遍布海内外,桃李满天下。江森教授培养毕业博士和硕士研究生 59 人,指导来自全国各地的进修医师数千人。江森教授注重"传、帮、带",不仅为本学科培养造就了实力雄厚的学科梯队,也为我国卫生事业培养输送了大批妇产科专业人才,其中许多人已成为全国各地的妇产科领军人物。

江森教授注重学术交流,倡导学术争鸣,年近 70 岁时创办和主编《现代妇产科进展》杂志,晚年办好一本杂志成了他的最大心愿。江森教授按照"广求教,慎审校,不骄傲"的办刊方针,发扬学术民主,尊重评委意见,严把学术质量关,对于每篇稿件字斟句酌,终审终校。在他的卓越领导下,该杂志先后被评为山东省优秀期刊、山东省十佳期刊和华东地区优秀期刊,被收录中国科技论文统计源期刊(中国科技核心期刊)、中国医学核心期刊(中国医学科学院医学情报信息研究）、中文核心期刊·妇产科学类《中文核心期刊要目总览》，成为我国妇产科学界具有重要影响力的学术期刊。江森教授领导本杂志编委会和编辑部举办了十余次现代妇产科进展学术会议，推动了全国妇产科的学术交流与进步。

江森教授德高望重，大师风范，他与苏应宽教授的合作堪称学界楷模，共同铸就了山东妇产科的历史辉煌，被誉为全国妇产科学界在山东的两面旗帜。江森教授谦虚治学，以诚待人，宽厚为怀，具有独特的人格魅力和大侠之气，与全国妇产科学界许多大师名医友谊甚笃，在业内广为传颂。对待同事，他宽以待人，甘为人梯，将医术毫不保留地传承他人；对待学生，既是严师，又如慈父，为国家培育了大量人才；对待患者，关爱是他开出的第一张处方，用他精湛的医术挽救了无数妇产科患者的生命，他治愈的患者遍布祖国各地，深受广大群众的衷心爱戴。

江森教授的杰出业绩和重大成就受到了党和政府的充分肯定，1977年和1980年他先后当选第四届、第五届山东省政协委员；1983年被评为首届山东省卫生系统劳动模范并获山东省专业技术拔尖人才称号，享受国务院颁发的政府特殊津贴；1986年再次当选山东省卫生系统劳动模范，并被授予全国卫生系统先进工作者光荣称号，在人民大会堂受到党和国家主要领导人的亲切接见；1988年被评为卫生部有突出贡献的专家、国家级有突出贡献的专家；2000年被授予山东大学齐鲁医院著名专家称号。

江森教授的一生，是光辉的一生。他从医执教六十余载，勤奋执着，刻苦敬业，任劳任怨，忘我工作，殚精竭虑，鞠躬尽瘁，奋斗到生命的最后一息，把毕生的精力献给了他所热爱的妇产科专业，为祖国的医疗卫生和医学教育事业做出了不可磨灭的杰出贡献。他的医术、他的学识、他的人格精神，在中国妇产科界树起了一座永远的丰碑。

三、全国先进地区本学科发展情况

妇科肿瘤方面，复旦大学版学科排行榜排名最靠前的是北京协和医院妇产科和华中科技大学同济医学院附属同济医院妇产科。北京协和医院妇产科，由我国医学巨擘林巧稚教授创立，是协和医院的重中之重学科，先后由两名院士执掌该学科。现任学科带头人郎景和院士，是中华医学会妇产科分会主任委员,中国医师协会妇产科分会会长,《中华妇产科杂志》总编辑。其麾下聚集了一批学术声誉享誉全国的妇产科领域各方向学术带头人,有些在国际上具有重要学术地位。妇科肿瘤和普通妇科是其优势学科,在滋养细胞肿瘤治疗方面创立了中国模式,在国际上产生了重大学术影响;在妇科微创技术开展应用、盆底修复、子宫内膜异位症防治领域,引领全国,具有"霸主"地位;在妇科内分泌诊疗、产前诊断方面也具协和特色。协和医院妇产科具有深厚的历史积淀,以临床医疗规范、临床教学严格享誉海内外。该学科具有独特的资源优势,在国家重大科研攻关项目、学术组织、诊疗规范制定等方面,一直引领全国。

华中科技大学同济医学院附属同济医院妇产科在复旦大学版学科排行榜上位居妇产科第三名。该学科拥有中国工程院院士马丁,并汇聚了"长江学者"在内的一大批杰出人才,拥有教育部重点实验室、国家临床医学研究中心,承担了多项国家重大研究项目,注重临床实践中重大难题的系统研究。其在妇科恶性肿瘤防治和遏制肿瘤转移临床研究方面做出卓越贡献:①合理应用先期化疗并通过改进手术方式缩减对女性生育器官功能的损伤,使保留妇科恶性肿瘤年轻患者生育功能成为可能。②发现中国人宫颈癌易感高危基因和人乳头瘤病毒(HPV)致癌病毒整合位点,建立宫颈癌预警模型和早期预治新策略,提高我国宫颈癌防治水平。③发现和确定肿瘤转移特异性靶向分子和靶向肽,并适时将创新成果临床转化应用,肿瘤转移靶向标记肽 TMTP1 已用于临床诊断,腺病毒胸苷激酶抑制剂(ADV-TK)拮抗肿瘤转移制剂(国家Ⅰ类新药)已进入临床Ⅲ期试验。目前,学科负责主编我国妇科恶性肿瘤诊疗指南,主编国家医学生八年制规划教材《妇产科学》和英文版《妇产科学》;发表论文 500 余篇,其中在 *Nature Genetics*、*J Clin Invest*、*J Exp Med* 和 *J Nat Can Invest* 为代表的 SCI 杂志发表论文 163 余篇,总影响因子为 612.7 分,总计被他人引用 4 262 次,被 *Lancet* 等国际期刊他引 2 630 次;2010 年获卫生部国家临床重点专科,2014 年获国家妇产疾病临床医学研究中心。与国外主要科研机构如美国达拉斯西南医学中心、美国 MD Anderson 肿瘤中心、匹兹堡大学、宾夕法尼亚大学有长期合作关系,目前所承担的恶性肿瘤的基因治疗、肿瘤转移的基因调控等多项研究课题均居于国际前沿领域。近 10 年来妇科肿瘤专科在临床、科研及教学等各方面均取得了令人瞩目的成绩。在临床方面，本专科收治了大量危重疑难病例，成功完成了各种妇科肿瘤手术，新增了"宫颈癌患者保留生育功能的手术"及"妇科恶性肿瘤患者术后激素替代治疗（HRT）的临床研究"两个临床项目，进展良好，同时开展了宫颈癌新辅助化疗保留女性生育或内分泌功能的多中心研究。在科研方面，承担国家重点基础研究发展规划"973计划"项目（肿瘤侵袭转移）、国家"863计划"科技攻关项目、国家自然科学基金及湖北省重点科研项目多项，获得国家级和省部级奖励6项；所培养博士研究生中多人获得国家自然科学基金青年基金项目及面上基金项目，造就了一大批优秀人才。

四、本学科发展差距

山东大学齐鲁医院妇科肿瘤作为山东省妇科肿瘤综合实力的龙头，下面将山东大学齐鲁医院与华中科技大学同济医学院附属同济医院、北京协和医院做一下简单的比较，如表4-1所示。

表4-1 标杆学科关键指标对比分析情况汇总表

一级指标	二级指标	山东大学齐鲁医院	华中科技大学同济医学院附属同济医院	北京协和医院
人才	科室人员总数	94	203	144
	专职科研人员数	5	21	11
	博士学位人员数	85	180	109
	硕导人员数	14	28	32
	博导人员数	11	13	15
	副高级职称人员数	16	34	29
	正高级职称人员数	21	25	31
	院士、"千人计划"、"长江学者"、"杰青"[①]、"百千万人才工程"领军人才、"万人计划"科技创新领军人才、"四青"[②]人员数	0	2	4

续表

一级指标	二级指标	山东大学齐鲁医院	华中科技大学同济医学院附属同济医院	北京协和医院
人才	"泰山学者攀登计划"、"泰山学者"特聘专家计划、"泰山学者"青年专家计划人员数	2	0	0
学科平台	复旦大学版医院排行榜专科排名	8	3	1
	国家级重点实验室	0	1	1
	教育部/卫生部重点实验室	0	1	0
	省级重点实验室	0	2	1
科学研究	国家自然科学基金项目总数	10	45	23
	国家自然科学基金重点项目数	0	2	2
	国家自然科学基金青年项目数	5	27	10
	国家自然科学基金面上项目数	5	16	11
	国家重点研发、国家重大专项项目/课题总数	2	2	7
	省级重大/重点项目（如省重大创新工程、省基金重点项目等同级别项目）	1	3	5
	专著（本）	1	2	5
	本学科 SCI 论文总量	155	136	160
	本学科 Top 10 顶级期刊论文数	1	10	5
	国际科研合作论文（篇）	30	40	30
	国际学术组织兼职（人）	0	1	5
	中华医学会主办的核心期刊编委（人，不包括通讯编委）	5	5	20

一级指标	二级指标	山东大学齐鲁医院	华中科技大学同济医学院附属同济医院	北京协和医院
科学研究	国际学术期刊编委（人）	1	2	6
	国家级科技奖励项数（首位）	0	1	1
	国家级科技奖励项数（参与）	0	1	1
	省部级奖励项数（首位）	1	1	2
	国家发明专利授权项数	7	4	10

注：①"杰青"为国家杰出青年基金。

②"四青"为国家青年人才项目专家、国家"万人计划"青年拔尖人才、"长江学者"青年专家、国家优秀青年科学基金。

与以上两个标杆学科相比，本学科在发展理念、学科优势、人才梯队、医疗技术、科学研究和社会影响力方面，还是有较大差距。本学科省内缺乏院士、"长江学者"、优青、杰青等具有重大国际影响的学术带头人，在国内具有重大学术影响的学术带头人偏少，国家级青年人才缺乏。高水平的实验平台数量较少，承担国家重大研究项目的能力不足，虽然获得多项省部级科研成果，但缺乏国家级科研成果的突破。在医疗方面，虽然我省能够基本满足省内的医疗需求，但对全国的辐射能力与北京协和医院还有很大差距。在妇产科教学方面，虽然我省是国家规划教材的主编单位，但在教育教学创新方面还没有获得国家级的教学研究成果。总之，在学科顶层设计、学科建设理念、人才队伍汇聚、医疗技术创新、教育教学研究、科研攻关能力等诸方面，本学科需向两个标杆学科看齐，力争几年内明显缩小与标杆学科的差距，为山东省妇产科学科实现全国领先做出应有的学术贡献。

五、本学科发展目标

以习近平新时代中国社会主义特色思想为指导，按照《"健康中国2030"规划纲要》等文件精神，制定山东省的学科发展规划，山东省妇科肿瘤将以妇产科重大疾病防治为导向，汇聚高水平医、教、研人才，构筑高端学科平台，凝练学科研究方向，调动全省专科从业人员的创业积极性，改革学科管理体制和运行体制,为将"山东妇产"打造成一个国内领先、世界一流的专科品牌不懈努力。

(一)总体目标

面向健康中国战略和维护女性健康需求,建设具有重大学术影响力的全国性妇产科学医疗、科研、教学和学术推广中心,总体达到国内领先、世界一流的学术水平。

培育和引进一批创新型中青年人才,产生具有国际影响力的学科带头人,打造国内一流的高水平妇产科学临床、科研和教学团队。建设国内一流的妇产科疾病临床诊治中心,全面实施规范化、个体化、微创化和人性化治疗,推出国家临床诊疗指南 5～8 个,引领全国行业发展。建设国家临床医学研究中心妇科肿瘤分中心,搭建妇科肿瘤协同网络临床研究平台,产生具有国际影响力的临床研究成果;建设国内一流的妇产科学转化医学研究平台,强化实验室建设,提出具有国际影响力的妇产科学创新性学术观点 5 个,获得国家发明专利10～20 项。建设国内一流的医学生临床教学基地、住院医师规培基地和专科医师培养基地,形成具有全国重大影响的妇产科学术推广中心。

(二)近期发展规划及举措

1.持续凝练学科方向

除传统优势专业外,着重建设 5～8 个特色优势亚专科。妇科学分为妇科肿瘤、普通妇科两个三级学科,其中妇科肿瘤目前已设置化学治疗亚专业,未来着重发展新兴的宫颈病变和肿瘤遗传咨询与靶向治疗亚专业。普通妇科进一步细分为子宫内膜异位症、盆底泌尿亚专业,拟新设立女性生殖系统矫形亚专业。

2.重视人才梯队建设,提高人才竞争力

培育一批有潜力的创新型青年人才,培养若干具有国内影响力的学术带头人,产生具有国际影响力的学科带头人。引育结合,打造国内一流的高水平妇产科学临床、科研和教学团队。

3.以创新为根本,持之以恒实现学科医疗水平可持续发展

鼓励省内专科从业人员积极进行临床新技术的研发和学习,加强学科

与国际国内高水平医疗机构的交流，实现"走出去，请进来"，全面学习国际最新前沿医学理念与技术并实现吸收应用。在山东省政策层面制定激励和保护措施，鼓励医生大胆开展临床新技术，定期对开展的新技术进行总结、讨论，集学科全力确保新技术的顺利应用和推广。注重高精尖医疗技术的引进与发展，在疾病的预防、早期诊断、规范化治疗等各个方面实现与国内标杆单位的赶超。引进国际先进的医疗和科学研究仪器设备，培养专项人才，实现弯道超车，缩短与国内行业领头单位的差距。

4.理顺科研创新体系，提升科学研究能力

创新科学研究组织模式，借鉴国际、国内标杆学科的妇产科科学研究组织模式经验，遵循医学科学研究规律，探索建立学科内新型科研组织模式，实行学术带头人（PI）制；贯彻转化医学研究宗旨，鼓励实施交叉学科研究，加强与企业、科研院所之间的协同创新与合作，促进科研成果转化。

5.深化教育教学理念，提高妇产科人才培养质量

强化临床教学意识，加强学科内医务人员和教学人员的教育教学理念。医学本科教育是医学教育的基础和核心，坚持立德树人、提高质量，坚持"以本为本"，突出学生的主体地位，致力于培养中国最优秀的、人民满意的医学人才。

提高教师教学水平，制订教师培训计划，开展教学理念和教学方法培训。派遣医师到国内外医学教育先进的单位研修学习，推动教师职业责任感和教学能力的同步提升。鼓励教师进行教学资源建设，从课程、教材、教学内容、教学方法、教学手段等多方面进行研究与开发。充分利用现代网络信息技术，推广"翻转课堂"和问题驱动教学法（PBL）等启发式、案例式教学方式。

6.深化学科国际合作，提升国际影响力

科学研究国际合作，充分利用本学科临床患者资源和标本资源丰富的优势，积极开展妇产科领域科学研究的国际合作。加强与现有国际合作单位如美国西南医学研究中心、日本熊本大学等的合作深度，积极发展新的国际科研合作伙伴，争取与哈佛大学、MSKCC以及MD Anderson癌症中心等国际一流学府建立合作关系。坚持不懈开展国际注册的多中心随机对照临

床研究,吸引国际联合研究团队,提高学科国际知名度。

(三)中长期发展规划及举措

从海外知名院校引进取得具有国际影响研究成果的优秀中青年医疗和科学研究人才,开创新的有发展潜力的研究方向,为学科发展注入新鲜血液,实现可持续发展。持之以恒重视科学研究工作,建设国家临床医学研究中心妇科肿瘤分中心,提升学科下辖实验室的综合科学研究能力,面向国家需求实施重大转化医学研究。搭建妇科肿瘤协同网络临床研究平台,在现有临床试验的基础之上继续开展新的研究,努力产生具有国际影响力的临床研究成果,争取改写国际临床诊治指南,全面提升学科国内、国际影响力。发扬优良教学传统,深入强化教育教学工作,建立激励机制,将学科建设成为国内一流的医学生临床教学基地、住院医师规培基地和专科医师培养基地。

(四)人才队伍建设发展规划

1.总体目标

培育和引进一批创新型中青年人才,产生具有国际影响力的学科带头人,打造国内一流的高水平妇产科学临床、科研和教学团队,目标数如表 4-2 所示。

表 4-2　计划 2021～2024 年完成人才目标数

项目	人数
院士(含双聘)	1
"千人计划"、"长江学者"、国家杰出青年基金	2
四青(青年"千人计划"、"长江学者"青年专家、国家优秀青年科学基金、"万人计划"青年拔尖人才)	2
齐鲁青年学者	3
专职科研队伍(含统招博士后)	4
"泰山学者攀登计划"	2
"泰山学者"特聘专家	2
"泰山学者"青年专家	3

2.近期发展规划及举措

从海外知名院校引进取得具有国际影响力研究成果的优秀中青年医疗和科学研究人才，重点培养争取成为未来的学术带头人，开创新的有发展潜力的研究方向，为学科发展注入新鲜血液，争取短期内取得具有重大影响力的学术成果。

加大鼓励青年医生前往国内外高水平医疗科研机构交流的力度，研修经历与职称晋升推荐排名挂钩，拓展青年医生视野，激发工作积极性。

3.中长期发展规划及举措

第一，培育一批创新型青年人才，培养若干具有国内影响力的学术带头人，产生具有国际影响力的学科带头人。引育结合，打造国内一流的高水平妇产科学临床、科研和教学团队。

第二，优化医疗人才队伍结构，引育并举打造一支由高层次人才、骨干医生及青年医生组成的创新型医疗队伍。扩大博士后和专聘科学研究人员队伍规模，加强实验技术队伍建设。加强研究型医师队伍建设，鼓励青年医生开展科学研究工作，提升临床医学研究水平。

第三，实行岗位分类管理，引进或培养高层次医学人才，实行 PI 制，组建面向重大科研项目的创新团队，产生具有国际影响力的科研成果。鼓励临床医生引进或研发临床医疗新技术，开展高水平临床试验研究，引进国际最新医学理念与技术，全面提高学科整体医疗水平。重视并加强临床教师队伍建设，建立健全激励机制，充分发挥临床教师教育教学积极性，提高学科整体教学水平。充分发挥学科内各种人才在医疗、教学和科研中的优势，营造人尽其才的良好氛围。

第四，加强青年医师队伍建设，制定相关政策，吸纳优秀青年医师；与国内外一流医疗机构合作建立医师培训基地，搭建国内外研修平台，将研修经历与晋升挂钩；鼓励青年医生进行科学研究工作，将科研成果与晋升以及奖金挂钩；鼓励优秀青年医师积极参加国内外高水平学术会议，对于有发展潜力者学科将进行重点培养。

（五）科学研究概况及发展规划（科研项目和科研成果等）

建设国内一流、世界先进的妇产科学转化医学研究平台，提出妇产科学创新性学术观点 3～5 个,获得国家重大研发项目 3 项,获得国家级科技成果奖 2 项,如表 4-3 所示。

表 4-3　科研项目和科研成果

科研项目类别		2016～2018 年度 基础数据(项)	2021～2024 年度 目标规划数据(项)
国家重点研发项目	项目负责人项目	0	2
	课题负责人项目	2	3
国家自然科学基金	重大/重点类项目	0	3
	面上项目	5	20
	青年科学基金项目	5	30
省级重点项目	山东省重大科技创新 工程项目	1	3
	山东省自然基金重点项目	0	2

六、本学科发展趋势及展望

山东省妇科肿瘤以山东大学齐鲁医院和山东省立医院为代表,学科具有悠久的历史、深厚的学术积淀和广泛的海内外学术影响。前者的前身是历史上被称为"西华西、东齐鲁""北燕南齐"的齐鲁大学齐鲁医院妇产科,系我国首批妇产科学博士学位授权点学科、第二批国家重点学科、首批国家临床重点专科妇科建设单位、山东省妇产科临床医学中心。后者是国务院首批博士、硕士点、博士后流动站,国家重点学科,山东省生殖医学重点实验室、教育部生殖内分泌重点实验室、国家辅助生殖与优生工程技术研究中心,为国内首批通过卫生部技术准入的可开展人类辅助生殖技术十三家医疗机构之一,是全国首家三级甲等生殖健康与不孕症专科医院。

在此雄厚的学术沉淀基础上,在山东省内良好的政策支持下,学科将从顶层规划、学科建设理念、人才队伍打造、医疗技术优化、教育教学研究、科研攻关能力等诸方面矢志不移地打造自己、提升自己,制定切实可行的学科发展规划,全学科上下奋发努力,使山东省妇产科学科成为国内一流、国际领先的优势学科,继而造福山东、惠及全国。

第五章

儿科学学科发展报告

儿科学学科发展报告

一、本学科发展历程

随着医学科学的不断发展,山东省儿科医学经过一代又一代儿科医师的努力,儿童健康水平有了大幅度提高,婴儿与 5 岁以下儿童死亡率显著下降,儿科学部分亚专业临床与科研水平已经接近或达到全国的水平。但同时也面临着一系列困难和挑战,我省儿科医师少、儿科工作量大等已成为制约我省儿科学发展的短板。加快儿科住院医师、专科医师培养,加强基层儿科医疗能力建设,加强儿科基础与临床研究及医学人文建设是推动儿科医学更快、更好发展的关键。

新中国成立后,我省儿科领域在老一辈儿科专家的倡导和努力下,发起成立了山东省医学会儿科学分会,标志着儿科学已成为山东省医学会门下的一门独立学科。儿科分会第一任主任委员杨亚超教授在青年时代就以强烈的爱国之心和民族自尊心矢志于医学事业。1942 年,他以优异的成绩毕业于北京大学医学院;1942~1944 年,又考入日本京都大学医学儿科研究生部研修两年。20 世纪 40 年代初,他就以《百日咳的预防》等论文,受到中国儿科医学界的瞩目,为在全省范围内大规模预防小儿百日咳病开辟出了新路。他在小儿急慢性传染病、小儿克山病、小儿心血管病及新生儿疾病方面具有很深的造诣,不仅如此,他还培养了一大批全省及全国知名的儿科专家。他是山东省卫生系统首位获得全国劳动模范殊荣的优秀知识分子,是山东省临床儿科和地方病防治专业奠基人。

傅曾矩教授作为山东省第一代儿科学专家和学者，为山东省儿科专业发展奠基了基础。1949 年 7 月，傅曾矩赴英国伦敦大学小儿科研究院进修，1951 年回到新中国后在齐鲁大学医学院（现山东大学齐鲁医学院）任教。她从事小儿临床医疗、教学及科研工作 70 余年，在防治白喉、肝吸虫患者的治疗、细胞碱性磷酸酶的测定，以及小儿麻疹肺炎、腺病毒肺炎、小儿血液病的治疗和研究方面都取得了卓越的成绩，完成国家水平的科研项目 5 项。她主编和参与编写了《儿科学》《新生儿症状鉴别诊断》《最新儿科诊疗手册》《儿科讲座》《儿科护理学》《儿科常见肿瘤病》等 7 部著作，发表学术论文 30 多篇，1986 年获科普写作奖。她的有关小儿再生障碍性贫血及遗传性球形红细胞增多症的论文被收入《中华儿科专家论文集》。1982 年 5 月，傅曾矩教授受中华医学会派遣参加在日本召开的第 85 届国际儿科学会，宣讲了论文《特发性肺含铁血黄素沉着症》，受到与会者高度赞扬。傅曾矩教授曾任山东省第五届人大常委会委员，第三届、第五届、第六届、第七届全国人大代表，山东省妇联常委，中华医学会儿科分会委员，中华儿科学会山东分会副主任委员；荣获山东省"三八红旗手""省先进儿童少年工作者"称号，享受国务院颁发的政府特殊津贴。鉴于傅曾矩教授在儿科学界的影响力，中华医学会儿科学分会于 2018 年授予她终身成就奖，山东大学聘请她为终身教授。

在此之后，山东省儿科学会先后涌现出众多的杰出人才，如马沛然教授、孙若鹏教授、沈柏均教授、汪毅教授、王玉玮教授、鞠秀丽教授、韩波教授等。他们殚精竭虑，励精图治，提携后人，培养新秀，带领儿科团队勇于创新，勇于探索，勇于改革，利用短短的几十年时间，将儿科专业发展壮大，某些专业已引领全国。

二、本学科发展现状

（一）组织建设

山东省儿科学经过了 70 年的发展，已分化发展为基础儿科学、发育儿科学、预防儿科学、社会儿科学、临床儿科学等分支学科。其中，临床儿科学又是由新生儿、呼吸、消化、心血管、血液、神经、肾脏、内分泌遗传代谢、风湿免疫、感染、重症、急诊、康复和青春期医学等亚专业组成的一门综合性学科。目前,在各任主任委员的努力下,儿科学分会已成立了 11 个专业学组,包括血液学组、心血管学组、神经学组、呼吸学组、新生儿学组、肾脏免疫学组、消化感染学组、急救学组、内分泌遗传代谢学组、儿童保健学组、发育行为学组以及一个基层学组、一个青年学组和一个学术发展学组的组织机构。同时,分会大力支持各地级市成立专业学组,以利于学术交流,大力支持各地级市学会的建设工作和学术活动。另外,要进一步加强与基层学会组织的合作,建立健全基层学会组织结构,有序开展各种学术活动。

(二)学术地位

我省儿科多位专家在全国儿科学术界具有重要的地位,杨亚超教授曾任中华医学会第 19 届理事会理事、中华医学会儿科学会委员,孙若鹏教授、鞠秀丽教授任中华医学会儿科学分会常务委员,马沛然教授、沈柏均教授、韩波教授、孙立荣教授、王一彪教授等任中华医学会儿科分会委员,另有汪翼教授等 20 余人先后在中华医学会儿科学分会相应学组担任副组长及委员;多人担任《中华儿科杂志》《中国实用儿科杂志》《中国小儿血液与肿瘤杂志》《中华心律失常杂志》《国际儿科学杂志》《中国当代儿科杂志》《临床儿科杂志》《中国小儿急救医学》《山东大学学报(医学版)》等杂志编委;享受国务院特殊津贴 3 人,获得中国儿科医师奖 1 人,中华医学会首届儿科医师医学成就奖 1 人。历任儿科分会主任委员孙若鹏教授及现任儿科分会主任委员鞠秀丽教授先后荣获"中国儿科卓越贡献医师"称号。该奖项是由中华医学会批准,中华医学会儿科学分会设立、授予的中国儿科医师行业最高奖项,以表彰长期为中国儿科医学发展做出突出贡献的专家学者。山东省兰陵县卞庄卫生院夏传健院长以及荣成市人民医院儿科于文奎主任被中华医学会授予"最美基层儿科医生"光荣称号。在"全国小儿内科专家国际论文学术影响力百强排名"中,儿科学会鞠秀丽主任委员、李桂梅委员基于强大的论文数量和影响力,成功进入 100 强,是山东儿科医生的骄傲。

(三)学术水平

近年来,山东省儿科学工作者共承担了国家级科研项目、省部级科研项目近百项，在国际期刊共发表 SCI 论文 300 余篇，并且发表论文数量呈逐年上升的趋势，SCI 论文发表期刊的影响因子整体较高，体现了山东儿科学者的理论和实践成果被国际同行和广大医学同行所认可。我省儿科学者多人多次获得国家科委科技成果完成者证书，山东省科学技术进步奖，山东省医学科技进步奖等。鉴于我省儿科学者的卓越贡献，2021 年，我省多个单位获批国家儿童健康与疾病临床医学研究中心协同创新核心单位。

儿科分会还牵头或参与制定了多项临床指南和诊疗共识，包括《重型 β 地中海贫血的诊断和治疗指南（2017 年版）》《热性惊厥诊断治疗与管理专家共识（2017 实用版）》《儿童抽动障碍诊断与治疗专家共识（2017 实用版）》《新诊断儿童癫痫的初始单药治疗专家共识》等 30 余项；以及多个专业联盟，如国家区域医疗中心山东儿童血液与肿瘤专科联盟，山东省癫痫防治专家联盟，噬血细胞综合征中国专家联盟山东儿童分中心等 20 余个。

儿科分会积极与国际接轨，相继受邀参加亚洲临床药学大会（ACCP），欧洲变应性反应与临床免疫学会（EAACI），美国过敏、哮喘与免疫学会（AAAAI）等国际学术交流年会，传播国际前沿信息。同时还邀请美国、加拿大、智利等国外知名专家进行学术交流，与国际接轨，让血液肿瘤、支气管哮喘、特应性皮炎、变态反应性疾病等诊疗更规范化、标准化。

分会每年积极动员及组织参加全国儿科学术大会，无论从投稿数量、参会人数和参与交流人数方面都处于全国前十位，对于提升我省学术地位至关重要，受到中华医学会的表彰。多名我省专家应邀做学术讲座和主持工作，得到参会代表的高度评价，展示了我省的学术水平。

（四）专业发展

我省将近一万儿科医师以儿童健康为己任，克服工作繁重的压力，立足岗位做贡献，各专业都取得了巨大成绩。神经专业在癫痫的诊治达国际领先水平，新生儿专业在新生儿窒息、新生儿黄疸等领域的临床救治已接近国内先进水平。呼吸专业在感染性疾病、哮喘和呼吸介入治疗方面也接近国际先进水平。心血管专业的儿童晕厥研究处于国内领先水平，先天性心脏病的筛查与诊治方面呈现与国际平行发展的态势。血液病专业对儿童各类型白血病的综合诊治水平已接近或达到国际先进水平。儿童保健专业已在我省建立了国际上独一无二的专业体系，三级妇幼保健网可以覆盖到每名儿童。新生儿遗传代谢病筛查亦紧跟国际先进水平。以下是各专业的发展现状：

儿科血液肿瘤专业是儿科建立最早的专业之一，也是山东省儿科最早的硕士和博士学位授予专业之一。儿童急性白血病和各种儿童实体肿瘤的常规化疗、靶向药物精准治疗、低剂量化疗联合粒细胞集落刺激因子（G-CSF）治疗儿童急性髓系白血病及急性巨核细胞白血病、地西他滨联合低剂量化疗治疗儿童难治/复发急性髓系白血病、特比奥（TPO）治疗慢性免疫性血小板减少症、重症再生障碍性贫血的抗胸腺细胞球蛋白（ATG）治疗、经外周静脉置入中心静脉导管（PICC）、中长导管深静脉置入等技术均处于全国优势水平。

儿科神经专业目前已开展癫痫慢病管理、神经系统疾病的单克隆抗体治疗术、生酮饮食治疗术、酶替代治疗、与外科联合迷走神经刺激术（VNS）治疗术等。与山东省神经系统罕见病重点实验室团队及山东大学陈子江院士的生殖医学团队联合共同建立遗传病多学科门诊，构建了"精准诊断—精准治疗—有效防控"的一体化平台。儿童神经科联合神经内科、神经外科、神经影像、神经心理、神经康复等学科联合组成癫痫多学科诊疗团队，是我省最大的癫痫诊疗中心及山东省抗癫痫协会法人单位，于2020年获批中国抗癫痫协会三级综合癫痫诊疗中心，成为山东省首家国家级综合癫痫诊疗中心。

儿童心血管专业依托国家重点学科心内科平台，提高先心病介入治疗数量和疑难程度（杂交手术）。依托心内科开展起搏器治疗儿童缓慢性心律失常，与心内科电生理团队合作增加儿童心律失常射频消融治疗数量。与张运院士团队合作，成立省内"未成年人心血管病防治中心"。

新生儿专业新生儿开展了危重新生儿和早产儿的综合管理、超早产儿的综合管理、新生儿高频通气、外周动静脉同步换血、振幅整合脑电图、床旁颅脑和心脏超声、一氧化氮（NO）吸入治疗新生儿持续肺动脉高压、PICC、微创注入肺表面活性物质（LISA）、袋鼠式护理、家庭参与式护理等先进诊疗技术，联合眼科申报了国家级眼底数字诊疗人工智能平台等。

重症医学专业开展连续性肾脏替代治疗(CRRT)、危重儿童的呼吸支持治疗、无创血流动力学监测、ECMO 呼吸支持等技术。

呼吸专业支气管镜开展内镜介入诊疗、肺功能监测技术、呼吸康复技术、过敏原检测及脱敏治疗、肺血管畸形介入诊疗技术，牵头及参与哮喘多学科协作，慢性咳嗽 MDT，睡眠呼吸障碍 MDT，儿童肺血管畸形MDT 等。

肾脏内分泌专业开展了经皮肾穿刺活检、连续性肾脏替代治疗、静脉肾盂造影、24 小时血压监测、扫描式葡萄糖监测系统等技术。

消化免疫专业具备以胃镜、结肠镜、小肠镜、胶囊内镜、超声内镜、^{13}C 呼气试验、胃肠动力治疗仪和食物特异性 IgE、IgG 检测等为代表的专业设备，开展了风湿免疫疾病的生物治疗。

儿童保健与发育行为专业开展了婴幼儿健康查体，营养保健、自闭症干预、家长语言培训课堂、持续注意力的执行功能训练及家长培训课堂、生物反馈治疗、抽动症的经颅电刺激治疗、高危儿的早期干预等。

我省儿童康复由脑瘫这一疾病开始扩展，逐渐开展了先天性畸形、发育障碍、癫痫、遗传代谢性疾病、中枢或周围神经损伤、运动损伤、罕见病等儿童相关疾病的康复。残疾儿童康复也是儿童康复工作的重点。

三、全国先进地区本学科发展情况

尽管山东这几年在儿科领域突飞猛进，我们也应该看到全国其他省市在该方面也取得了长足的进步。在北京、上海等发达地区，新生儿专业在新生儿窒息、新生儿黄疸等领域的临床救治已接近国际先进水平。呼吸专业在感染性疾病、哮喘和呼吸介入治疗方面也接近国际先进水平。心血管专业的儿童晕厥研究处于世界领先水平，先天性心脏病的筛查与诊治方面呈现与国际平行发展的态势。肾脏专业的 Alport 综合征研究已达世界领先水平。血液病专业如上海交通大学附属儿童医学中心、首都医科大学附属北京儿童医院等对儿童各类型白血病的综合诊治水平已接近或达到国际先进水平。儿童保健专业已在我国建立了国际上独一无二的专业体系，三级妇幼保健网可以覆盖到每名儿童。新生儿遗传代谢病筛查亦紧跟国际先进水平,浙江大学附属儿童医院新生儿筛查已达 1 000 万例,浙江省筛查率已达 100%。

四、本学科发展差距

经过几十年的发展,我省儿科在某些亚专业的发展上位居全国前列,如儿童癫痫病、儿童晕厥、儿童血液病、儿童内分泌等疾病的诊治方面均处于国内先进水平。

虽然山东省儿科发展取得令人瞩目的成就,但省内学科发展在各级医院中不平衡,部分专业发展滞后,少数专业项目是国内率先发展;具有国际视野的优秀人才不足,与国际名牌大学医院相关专业交流不够;新技术、新项目的开展,诊疗水平参差不齐、各级医院差距较大,地域差别明显;缺乏高水平的基础研究与基础临床交叉研究,高水平论文产出较少,原创性研究和新方法研究较少,多中心随机对照研究较少。儿科作为临床学科中重要支柱学科之一,肩负着众多儿科常见病、多发病的诊治的重任,在临床医学中占有非常重要的地位。我们要紧紧围绕影响儿童健康的多发病和重大疾病,积极开展诊疗新技术、新项目,造福广大患者;更加注重各级医院儿科人才培养,缩小医院之间、地域之间的差别,加强与国内各省份之间和港、澳、台之间交流,建立与国内各名牌医院之间的交流平台,鼓励省属大医院学科带头人积极与国际著名医院相关专业之间的交流,扩大山东省儿科界在国内外的影响,进一步提升我省儿科学学术地位,全面促进我省儿科学的发展。

五、本学科发展目标

一是加快我省儿科住院医师、专科医师的培养,严格规范化的住院医师培养是一个医师走向成功的关键。经过三年的住院医师严格、规范的培训,使其达到以下核心职业能力:医学知识融会贯通的应用能力,独立诊治儿童常见病、多发病的能力,良好人际沟通能力和职业素养及团队协作精神,基于实践的学习与改进及基于临床问题的科学研究能力。

二是加快我省儿科分级医疗和转诊系统的建立。随着基层儿科能力建设的加强，儿科分级医疗和转诊系统的建立是化解省市级儿科与儿童医院看病难、住院难的关键。远程会诊、医疗人工智能和互联网医院及各种移动端应用程序等，将助力解决儿科医疗问题。

三是加强我省儿童危重症救治技术的研究与面向基层的推广还需持久发力，在危重症救治中，生命拯救、脏器功能维持、脏器及组织修复、组织及功能再生的相关研究及脏器功能评估、功能恢复的随访等是研究的热点。

四是继续关注国际热点研究。以脑科学研究为例，我国政府提出了脑科学研究计划，生后 1 000 天是一生中最重要的阶段。儿童早期发展受到生物学与环境因素的风险影响，越来越多的研究表明，子宫内与出生早期营养、环境的不良因素可导致成人期冠心病、高血压、糖尿病、代谢综合征等疾病发生率的增加。因此，关注成人期疾病的儿童期预防非常重要。

五是加强我省儿科的基础与临床研究。儿科科研工作要跟踪国际上重要研究机构的研究方向和战略计划，了解国际主要学术大会的议题变化，了解国际相关高影响力期刊文章的研究方向，紧跟我国中长期科技发展规划。

六是要重视跨学科、跨专业的交叉，在更大的时间与空间上实现多学科的综合。儿童处在发育过程中，而且很容易受到各种因素的影响，很多疾病的病因尚未明晰，因此不能局限于微观研究和临床经验上，而要综合应用现代医学知识与技术更好地为儿童服务。

七是加强我省儿科医学人文建设，首先要加强山东省医学会儿科学分会的人文建设。中国儿科医师的价值观为"德、勤、精、诚"四个字，作为全体儿科医务工作者的共同价值取向。中华医学会儿科学分会的会歌《画出理想的翅膀——中国儿科医师之歌》体现了我们是平凡人，我们是不平凡的儿科医师，用以激励全体儿科医师立足岗位做贡献。中华医学会儿科学分会的口号——"儿科强、儿童强、中国强"，体现了中国儿科医师心系儿童健康，胸怀祖国强盛的心声。

六、本学科发展趋势及展望

进入 21 世纪后，儿科知识呈现爆炸性增加，在理念创新、知识创新、技术创新的驱动下，信息技术、分子生物学技术、新材料技术、人工智能技术等发展突飞猛进。随着这些技术的发展,人类的健康观念在改变,人类对疾病认识在深入。党和政府对儿科发展寄予厚望,因此中国儿科学面临着一个难得的发展机遇。

新学科、新知识、新技术不断涌现,新学科如胎儿儿科学、发育儿科学、青春期医学、遗传儿科学、儿童微创诊疗、细胞治疗学、基因治疗学、循证医学等不断涌现。儿科医师不能满足于传统经验医学,应该不断学习、实践。让我们继承和发扬 80 年来儿科老前辈的优良传统与作风,牢记重托、不忘初心、砥砺前行,为中国儿科走向世界一流,为实现中国儿童健康梦,做出我们的贡献。

小儿外科学学科发展报告

一、本学科发展现状

（一）发展历程

山东省小儿外科学分会是国内成立最早的小儿外科学专业分会之一，曾经在若干方面走在全国最前列。1959 年，季海萍、刘润玑、王继孟等在山东省立医院成立了小儿外科。1963 年起，在季海萍、张学衡发起下，与山东大学附属医院（现青岛大学附属医院）黄婉芬、济宁专区医院（现济宁市第一人民医院）姚希贤等组织成立了山东省小儿外科早期学术组织，参与山东省外科和儿科分会活动。1974 年，张学衡调入山东医学院附属医院（现山东大学齐鲁医院）任小儿外科主任。1979 年 12 月，在山东省立医院季海萍、刘润玑、王继孟、郭宗远，山东医学院附属医院（现山东大学齐鲁医院）张学衡、王明训、谭国华，青岛医学院附属医院（现青岛大学附属医院）黄婉芬、李思聪发起下，正式成立了小儿外科学学组（小儿外科学分会前身）。在小儿外科学分会的引领下，全省各地小儿外科开展了许多创新的工作，如山东省立医院刘润玑、王继孟、郭宗远等 1979 年开展的全国首例小儿同种异体原位肝移植术、自体肾移植术、胆道闭锁葛西手术，均在全国领先。

那个时期，我省小儿外科前辈还出版了许多在国内有很大影响力的著作。1984 年，张学衡、季海萍教授主编的《新生儿外科学》一书系全国第一部新生儿外科专著；1991 年，童尔昌、季海萍共同主编的《小儿腹部外科学》为我国第一部小儿腹部外科学专著;1998 年,吉士俊、潘少川、王继孟主编的《小儿骨科学》为我国第一部小儿骨科学专著。

"文化大革命"后参加工作的小儿外科人继承并发扬老一辈勇于创新的精神,逐渐成长为新一代小儿外科领军人。2005 年,董蒨主编了《小儿肝胆外科学》;2006 年,吴荣德、王延宙等参加了全国统编教材《外科及药物治疗学》的编写;2018 年,张潍平、吴荣德共同主编了《小儿泌尿外科疾病诊疗规范》。

(二)总体情况

目前山东省 16 地市设置小儿外科的医院共有 117 家,其中专科医院 18 家,综合医院 99 家,共开放床位 2790 张;共有小儿外科医师 737 名,其中专职医生 596 名,研究生以上学历 411 名,占 56.9%,高级职称 215 名,占 29.3%。山东省立医院、山东大学齐鲁医院、山东大学第二医院、青岛大学附属医院、青岛市妇女儿童医院、泰安市中心医院、济宁医学院附属医院等为山东省临床重点专科。山东大学第二医院为国家卫健委儿童脑瘫精准诊疗重点专科,山东省立医院、山东大学齐鲁医院、山东大学第二医院、青岛市妇女儿童医院、泰安市中心医院、山东第一医科大学第二附属医院、济宁市第一人民医院、济宁医学院附属医院、威海市立医院、菏泽市立医院等多家医院为小儿外科住院医师规范化培训基地。

(三)组织建设

小儿外科学分会自成立以来进行了八次换届:1979～1998 年,张学衡担任第一、二届主任委员;1998～2002 年,刘润玑担任第三届主任委员;2002～2006 年,陈雨历担任第四届主任委员;2006～2015 年,吴荣德担任第五、六届主任委员;2015～2019 年,王克来担任第七届主任委员;2019 年至今,吴荣德担任第八届主任委员。

小儿外科学分会目前已经成立了学术发展学组、基层学组、青年学组和 9 个专业学组:2012 年 10 月,第六届委员会成立了心外学组(组长王安彪);2014 年 12 月,第六届委员会成立了肠内营养学组和肠外营养学组(组长吴荣德);2016 年 10 月,第七届委员会成立了骨科学组(组长王克来);2020 年

10月，第八届委员会成立了学术发展学组（组长吴荣德）、基层学组（组长倪庆宾）、泌尿外科学组（组长刘伟）、肛肠外科学组（组长陈维秀）、肝胆外科学组（组长李爱武）、肿瘤外科学组（组长鹿洪亭）、新生儿外科学组（组长王刚）、青年学组换届（组长庄岩）。

自第八届委员会起设立了前任、现任、候任主委制度，目前前任主委为王克来，现任主委为吴荣德，候任主委为庄岩。

在小儿外科学分会的领导和指导下，我省各地市自1994年起陆续成立了小儿外科学分会，共同努力提升了我省的小儿外科水平。截至目前，共有临沂（1994年）、淄博（2005年）、泰安（2006年）、枣庄（2008年）、济宁（2009年）、德州（2010年）、日照（2011年）、威海（2013年）、滨州（2013年）、青岛（2015年）、烟台（2015年）、济南（2016年）12个地市成立了小儿外科学分会。

（四）学术影响力

小儿外科学分会自成立以来引领我省小儿外科飞速发展，先后举办了19次全省小儿外科学术年会及各类专题会、培训班。1998年，山东省立医院在省内最早、全国较早开展了腹腔镜手术，腹腔镜脾切除术、重复肾切除术等都是在国内最早开展；之后，它也在省内最早、全国较早开展了机械手辅助手术。山东大学第二医院开展的大小便失禁治疗项目也走在全国前列。2020年7月，山东大学齐鲁医院在省内率先开展机器人小儿外科手术。

张学衡曾担任中华医学会小儿外科学分会全国常委、新生儿外科学组组长，陈雨历曾担任《中华小儿外科杂志》副主编，吴荣德曾任中华医学会小儿外科学分会全国常委、小儿泌尿外科学组组长，董蒨曾担任中华医学会小儿外科学分会全国常委、小儿肝胆外科学组组长，邢泉生担任中华医学会小儿外科学分会第九届委员会副主任委员。

在省医学会的领导下，小儿外科学分会承办了许多全国性会议，促进了学术交流，提升了我省小儿外科的知名度。2000年，在泰安承办了第三届全国小儿外科学术研讨会；2004年，在青岛承办了全国小儿腔镜微创外科新技术研讨会；2011年，在青岛承办了全国小儿肝胆、肛肠和新生儿外科学术研讨会；2012年，在济南承办了全国小儿微创外科新技术研讨会暨第11期大陆—香港小儿微创外科学习班；2012 年，在烟台承办了第二届鲁赣皖晋四省小儿外科学学术研讨会；2015 年，在滨州承办了中华医学会小儿外科分会尿动力及盆底协作组第二届学术研讨会；2017 年，在青岛承办了第 19 期内地—香港小儿微创外科培训班；2018 年，在青岛承办了第十二届全国小儿泌尿外科会议。

（五）科研成果

在全体同道的共同努力下，我省小儿外科取得了丰硕的成果。

2003 年，吴荣德教授团队完成的"CTU 在诊断儿童上尿路畸形中的应用"获山东省科技进步二等奖。

2007 年，郭宗远教授团队完成的"小儿先天性输尿管畸形所致梗阻对肾功能损害的研究"获山东省科技进步二等奖。

2007 年，邢泉生教授团队完成的"提高小儿心内直视手术肺功能保护疗效的研究"获山东省科技进步二等奖。

2011 年，吴荣德教授团队完成的"无神经节巨结肠病的发病机理及干细胞移植治疗的实验研究"获山东省科技进步二等奖。

2012 年，邢泉生教授团队完成的"微创外科镶嵌治疗先心病室间隔缺损的系列研究"获山东省科技进步二等奖。

2018 年，邢泉生教授团队完成的"常见先心病微创治疗核心技术的建立与远期效果"获山东省科技进步二等奖。

2019 年，董蒨教授团队完成的"神经母细胞瘤增殖与转移的分子机制和干预及应用"获得山东省科技进步一等奖。

2019 年，董蒨教授团队和海信集团联合开发完成的"基于小儿肝胆胰计算机辅助手术系统研发、临床应用及产业化"获得国家科技进步奖二等奖。

2020 年，李爱武教授团队完成的"先天性巨结肠症发病机制新理论与微创诊疗新技术的探索和创新"获得山东省科技进步二等奖。

各团队获得十二五国家科技支撑计划 1 项，国家自然科学基金面上项目 16 项，青年项目 9 项。

全省小儿外科在中华系列杂志共发表了 479 篇学术论文，在 SCI 收录杂志发表了 270 篇学术论文。

（六）公益事业

小儿外科学分会十分热心于公益事业。2020 年 9 月,在中央第七次西藏工作座谈会后第二天,在山东省医学会秘书长张林亲自组织和带领下,小儿外科学分会主任委员吴荣德、副主任委员倪庆宾、齐湘杰、王刚等一行 7 人赴西藏拉萨、日喀则举行了"山东省医学会小儿外科学分会西藏公益行"活动,进行了义诊、手术、学术讲座等系列公益活动。同时,由省医学会、泰安市中心医院、淄博市立医院向当地医院捐赠了价值 70 余万元的医疗设备和耗材,对促进当地小儿外科发展做出了巨大贡献,《新华社》《人民日报》《经济日报》《大众日报》等媒体均做了报道并高度评价了本次活动。

（七）学科特点

小儿外科学是一个小众高端学科,全国专职的小儿外科医生也不过数千人,主要治疗小儿先天性畸形、炎症、外伤、肿瘤等疾病。我省小儿外科是全国最普及的省份,规模大小不一,每个地区都有小儿外科,许多县级医院都有专门的小儿外科医生。但是,同时也存在着"山多峰不高"的现象,没有一家规模最大、水平最高的真正意义上的省级儿童医院。

二、全国先进地区或医疗机构的本学科发展情况

国内先进地区的小儿外科几乎都在省级儿童医院或儿童医学中心,如北京儿童医院、广州妇女儿童医学中心、复旦大学附属儿童医院等;亚专业分科齐全,如小儿普外科、小儿泌尿外科、小儿普胸外科、小儿骨科、小儿肿瘤外科、小儿心外科、小儿神经外科、小儿烧伤整形外科、小儿耳鼻喉科、新生儿外科等;人才集中,各亚专业都有高水平的学科带头人,后备力量强。

近年来,小儿外科技术发展迅速,国内先进地区的小儿外科都抓住时机,不断开展新技术。另外,加速康复外科在小儿外科的应用也是迅速发展。在基础科研方面,各先进单位都有稳定的科研队伍和先进的科研成果。

三、本学科发展差距

（一）人才队伍

我省小儿外科较为分散,没有一家大规模的省级儿童医院,导致人才队

伍也很分散。大部分小儿外科医生分散在综合性医院的小儿外科科室,少部分小儿外科医生在儿童医院内。人才队伍的分散,导致高水平人才的分散,后备力量不足。国内先进地区有国家或区域小儿外科医疗中心,我省只能作为分中心,在全国的影响力不如先进地区。

（二）技术水平

我省小儿外科在腹腔镜、胸腔镜技术方面起步较早,水平也居全国前列。山东省立医院在小儿泌尿外科影像、尿道下裂、肾积水治疗方面走在全国前列,小儿骨科先天性成骨不全等罕见病治疗也在全国有较大影响力。山东大学第二医院在大小便失禁治疗方面国内知名。

（三）科研能力

我省小儿外科科研能力与国内先进地区有一定差距。一方面是以国家自然科学基金项目为代表的科研项目数量有差距,另一方面是博士生培养单位数量偏少。目前,我省小儿外科博士生导师不超过五人,相应的科研成果数量与国内先进地区有一定差距。

（四）导致该差距的原因分析和解决问题建议

最主要的原因是力量分散,建议整合省内小儿外科力量,成立真正意义上的省级儿童医院,集中力量。

四、本学科发展目标

未来 3～5 年的工作规划与展望如下:

第一,大力培养人才。加大硕士、博士研究生培养力度,培养后备人才;争取多增加博士生培养单位,增加博士生导师数量;加强小儿外科住院医师规范化培训。

第二,加大资金投入和支持。争取各级加大对小儿外科的资金支持力度。

第三,加强对外交流,承办国家级及国际学术会议和培训班。

第四,加强成果转化。将科研成果在临床转化,促进临床水平的提高。

五、本学科发展趋势及展望

儿童是祖国的未来,随着出生率的下降,新生儿出生数量减少,对于儿童素质的要求更高,小儿外科的发展对于提高人口素质极为重要。

未来数年,我省小儿外科将紧追国内先进地区步伐,大力培养人才,加强对外交流,大力提高技术,加强科研能力,迈上新的台阶。同时,坚决响应习近平同志的号召,规范行医,具备良好的医德医风。

第六章

五官学科发展报告

皮肤性病学学科发展报告

一、本学科发展历程

1900年，德国人在山东青岛初建胶澳督署医院，并开设皮肤花柳病科，至今已有121年历史，是国内有记载的首家皮肤科，自此山东省皮肤性病学科开始孕育、发展。1918年，齐鲁医院设立皮肤花柳科门诊，并由美籍教授施尔德和海贝殖共同组建皮肤花柳科。1925年，在日本人创建的同仁会济南医院开设皮肤泌尿器科，成为山东省立医院皮肤科的雏形，并由院长岸金城兼任本科医长。历经百年沧桑，百年薪火相传，一代又一代医学名家和皮肤科同仁励精图治，艰苦奋斗，自强不息，学科不断发展壮大。尤其在山东省医学会的坚强领导下，学科在医、教、研等诸多方面走在全国前列，成为国际上有重要影响力的学科之一。

学科创建初期，涌现出一批闪耀着璀璨的学术群星，成为学科发展的重要支撑力量，这其中最具代表性的专家有中国麻风病防治专业的开创者和奠基人尤家骏教授、国家"一级教授"穆瑞武教授和山东省性病防治的开创者郭子英教授等。

尤家骏教授于1926年毕业于齐鲁大学医学院，获得博士学位，1932～1933年赴奥地利维也纳大学留学，1934年接任齐鲁医院皮肤花柳科主任，1947年赴美国哥伦比亚大学中心医院研修皮肤病，1948年代表中国出席在哈瓦那举行的第五次国际麻风会议，并在会上就麻风的分型做了学术报告，引起国际皮肤科学界的高度重视。1951～1959 年间,他先后主办全国麻风高级医师进修班五期,为全国麻风防治工作培养了大批骨干力量,有力地促进了全国麻风防治工作。1952 年,他发现并报告了黄色酿母菌病(着色芽生菌病),1956 年成为中国首批副博士生导师,历任第二届全国政协委员、中华医学会皮肤科学会委员、全国麻风研究委员会委员、《中华皮肤科杂志》编委,著有《麻风病学概论》《神经血管梅毒》等 6 部专著,并多次荣获全国和省级荣誉称号。

穆瑞武教授是 20 世纪 50 年代国家唯一确定的一批"一级教授",他于1950 年 9 月从北京来到现在的青医附院担任内科主任兼皮肤科主任,1952年当选为中华医学会理事、中华医学会青岛分会理事长,被聘为国家卫生部卫生教材编审委员会特约编审,《中华医学杂志》《中华内科杂志》《中华皮肤科杂志》编委等。1956 年,他当选第三届中华医学会皮肤性病学分会副主任委员,1959 年任政协山东省第二届委员会委员,1964 年当选为全国第三届人大代表,1978 年当选第四届中华医学会皮肤性病学分会副主任委员,同年当选山东省医学会皮肤性病学分会主任委员,担任第五届全国政协委员。穆瑞武教授先后在我国、美国、德国、澳大利亚、瑞典等国家出版的 15 种医学书刊及有关杂志上发表论文和著作 364 篇,编著了《职业性皮肤病》《皮肤病及性病学》《花柳病》《内分泌》《变态反应及霉菌药理》《免疫与癌症》《血清反应》等多部教科书和参考书,有着很高的理论和实践价值。

郭子英教授于 1944 年毕业于贵州省安顺陆军军医学校(即上海第二军医大学前身)大学部本科。抗日战争结束后,1947 年 7 月来山东省立医院皮肤科,历任皮肤科代理主任、副主任、主任,山东医学院(原齐鲁大学医学院)讲师、副教授、教授,1958 年任山东省性病防治所(1960 年合并到山东省皮肤病性病防治所)副所长,兼任山东省皮肤性病防治所副所长。他还兼任中华皮肤科学会理事、委员,山东医学会理事,山东省皮肤科学会副主任委员,山东省第三届、四届政协委员。他先后发表论文 15 篇,主编了《皮肤花柳病学》《皮肤病与性病学》《皮肤病学》和《实用皮肤病学》等著作。

在老一辈皮肤科专家的推动下,山东省医学会皮肤性病学分会于 1952年应运而生,成为学会成立最早的 11 个专科分会之一,当时的名称叫山东医学会皮肤花柳科分会,时任齐鲁医院皮肤花柳科主任的尤家骏教授当选首届主任委员。

当时,麻风、梅毒、头癣等疾病发病率高,严重危害人民健康,新中国成立后,上述疾病被党和政府列为重点控制和消灭的疾病。山东省先后成立了麻风性病防治的专病机构:1955 年,山东省人民委员会鲁二丙(55)字第九五二号文确定成立山东省麻风病研究所,任命尤家骏教授兼任山东省麻风病研究所首任所长;1958 年,山东省人民政府批准成立山东省性病防治研究所,由郭子英教授兼任副所长,地址在省立医院北院二楼。他们以分会为学术阵地,培训、团结全省皮肤性病学医务工作者,开启了全省系统的麻风性病防治工作。20 世纪 50 年代,受卫生部委托,尤家骏教授主持举办了多期全国麻风防治培训班,为全国麻风防治工作培养了大批骨干力量,有力地促进了全国麻风防治工作。郭子英教授则率领大家,通过大力推广、普及对高危人群进行免费查体、免费治疗等办法,极大地提高了梅毒患者的发现率和治愈率。经过老一辈分会会员们的积极努力,至 1961 年,山东省在全国率先消灭了新中国成立前遗留的梅毒,提前三年完成国家任务。

此后,分会同仁以山东省皮肤病性病防治研究所为基地,聚焦麻风和头癣的防治工作。至 1981 年,经过卫生部组织的专家组验收,山东省达到了消除头癣的国家标准;1994 年,山东又率先在全国以县市为单位达到基本消灭麻风的国家卫生部部颁标准。至此,解放初期严重危害人民健康的三大传染性皮肤病等严重的公共卫生问题成为过去,分会在新中国防病灭病史上的辉煌成就永载史册!

分会的活动在"文化大革命"期间一度中断。1978 年后,在学会的领导下,分会恢复活动逐步恢复。当年,穆瑞五教授当选为"文化大革命"后的首届分会主任委员,同年他还被选举为中华医学会皮肤性病学分会副主任委员(穆瑞五教授和郭子英教授先后于 1979 年、1980 年去世,分会工作由山东省皮肤病防治研究所所长汪洋教授主持)。

1983 年,李景颐教授(青岛医学院)担任"文化大革命"后分会第二届主任委员,在他的带领下,分会会员为我国职业性皮肤病,尤其是工矿企业的职业性皮肤病的防治做出了巨大贡献。他先后发表了《石棉引起之职业性皮肤病的调查及其防治的建议》《卷烟之职业性皮炎的调查报告》《在某骨胶厂内毛虫引起之职类性皮炎的调查研究》《制针厂之职业病的调查和预防的建议》《碳酸镁引起之职业病的调查和预防的建议》《橡胶工业中促进剂和防老剂对皮肤的致敏作用》《蓄电池充电工发生慢性黑变性皮炎报告》等著作，四次获得山东省省级科研成果奖。

1987 年，韩丹銈教授（山东大学齐鲁医院）任"文化大革命"后第三届分会的主任委员。韩丹銈教授曾担任山东大学齐鲁医院皮肤科主任，兼任中华医学会皮肤科学会第六届、第七届委员，《中华皮肤科杂志》《临床皮肤科杂志》《中国皮肤性病学杂志》编委，山东制冷学会理事、山东麻风防治协会常委、山东性病防治咨询委员会委员。

1994 年，刘金耀教授（山东大学齐鲁医院）任"文化大革命"后第四届分会主任委员，刘金耀教授曾任中华医学会皮肤科学会第八届、第九届委员。他任《临床皮肤科杂志》《中国皮肤性病杂志》《中国皮肤病麻风杂志》《中国医师学会杂志》编委，获得山东省科委三等奖 1 次、山东省科协二等奖 2 次；在国内科研刊物发表论文和文章 160 余篇，首例报告 20 余篇。

1999 年 10 月 22 日，分会第五届年会与华东六省一市皮肤科会议在青岛联合召开。会议选举山东省皮肤病性病防治研究所赵天恩教授为第五届主任委员。赵天恩教授对皮肤病性病学专业有较多的深入研究和丰富的临床经验，他首先在国内报告了变异性红斑角化症、先天性厚甲、色素性玫瑰康疹等病的临床和病理特征，为首研制的皮炎灵硬膏乳膏，在皮肤病治疗上发挥了良好的效果，社会效益和经济效益显著。他在全国首先提出麻风的临床分类和治疗方案，首先系统论述了性病神经临床分类表现和治疗方案对性病防治起到了指导作用，同时以他为主建立了全省性病实验室，依托山东省皮肤病性病防治研究所建立了性病防治中心。他主持开展了 13 项科研项目，其中"加速消灭麻风病综合防治措施和实施研究"获国家科技进步二等奖；主编了《皮肤科外用药物手册》《怎样防治性病》《新编性传播疾病》等书，参与编写了专业书籍 9 部，先后在各种专业杂志上发表论文、综述、评论、译文、病理报告等 100 余篇；先后获国务院特殊津贴、省委工会富民兴鲁劳动奖章、山东省先进工作者等荣誉称号。

2003 年 12 月至 2010 年 3 月,李春阳教授(齐鲁医院)被选为第六届、第七届分会主任委员,同时兼任中华医学会皮肤性病专业委员会委员兼真菌病学组副组长、《中华皮肤科杂志》《临床皮肤科杂志》《中国麻风皮肤病杂志》编委,主要致力于真菌性皮肤病的临床和研究,为山东医学真菌学普及做出了很多努力。

2010 年 4 月至 2018 年 11 月,张福仁教授(山东省医学科学院副院长,山东省皮肤病性病防治研究所所长)被推选为第八届、第九届分会主任委员。张福仁教授长期致力于麻风性病控制和银屑病、大疱性皮肤病等常见、危重皮肤病的临床诊疗和科研、教学工作,先后为首承担国家科技重大专项、"973 计划"专项、国家重点研发计划、国家自然科学基金重点国际合作项目等科研课题多项。他发现了一系列麻风发病风险因子,发现氨苯砜综合征风险因子,发现国人疱疹样皮炎风险因子、国人关节病型银屑病 6 个新的临床亚型;代表作分别两度发表于《新英格兰医学杂志》《自然·遗传学》等国际学术期刊;以第一完成人获国家自然科学奖二等奖、山东省科技进步一等奖 2 次,自然科学一等奖 1 次,技术发明一等奖 1 次。同时,他兼任国际麻风防治协会执行委员、《中国麻风皮肤病杂志》主编,中国麻风防治协会理事长、中华医学会皮肤性病学分会副主任委员、山东省医师协会副会长;曾获全国先进工作者、吴阶平—保罗杨森医药学奖(吴杨奖)、全国优秀共产党员。

在张福仁教授的带领下,分会团结带领全省皮肤科同道,立足山东,放眼世界,以前辈先贤为榜样开启了追赶学术先进水平的新征程,开创性地推出了四条主要举措:①加强业务培训,开展学术交流:每年定期举办全省皮肤科医师培训班和基层大讲堂,把最新的知识和专业技术传播到基层,以此提高全省皮肤科医师的诊疗能力。②开创省际交流平台,创造性的联合皮肤科强省江苏,共同举办苏鲁皮肤性病学术年会,现已成为国内最具影响力的区域学术交流品牌之一。③创新疑难皮肤病转诊机制:纵向到底,以各级皮防所为依托;横向到边,以各综合医院皮肤科为基础,以解决全省人民疑难皮肤病诊疗和防控法定传染病(麻风、梅毒)为己任,成立全省皮肤病专科联盟,开展双向转诊。④团结合作、分享共赢,广泛开展国内外科研合作,以分会卓越的学术成就赢得国内外同行的尊敬和认可。随着一系列成绩的取得，分会在全国的学术影响力也日益提高，中华医学会皮肤病学分会（CSD）全国委员中山东代表已由过去的一人增加为两人，其中张福仁教授于 2018年 6 月当选中华医学会皮肤性病学分会第十五届委员会副主任委员。时隔40 年，CSD 副主任委员再次花落山东，这标志着分会在全国学术地位的恢复。

2018 年 12 月，孙青教授（山东大学齐鲁医院）接任第十届分会主任委员。孙青教授同时兼任亚洲银屑病委员会理事，中国医疗保健国际交流促进会理事兼皮肤科分会副主任委员，中华医学会皮肤性病学分会会委员，中国医师协会毕业后教育委员会皮肤科分会委员，中国医师协会皮肤科医师分会常委，山东省医师协会皮肤科医师分会主任委员，山东省住院医师规范化培训皮肤科质控专家组组长，第十届、十一届及十二届山东省政协委员，主持科技部重点研发计划课题 1 项，国家自然科学基金面上项目 4 项，获资助总经费超过 700 万元。

2021 年 7 月，张福仁教授（山东第一医科大学副校长，山东第一医科大学附属皮肤病医院院长）再次当选第十一届分会主任委员，带领全省皮肤科同仁，面向人民生命健康，聚集临床诊疗需求，做出新的贡献。

二、本学科发展现状

历经百年发展，山东省皮肤病性病学科已成为我国皮肤性病学领域有重要学术贡献和知名度的医疗力量，尤其在麻风、重症药物不良反应、自身免疫性大疱病、银屑病、性传播疾病、遗传性皮肤病等疾病防治研究形成了自身特色，多项研究成果填补国际空白，处于世界领先地位，在国际皮肤科领域发出了响亮的"山东声音"。

（一）学科重点发展方向

在尤家骏、穆瑞武、赵天恩等皮肤科老前辈开创的基础上，学科始终聚焦解决困扰山东人民群众的皮肤顽疾为重点研究方向，逐步形成了感染性皮肤病和自身免免疫性皮肤病两大主要方向，围绕麻风、性传播疾病、真菌、非典型分枝杆等感染性皮肤病和银屑病、自身免疫性疱病、药物不良反应等免疫性皮肤病,进行了长期有益探索、并取得了一系列原创性成果。

（二）学科创新平台建设

学科现在拥有皮肤病国家临床重点专科一个、皮肤与免疫国家临床医学研究中心山东省分中心、中华医学会皮肤性病学分会药物不良反应研究中心、国家药物临床试验机构、国家化妆品皮肤病诊断机构等一批国家级临床诊疗创新平台和山东省皮肤病与性病临床医学研究中心、山东省重症药物不良反应防治技术示范工程技术中心、山东省皮肤病质控中心、山东省皮肤性病学重点实验室等一群省级平台,上述临床诊疗创新平台集群为开展全省皮肤病防治诊疗奠定了良好的基础。

（三）学科研究成果

学科积极申报国家级和省部级课题,先后主持并完成了国家自然科学基金国际合作重点项目、科技部战略性国际科技创新合作重点专项、科技部重点研发计划、"863 计划"青年科学家项目、国家自然科学基金中英合作项目等 40 余个国家级课题,主持开展多个国内外多中心临床及实验研究,成果均达到了国际领先水平。

其中分会主任委员张福仁教授率领团队在国际上率先了发现麻风系列风险因子和氨苯砜综合征风险因子,并及时将科学发现转化,使麻风危害的消除成为现实。张福仁主委还发现关节病型银屑病 6 个新的临床亚型和流行病学特点,填补了国内空白,以及发现国人疱疹样皮炎风险因子。这些国际领先的发现成果多次发表在 *New England Journal of Medicine*、*Nature Genetics*、*Nature Communication* 等国际著名学术期刊;获国际发明专利 9 项,国家发明专利 16 项;先后获省部级科技奖励一等奖 3 项,涵盖自然科学奖、技术发明奖和科技进步奖三大奖项。尤其值得一提的是,由分会主任委员张福仁教授领衔、山东第一医科大学作为第一完成单位完成的"麻风危害发生的免疫遗传学机制"荣获 2020 年度国家自然科学奖二等奖。

（四）学科人才梯队建设

学科现有"吴杨奖"获得者、"泰山学者攀登计划"专家、国务院特殊津贴专家、教育部"长江学者"、国家百千万人才工程获得者、国家有突出贡献中青年专家、国家优秀青年基金获得者、"863 计划"青年科学家等一批高层次人才。

学科的博士生导师和硕士生导师队伍也不断壮大，每年为全省乃至全国培养众多皮肤性病学高级人才，同时学科吸引了一批公共卫生学、分子遗传学、细胞生物学、微生物学、中药学等多个学科的高水平人才加入，加速了本学科与其他学科的交叉合作，推动了学科的持续发展。

（五）学科研究网络建设

学科于 2017 年在科技部国家重点研发计划—科技部战略性国际合作创新计划支持下，与新加坡、印度尼西亚等国团队合作，建立了国际麻风临床实验研究与技术推广中心，相关技术已在印度尼西亚推广应用，加速了我国及"一带一路"倡议沿线国家麻风危害的消除。

学科成立了 182 家医疗机构加盟的区域皮肤性病学专科联盟，覆盖全省一亿人口，与联盟内各单位对接进行深层次的学术交流，开展专题学术讲座，定期开展疑难病例会诊讨论和业务培训等工作，提升了山东省皮肤病学科的整体水平。

学科受中华医学会委托，成立药物不良反应研究中心，张福仁教授担任中心首席专家，全国 20 余省份的三甲医院作为成员单位加入中心，开展药物不良反应基础和临床相关科学课题的合作研究。

学科还建立了区域性病防治管理网络，在中央转移支付项目、山东省重大科技创新工程项目、省科技计划项目等的支持下，主持制定了《山东省预防与控制梅毒规划（2010—2020 年）》《山东省性病实验室管理工作规范（2014 年版）》等文件并组织实施。

（六）学科对外合作和交流

学科始终坚持"引进来，走出去"的交流合作方针，不断加强与国内外知名高等医学院校、科研院所、高水平医疗机构等优质资源的交流与合作。学科每年或不定期选派分会学术带头人及骨干参加世界皮肤科大会（WCD）、国际麻风大会（ILC）、国际实验皮肤科大会（IID）、欧洲皮肤性病学术年会、美国皮肤性病学术年会、亚洲皮肤性病学大会、东亚皮肤科年会等国际和地区学术会议，并多次受邀在国际会议上代表山东皮肤科同仁做专题报告分享。学科与英国利物浦大学、美国维克森林医学院、美国圣路易华盛顿大学和美国亨利福特医疗集团等国际先进的临床研究机构建立稳定的长期合作关系,定期选派学科青年骨干赴上述机构开展专题培训和学习交流。

学科也不断举办丰富的学术交流活动,不仅培养了国际皮肤科同行,也为国内皮肤科同行,特别是基层皮肤科医生提供了良好的学习交流平台。2018 年,分会主委张福仁教授在科技部战略性国际科技创新合作专项——国际麻风防治/培训中心项目支持下,在新加坡主持召开 2018 国际麻风防治研究高峰论坛,借助学科先进技术,全面推进"一带一路"倡议沿线国家在麻风诊断、诊疗和预防等领域的研究能力。2019 年 6 月,分会主任委员张福仁在科技部"发展中国家麻风病防治技术国际培训班"支持下,对印度尼西亚、印度、巴西、马来西亚、非洲等九个国家的麻风防治相关人员进行了培训,引领国际麻风发展,建立了国际麻风防治网络。2019 年 11 月,分会主委张福仁受印度尼西亚国家卫生健康发展研究主席西斯宛多(Siswanto)博士的邀请,出席第四届国际卫生健康论坛暨第十四届印度尼西亚国家公共卫生大会并做专题报告,会后介绍中国麻风防治的先进技术,并对当地麻风防治工作者进行了专题培训。

三、本学科发展差距

近年来,山东省皮肤性病学科在山东省医学会等上级部门的领导下,学科取得了长足的进步和突出的成绩,尤其在麻风、银屑病、自身免疫性疱病、重症药物不良反应防治研究水平位列全国领先,国际先进的地位。但是山东皮肤性病学科的总体水平与北京、上海、江苏等发达省份相比还有差距,亚专业的发展仍需进一步完善和提高,临床诊疗辐射能力有待进一步加强,专科规范化建设有待于进一步提升,基础研究及临床转化等研究领域尚需进一步加强。

四、本学科发展目标及举措

"十四五"期间,学科在张福仁主任委员的带领下,将继续加强分会组织建设,完善细化学组及亚专科的建设;继续深化学科平台内涵建设,打造一批国内有影响力的临床诊疗创新集成平台；继续加大人才引进和培养，尤其加强青年人才和基层人才的培养，使山东皮肤科始终保持"后继有人"的良好态势；继续强化合作和交流，依托分会及成员单位的平台带动，加强与国际组织、国内先进科研诊疗机构的合作，促进山东皮肤性病学科的整体提升。相关举措初步如下：

（一）深化分会组织建设

按照山东省医学会的总体要求，学会将不断完善分会的组织建设，同时聚焦学科的优势方向，不断发挥学组优势，通过学组的带动作用，助力山东皮肤科医生临床诊治和研究能力的提升，建立一个富有凝聚力、充满想象力、集合创造力的特色专科分会。

（二）深化平台内涵建设

通过多方交流与合作，不断优化分会各成员单位的平台硬件建设，促进平台高水平科研团队的形成，在现有研究方向的基础上，在现有稳定且有特色的研究方向上，再进行深入细化，争取取得代表中国的高水平科研成果，争取实现分会成员单位进入国家临床医学研究中心建设行列。

（三）加强人才队伍建设

通过分会开展全省皮肤科专科医师的培训，包括组织全国学术会议、全国继续教育、远程教育培训，在全省推广规范和创新皮肤科诊疗模式。不断探索培养不同人才的途径和机制，努力培育我国的皮肤科领军人才、学科带头人和技术骨干，全面提升我省乃至我国皮肤病临床服务水平，争取在国家杰青、国家优青、教育部"长江学者"等国家人才和"泰山学者"和"泰山青年学者"等省级人才的培养上再创新高度。

（四）搭建协作研究网络

以分会和山东省皮肤性病专科联盟为基础，围绕银屑病、自身免疫性疱病、梅毒、神经梅毒、生殖道沙眼衣原体、重症药物不良反应等重点研究领域，组织开展多中心、随机、双盲对照临床实验，建立规范化诊疗技术体系，制定中国诊疗指南。

（五）助推科研成果转化

分会将前期的研究为基础,聚焦临床需求,强化与企业的合作,构建"产学研用"一体的协同创新体系,打造我国皮肤病领域临床和转化研究的协同创新平台,推进科研成果的临床转化应用。

（六）加强基层人员培训

建立皮肤科疾病临床远程会诊中心和远程培训中心,开展基层卫生人员的技术培训,优化服务模式,推广适宜技术,全面提升基层医疗机构的服务能力。通过建立相关网络及 App 并在平台上进行会诊和交流,使之既有利于医生的培养,也有利于帮助疾病诊断;把常见多发性皮肤疾病的症状和诊疗措施传递到全国基层社区和乡村卫生站,造福广大基层患者。

眼科学学科发展报告

一、本学科发展历程

在山东省医学会的坚强引领下，山东省眼科学发展历经几代眼科同仁的薪火相传和励精图治，在眼科医疗技术、科学研究、学术交流、人才队伍建设、防盲治盲、近视防控和社会公益事业等方面取得了显著成绩，实现了从"创基业"到"谋发展"的历史性转变，每一步都留下了光明的印记。

20 世纪 30 年代，我国眼科先驱、西医眼科奠基人、时任齐鲁大学医学院眼科主任陈耀真教授，在山东开创了现代眼科的先河，培养了山东省早期的一批眼科专家，为山东省眼科事业的创立和发展打下坚实基础。

1953 年，山东医学院附属医院孙桂毓教授在济南市医学会眼科研究会上发出成立山东省眼科学医学会的倡议。同年 10 月，在济南市举行山东省医学会眼科学分会成立大会。通过学会章程，孙桂毓教授被推选为第一届主任委员，张普云教授、许吉生教授任副主任委员。此后，眼科学分会不断发展壮大，先后成立了白内障、眼底病、角膜病、青光眼、眼视光、斜视与小儿眼科、眼外伤、眼整形眼眶病、神经眼科等九个专业学组以及青年学组和基层学组，发展眼科分会委员及各学组委员 600 余人，均为全省各地医疗机构中眼科主力军。

2001 年，谢立信教授当选中国工程院院士，成为我国眼科界一面旗帜，为我省眼科学事业屹立于国内眼科前列做出了卓越贡献。

二、本学科发展现状

（一）总体情况

截至 2020 年，山东省现有注册眼科医师逾 3 600 人，在全国 31 个省、市、自治区中总量第一；拥有眼科的医疗机构和专业眼科医院等共计 560 余家，机构总数和服务患者总量也位居全国第一。全省眼科医师在山东省卫生健康委员会和山东省医学会的领导下，诊疗技术飞速发展，在眼病防治、防盲治盲、扶贫复明等社会公益事业和公共卫生项目的实施工作中发挥了重要作用，已成为我国眼科领域一支重要的医疗力量，山东也成为我国眼科发展最活跃的省份之一。

1.学术地位

山东省作为眼科大省，多年来眼科学术交流活动活跃，推动了我省眼科学术影响力和学术水平的提高。眼科学分会专家先后当选亚太角膜病学会名誉主席、中华医学会眼科学分会名誉主任委员（谢立信教授）、中国中西医结合学会眼科专业委员会主任委员、中国医师协会眼科医师分会副会长（毕宏生教授）、中华医学会眼科学分会常委（毕宏生教授、史伟云教授）、中华医学会眼科学分会角膜病学组组长（史伟云教授）、眼免疫学组组长（吴欣怡教授）、白内障学组副组长（毕宏生教授）、斜视与小儿眼科学组副组长（王利华教授）、眼病理学组副组长（赵桂秋教授）等国内外学术组织重要职务。

山东省眼科学分会成立的白内障、青光眼、视光、角膜病、眼底病、眼外伤、眼肌等九个专业学组、青年学组和基层学组，且建立了经常性学术活动，开展省级学术会议及继续教育项目累计达 350 余次。我省眼科学分会积极承办国家级高层次学术会议，成功承办全国眼底病学术大会、全国角膜及眼表疾病学术大会、中国眼科学与视觉科学研究大会、全国眼免疫学术大会、山东省眼科学学术会议、眼视光发展与近视防控国际论坛等。一年一度的山东省眼科学术年会因参会专家层次高、举办规模大、形式多样而被全国同仁誉为"全国眼科小年会"，备受全国眼科同道赞誉，是国内规模最大的省级眼科学术会议。这些学术交流活动为提高我省眼科诊疗技术水平，增进同行间的友谊发挥了重要作用，也促成了我省眼科事业欣欣向荣的大好发展局面。

2.人才培养

山东省医学会眼科学分会重视对眼科人才队伍的培养，积极采取多项措施，为培养人才提供平台与发展方向。

为落实好国家重大公共卫生项目"百万贫困白内障患者复明工程"，进一步提高我省白内障诊疗水平，促进白内障公共卫生项目更好的实施，加快推进我省三级防盲体系的建立，山东省卫健委于 2012 年制定了适合我省情况的《山东省白内障手术医师培训方案》。眼科学分会在全国率先组织实施了多次白内障手术技术培训与考核认证工作，举办多次山东省防盲与白内障手术医师培训班，对参与项目手术的医师进行技术培训、考核以及资格认证，共培训和考核白内障医师 1 500 余人，通过率 60％，使手术并发症发生率显著下降，防盲治盲水平有了明显提高。山东完成任务总量居全国第一位，被国家卫健委评为项目完成先进省份。来自全国多省的眼科专家前来山东参观和学习，著名的国际防盲专家、美国白内障与屈光手术学会主席阿兰·克兰多尔教授专程来访观摩，将山东防盲技能培训考核赞誉为"山东经验"。

3.科学研究

山东省医学会眼科学分会充分发挥联系政府科技主管部门、医学院校、医学科研机构和科研管理机构的桥梁作用，把宣传贯彻国家医学科技发展规划和国家科技计划管理改革等工作贯穿学术交流始终，有力促进眼科领域科学技术进步和创新应用能力提高。

眼科学分会专家主持承担多项国家级科研项目，其中史伟云教授主持 2002 年"863 计划"项目（"基于胚胎角膜组织库的工程化角膜的开发与应用"），2006 年"973 计划"项目子课题（"人胚胎干细胞来源细胞治疗致盲性眼病的多中心研究计划"），2016 年国家自然科学基金重点项目（"虹膜—睫状体—房水：角膜移植排斥防治的新途径及其机制研究"）等；毕宏生教授主持 2019 年国家重点研发计划（"儿童青少年近视中西医结合综合防控有效方法、技术和配套产品研究"）、2013 年"973 计划"课题（"近视发病机理及干预的基础研究")、2015 年国家科技支撑计划("青少年视力低下中医外治法防控技术临床评价及规范化研究")等重大研究项目。

学会专家获得国家科技进步二等奖、山东省科学技术最高奖、山东省科技进步一等奖等重要奖项。其中 1989 年谢立信教授主持的"穿透性角膜移植术后角膜植片内皮细胞功能失代偿的研究"获得了国家科技进步二等奖,是中国眼科第一个国家科学技术奖。2018 年毕宏生教授主持的"葡萄膜炎病证结合诊疗体系构建研究与临床应用"获得目前中医眼科界唯一一项国家科技进步二等奖。史伟云教授获得 2017 年度山东省科学技术最高奖,主持的"感染性角膜病创新理论及其技术应用"获 2011 年度国家科技进步奖二等奖,"角膜病诊治的关键技术及临床应用"获 2015 年度国家科技进步奖二等奖。山东省眼科科学研究事业在全省眼科同仁的共同努力下持续向精向尖向高向远发展。

4.重大公共卫生项目

眼科学分会心系民生,承担社会责任,在防盲复明、扶贫助残、社会公益事业等方面开展了卓有成效的工作。

(1)"百万贫困白内障患者复明项目工程"

我省积极承担由国家卫健委牵头组织的"百万贫困白内障患者复明项目工程",在山东惠及百姓,广受赞誉。为了给边远贫困地区患者送医上门,山东省依托由山东省立医院、山东中医药大学附属眼科医院捐赠的"慈善爱心防盲手术车""复明四号"流动手术车。从边远农村,到革命老区、边陲海岛以及贫困山区,每年行程十多万公里为贫困白内障患者实施免费复明手术,成为慈善公益活动的模范典型。项目期间,眼科学分会还开展了山东省50 岁以上人群白内障与盲情调查,摸清了山东省盲情,为政府开展公共卫生项目决策提供了科学依据。

(2)"援青援藏援疆光明行"

在山东省委省政府组织的"援藏光明工程"中,眼科学分会抽调高水平专家组成医疗队,穿越了海拔 5 500 多米的雪山,克服严重高原反应、水土不服、医疗条件简陋等困难,以顽强的意志、坚韧不拔的毅力经受了严峻考验,完成手术 300 台,把光明播撒给了雪域高原上的藏族同胞。

对口援助青海省海北州是党中央赋予山东的重大政治任务，也是做好新形势下东西部扶贫协作和对口帮扶工作、坚决打赢脱贫攻坚战的政策部署的光荣使命。分会专家多次组织"山东省对口支援喀什地区光明行"活动，为当地符合手术条件的白内障患者免费实施复明手术，以优质的医疗资源服务偏远地区百姓。在"大爱无疆青海光明行"活动，专家们多次赴青海，免费为农牧民群众进行了眼科检查和复明手术，成功率和复明率均达100%，大大减轻了农牧民的就医负担，直接受益 180 万元，成为医疗卫生扶贫攻坚的楷模，受到了各级领导和农牧民的高度赞誉和一致好评。

2020 年，由山东援建的独立法人眼科医院——鲁青眼科医院投入运营。鲁青眼科医院紧紧围绕海北州医疗卫生的工作部署，以全州及周边地区群众就医需求为指引，以常见眼科疾病防治为突破口，依托山东优质的眼科医疗资源，为海北州倾力打造一支"带不走的医疗队伍"。同时，医院将为全州眼科学科建设和交流协作，促进防盲复明事业和医疗卫生事业健康发展发挥更大的作用，为鲁青两省卫生事业发展和对口支援建设做出更大贡献，为助力青海医疗技术发展和卫生健康事业奉献"山东力量"。

（3）儿童青少年近视防控

眼视光疾病已成为我国乃至全球的重大公共卫生问题，引起了社会各界的广泛关注。2018 年 8 月 28 日，习近平同志对儿童青少年视力健康工作做出重要指示，号召全社会都要行动起来，共同呵护好孩子的眼睛，让他们拥有一个光明的未来。山东省是人口大省，也是儿童青少年近视发生率较高的省份，防控压力大。山东省委、省政府高度重视儿童青少年近视防控工作。

2009 年，由省卫健委和教育厅联合批准在全国率先成立省级儿童青少年近视防控专门机构"山东省青少年视力低下防治中心（儿童青少年近视防控中心）"，挂靠山东省中西医结合眼科与视光科学研究院（山东省眼病防治研究院），由中华医学会眼科分会主委主任委员毕宏生担任中心主任。山东省医学会眼科学分会牵头成立近视防控专家委员会，制定了《山东省青少年视力低下综合防治方案》，指导开展全省青少年视力低下防治和视觉健康促进工作，包括近视的筛查、流调及动态管理，建立视觉档案及数据库，开展视力健康宣教、培训和干预指导,累计辐射、服务儿童青少年 1 280 万人。2018年,省科技厅批准成立眼视光与青少年视力低下防控临床医学研究中心。2019 年,山东省编办批准成立了山东省儿童青少年健康与近视防控研究院。2020 年,山东省卫生健康委成立山东省眼视光质量控制中心,指导完善全省眼视光质量管理体制和运行机制。

山东省医学会眼科学分会积极组织眼科与视光学专家开展儿童青少年近视防控科普宣传工作,省儿童青少年近视防控中心被国家卫健委聘为国家级儿童青少年近视防控科普小分队,被教育部聘为儿童青少年近视防控宣讲团副团长单位,并组建了 29 支科普小分队,配合医疗机构、疾控中心等部门有计划地开展爱眼护眼知识的科普、教育、宣传,组织开展健康教育讲座近万场。2019~2021 连续三年,我分会和省教育厅共同组织的"光明的未来——千万学生近视防控大讲堂"爱眼日活动,在山东教育卫视和山东教育电视台网络端同步在线直播,中小学生及家长、教师累计超过 7 800 万人次共同聆听近视防控科普知识讲座,在全社会营造出了爱眼护眼、关注儿童青少年近视防控的良好氛围。由国家卫健委疾病控制局、教育部体育卫生与艺术教育司指导,我分会联合省教育厅监制出版了"儿童青少年近视防控系列丛书"(学校篇、政务管理篇等五册),发布《山东省学生居家眼保健指南》。

在国内外尚无遏制近视患病率持续攀升良策的情况下,山东省防控区近视患病率近年来已呈现下降趋势。"山东模式"取得的显著成效,得到了WHO 和国际防盲组织官员的认可,国家卫健委和教育部都给予较高评价。美国视光学会主席、纽约州立大学视光学院院长大卫·希思(David Heath)教授认为:"山东的成功经验证实了其综合防治技术、体系和模式的有效性,是对世界眼视光学做出的重要贡献。"国家卫健委于 2020 年将山东中医药大学附属眼科医院作为国家卫生健康委指定全国儿童青少年近视防控适宜技术试点对口专业指导机构,在全国各省份推广近视防控先进经验。在全国首次(2019 年)综合防控儿童青少年近视工作评议考核中,山东省得分111.65 分,评议等级为 A,评议成绩位列全国第一。

(4)国际医疗合作与防盲项目

多年来眼科学分会积极响应开展国际医疗合作,山东省的眼科专家们先后奔赴汤加、老挝、埃塞俄比亚等亚非拉"一带一路"倡议沿线国家,通过捐赠设备、提供技术支持、培训优秀眼科医疗人才等方式,弘扬了"不畏艰苦、甘于奉献、救死扶伤、大爱无疆"的援外医疗精神,书写了中国医疗队的援外风采和大爱精神。在"视觉第一 中国行动"沙眼防治行动中,眼科学分会组织培训专家,开展基线评估和宣教等,出色完成任务,得到世界卫生组织现场督导专家的肯定。

（二）各专业发展现状

1.白内障

随着老龄化的发展,据统计,我国白内障患者数从 2002 年的 7 520 万增长至 2017 年的 1.25 亿,复合增速 3.47％。据中华医学会眼科学分会统计,我国 60 岁至 89 岁人群白内障患病率是 80％,90 岁以上人群白内障患病率达到 90％以上。

白内障作为眼科常见疾病,早在 20 世纪 80 年代,我国患有白内障的总人数高达 46.07％,根据相关流行病学调查显示白内障导致失明患者占有全部眼盲患者的半数以上。早在 20 世纪 50 年代初期,山东学者已经采用囊内摘除术以及软性内障吸出术治疗白内障。随着科技不断进步,不断涌现出双眼内障摘除术以及冷凝内障摘除术等术式。随着新型晶体囊外摘除及后房型人工晶体植入术的开展,标志着在 20 世纪 80 年代,山东眼科手术水平已经达到世界先列水准。近年来,超声乳化白内障吸除术的兴起也成为白内障手术的主要治疗方式,由于其操作便利,手术方式经济、安全,为广大白内障患者带来希望。之后我省在全国最早开展铒激光白内障乳化手术,较早开展与发达国家同步的飞秒激光辅助白内障手术,提高了手术的安全性、精确性、有效性,使患者的视觉质量更完美。随着时代发展,人们生活水平不断提高,白内障患者术后不再仅要求"看得见",更要"看得清晰、持久、舒适"。几十年来,我省白内障手术也逐步由传统复明手术发展到屈光性白内障手术。屈光性白内障手术不仅简单摘除混浊晶状体解决患者复明问题,更将老视、远近视、散光等视光疾病一并解决,有效提高白内障患者术后视觉质量,并进一步向精准迈进。

2.眼底病

眼底病是目前致盲的重要原因,山东省经过数代人的不懈努力,已经在眼底病的预防、诊断治疗方面取得了显著的成绩。在糖尿病视网膜病变、脉络膜新生血管、儿童眼底病等重大眼病的研究方面取得了突破和进展。

眼底疾病方面,早在 20 世纪 60 年代山东眼科医师已经开展了电凝及巩膜缩短技术,随后冷凝技术的普遍开展以及球体内注气等方式对于治疗视网膜脱落均起到了较好的治疗效果。近年来,随着诸多眼底病检查和治疗仪器的普及如眼科 B 型超声波、视网膜/脉络膜荧光血管造影、高速玻璃体切割系统和眼底激光治疗仪、眼底相干断层扫描仪(OCT)、多焦视觉电生理仪、免散瞳超广角眼底镜等的应用使眼底疾病得到良好救治。省内多家医疗机构开展了代表国际最先进水平的各种眼后段治疗技术,通过 23G、25G、27G 微创无缝合玻璃体切割术及眼前后节联合手术,治疗复杂性视网膜脱离、玻璃体黄斑界膜疾病、糖尿病视网膜病变及视网膜出血性疾病、老年性黄斑变性、脉络膜新生血管等。

但地域性诊治水平的差异、相关诊疗规范的不足、远程会诊疑难眼底病未有效开展均是亟待解决的问题,未来还需进一步提高我省眼底病整体研究水平,提高在全国的影响力。

3.青光眼

青光眼是全球首位不可逆性致盲眼病,随着人口老龄化,我国青光眼的患病率将逐年增加。据统计 2020 年我国青光眼患者的人数达到 2 180 万,致盲人数约 567 万。

我省在 20 世纪 50 年代初期,青光眼患病率仅为 0.8%,随着用眼人群不断激增,这一数值曾上涨至 0.78%。最初针对青光眼的巩膜环钻术、虹膜嵌顿术、灼瘘术等,逐步发展至激光虹膜切除术等。20 世纪 80 年代初期,电镜技术发展,我省眼科学者发现,先天性青光眼主要由于眼前房角的发育异常导致,其裂开范围不够导致后天青光眼出现。这一发现为我省青光眼研究定下了理论基础。到了 21 世纪,青光眼患者的视神经再生与保护是治疗青光眼的研究热点。山东省立医院首次将高三尖杉酯碱应用于人青光眼治疗,能够抗代谢,抑制细胞的有丝分裂,取得了一定科研成果。

多年来,我省眼科医师相继开展复合式小梁切除术、青白联合术、青光眼阀、Express 引流钉、睫状体光凝、冷凝术等常规手术,拟胆碱药物和 β 受体阻滞剂的普遍应用,小梁切除手术在临床的推广,均及时为众多青光眼患者解除了病痛。其中,小梁切除手术经过了许多改良,至今仍然是抗青光眼的主流手术之一。

4.眼外伤

从世界范围看,眼外伤是单眼视力残疾的主要原因,在我国眼外伤则是单眼盲的首位致盲眼病。据不完全统计,我国每年平均发生眼外伤 500 万～1 200 万例,发病年龄多在 7～50 岁,职业性外伤、交通事故和儿童外伤是眼外伤发生的主要原因,将是我国开展眼外伤防治工作的重点。

近年来,随着眼科显微手术技术的不断创新和提高,尤其玻璃体手术技术的推广以及手术仪器设备的不断更新,使得眼外伤的救治范围和水平有了大幅提高,甚至以往被放弃治疗的眼球,现在也可得到拯救,并取得良好效果。随着眼外伤救治技术的精细化,我省眼外伤救治工作进入了一个崭新的时代。

5.角膜病

角膜病是我国的第二大致盲眼病,近年来我省在角膜病的基础和临床方面的研究已取得较大成绩,尤其在感染性角膜病方面,对真菌性角膜炎发病机制和临床治疗研究,已在国际上占有一席之地。此外,在组织工程角膜和脱细胞基质角膜的临床研究方面已取得了较好的初步效果。山东省角膜病事业在老一辈专家和谢立信院士的带领下,在史伟云教授等专家的不懈努力下,感染性角膜病诊疗、手术技术发展、眼库建设、角膜相关检查设备等方面,均取得了巨大进步和不菲成绩。

1983 年,谢立信在国内首先使用接触型角膜内皮显微镜对活体角膜内皮细胞的生理与病理学进行了系统化研究,在国际上首先提出并论证了角膜内皮细胞功能失代偿的临床早期诊断标准,并提出了眼库供体角膜活性新的判定标准——"活性密度"的概念,对指导临床和提高手术成功率具有很重要的意义。

谢立信教授是我国角膜病专业的领军者,在潍坊医学院建立的中华眼库是当时全国四大眼库之一,在感染性角膜病、眼内植入缓释药物、生物工程角膜及糖尿病性角膜病变等领域取得了众多开创性成果。1981 年,在《中华眼科杂志》上发表了第一篇关于单纯疱疹病毒性角膜炎的文章。1989 年,谢立信院士提出了角膜植片内皮细胞功能失代偿的临床医学诊断标准,创造性地用活性密度代替活性率,完善了评价内皮细胞活性的方法。为了规范和促进我国眼库的发展,1985 年在我国第三届全国角膜病学术会议上成立了以李辰为名誉会长、谢立信为会长的中华眼库协会,总部设在山东眼库,推动了我国眼库工作向规范化发展。

6.眼视光

眼视光疾病包括屈光不正、弱视、老视、视觉疲劳、儿童学习障碍、低视力、与职业有关的功能性眼病和获得性颅脑损伤相关视觉问题等,覆盖整个生命周期。眼视光疾病在我国各年龄段人群中均呈高发状态。以近视和弱视为主的儿童青少年眼视光疾病现状触目惊心,根据教育部 2020 年发布的数据显示,全国共有在校、在园学生 2.26 亿人,其中中小学生以近视为主的视觉损伤患病率达 64.13％。根据山东中医药大学附属眼科医院开展的流行病学调查研究数据显示,2020 年山东省 1 300 万在校中小学生中,患有近视的超过 50％,总患者数近 700 万,极大降低了我省青少年整体健康水平。

尽管我国眼视光学起步较晚,但走出了一条独特的适合中国眼视光专业发展的人才培养之路。我省在眼视光学科专业建设、人才培养等方面也开展了诸多开创性工作,为我国初级眼保健和近视防控培养了高水平应用型人才,有力推动了我省眼视光学科专业的高水平发展,并处于全国领先水平。为培养近视防控的专业人才,2006 年山东中医药大学附属眼科医院毕宏生教授在全国率先建设眼视光专业、眼视光医学专业,组建了具有中西医结合特色的眼科与视光医学院,是目前我国招生人数最多的眼视光学本科院校,引领了眼视光学科发展。2020 年 1 月,教育部批准同意设立山东中医药大学国际眼科与视光医学院。该学院的设立,一是开创了中国眼视光教育中外合作办学机构的先河,二是山东省首个本科、硕士、博士纵向贯通培养模式的合作办学机构,三是让中国的学生不出国门毕业后即可获得中美两国的学士、硕士、博士学历（学位）证书，能够为我国、我省培养大批的国际高水平眼科与视光人才。

山东省眼视光专业还进行了一系列行业规范化探索。牵头制定了国家中医药管理局关于青少年近视的《儿童青少年近视普查信息化管理专家共识》和《眼科临床诊疗指南·弱视》等临床标准，推动了眼视光行业的标准化建设。

三、本学科发展存在的问题

眼健康是国民健康的重要组成部分，包括盲在内的视觉损伤严重影响人民群众的身体健康和生活质量，加重家庭和社会负担，威胁社会经济生产活动，是涉及民生的重大公共卫生问题和社会问题。

我省居民的视觉健康形势集中在"一老一小"，一是受老龄化影响，二是受电子产品广泛应用对青少年乃至儿童群体的影响，视力损害患病率远高于正常水平。尤其是近视已经成为影响当代和未来人口素质的"国病"，白内障、糖尿病眼病、青光眼、老年性黄斑病变等各类老年性视力缺陷疾病呈现高发、发病早、程度重的严峻态势，严重损害的国民的身体健康。但社会各界对视觉健康的认识仍然不足，整体还缺乏积极有效的应对措施。

国家卫健委制定的《"十三五"全国眼健康规划（2016－2020年）》中提出，完善眼病防治服务体系，加强基层特别是农村地区眼病防治工作，探索建立基层眼病防治工作模式。建立健全"国家、省（区、市）、市"和"县、乡、村"两个眼病防治工作网络，构建适合我省省情、较为完善的眼科医疗服务网络，提供全面、公平、可及的眼科医疗服务。我省三级防盲和眼健康服务体系逐步完善，眼健康管理水平和技术水平显著提高，但我省眼科地域发展不平衡，基层初级眼保健发展还较为薄弱，县、乡、村基层病防治工作网络尚未完善。从事眼病筛查、康复及预防等初级眼保健服务的眼科专业人才匮乏，设施设备不完善，临床资源方面与平均水平还存在差距，基层眼科医疗服务水平较为落后。

四、本学科发展目标和措施

(一)充分发挥眼科医疗联盟作用,织密初级眼保健网络

将国家分级诊疗、远程医疗、专科联盟建设、互联网医院服务与防盲网络建设相结合,建立眼科疾病省、市、区(县)三级立体化网络。一方面要积极响应预防为主的健康策略,坚持"预防为主、关口前移",将初级眼保健纳入疾控预防体系,构建医疗机构、疾控机构、基层卫生组织三者无缝隙合作关系,将医疗机构的诊疗技术和各级疾控组织的防控作用密切配合,广泛开展基本眼病筛查、科普宣教及义诊普查等公益服务,实现基本眼保健服务全民覆盖。另一方面是发挥信息化作用,全生命周期眼健康信息系统和大数据平台可实现眼健康状况实时采集监控信息化,具备动态监测、预警、防控功能,通过在全省的推广建设,为高效防控眼科疾病提供有力支撑,为基层医疗机构提供会诊服务和技术指导,更好地实现便捷、高效、互联、互通、互动。

(二)构筑科研创新平台和高层次学术交流平台

构筑联合科学研究和技术创新平台,搭建多学科联合科研与创新机制,针对眼科疾病的防控需求开展联合基础与临床研究,加快创新技术的研发、成果的转化和推广应用。汇总各平台建设任务目标并进行梳理和划分,制定更加明确、有所区分的建设方案,完善相关管理和激励制度,推动各平台建设迈上新台阶,为取得更多实质性成果奠定坚实基础。积极探索中西医结合综合防控青少年近视特色技术和方法,将中医技术融入防治工作。针对近视、弱视、阅读障碍等青少年视力低下眼病,总结临床经验,融合现代眼视光学最新理论技术和中医药特色疗法优势,针对疾病不同阶段发病特点,构建不同的预防和治疗方案。加强与相关学科国内外同行的合作,打造高端学术交流平台和品牌,开展前沿学术交流和探讨。

(三)开展多层次人才培养

建立初级眼保健守门人和高水平眼科人才主力军,一方面对乡镇卫生院、社区卫生服务中心和部分二级医疗机构的基层医生进行分层培训,内容

涵盖眼科常见检查操作及常用设备使用方法、青少年近视防控、白内障、青光眼、眼底病等常见眼病的诊断及治疗技术和原则,提高基层全科医生的常见眼病初诊水平,眼科设备操作能力,为患者提供基本的初级眼保健服务。另一方面,基于我省眼科学科较完备的人才培养体系和良好的国际合作基础,利用多学科交叉的优势开展眼科临床、科研、教育人才的跨专业交流、科研训练、技术培训、临床进修等培养,促进优秀人才快速成长和多学科的融合发展。打造国际眼科高层次人才教育培养中心,上接欧美发达国家,下接"一带一路"倡议国家,培养国际水准的高端医学人才成为眼科疾病防控的主力军。

（四）制定眼科疾病临床路径和专家共识,开展适宜技术推广

针对发病率高、影响范围广的眼科疾病,基于疾病规律和诊疗技术优势,发挥多学科联合优势,积极制定和推广科学、规范、有效的临床诊疗指南、专家共识、方案和临床路径,进一步提升专业医疗技术水平。以国家临床重点专科、山东省重点专科专病医院等平台,巩固白内障、眼底病外科等学科在国内领先地位,引进新技术,加强眼库建设,提高的医疗服务水平和质量。借助山东省眼视光质控中心、国家重大疑难病中西医临床协作等平台,做大做强眼视光、中西医结合眼科等优势特色专业,使专科建设、医疗技术、护理服务水平达到国内一流、国际先进。开展适宜技术推广,提升突破眼底病内科、青光眼、斜弱视等治疗水平,全面提升各专业解决急重症、疑难复杂疾病的诊疗能力和水平。

（五）积极开展眼眼科疾病社会公共卫生服务

积极开展儿童青少年近视防控、防盲治盲等国家重大公共卫生项目,制定相关政策或方案规划,协助政府做好眼健康公共卫生服务工作,完成重大公共卫生项目,推动我省全面全生命周期眼健康服务网络的建设。积极开展精准帮扶、对口支援、基层义诊活动,积极开展援青援藏、"百万贫困白内障患者复明工程"、"服务百姓健康行"等活动,深入全省各县区进行青少年视力低下防治、白内障手术和大型义诊等活动。调动各方资源和力量,积极组织实施面向重大眼科疾患者群的多种形式的社会公益服务项目,使广大人民群众享受高水平的眼保健服务。

（六）积极开展科普宣教工作

高度重视儿童青少年近视防控科普宣传工作,组建科普小分队,配合医疗机构、疾控中心等部门有计划地开展爱眼护眼知识的科普、教育、宣传,组织开展健康教育讲座。积极编写科普读物,制作视频,组建科普专家团队,在学校、社区针对不同人群进行宣讲;利用电视、网络、微信等媒介推广爱眼护眼知识,普及眼科疾病防控常识;积极组织全国爱眼日科普公益活动,扩大社会影响,打造科普品牌。通过以上形式的活动,提高人民群众自我眼保健意识和能力。

五、本学科发展总结

虽然几十年间山东眼科取得了一定成就,但是我们尚存在一定不足,还需所有山东眼科人共同努力,致力于眼科事业的发展。当前我国眼科已进入发展的快行道,政府明确提出实施健康中国的战略,这为我国眼健康事业的发展指明了方向。随着一系列眼健康政策及规划的出台,我国眼科事业进入了关键期和机遇期。逆水行舟,不进则退。站在新的历史起点上,我们要不断总结经验,在新时代的改革浪潮中不断完善和进取,奋力向更高的目标前进,为推动国家"健康中国"战略和眼健康事业做出更大贡献。

耳鼻咽喉头颈外科学学科发展报告

一、本学科发展历程

山东省医学会耳鼻咽喉头颈外科学分会经多年建设发展,已历经了八届分会委员会,现委员会领导集体及成员共 69 名,在历届学科带头人的领导下,逐渐发展壮大。

二、本学科发展现状

在分会各级领导和专家的努力下,山东省耳鼻咽喉头颈外科的整体水平得到了充分的发展,各地市学科建设基本均衡,达到了国内先进的水平,被全国公认为耳鼻喉强省。

山东省的耳鼻咽喉头颈外科在历史上就名家辈出,引领全国的学术发展。例如,孙鸿泉教授和骆兆平教授是我国耳鼻咽喉科学的主要奠基人之一;杨仁中教授创造了世界首例"中国人工喉";王天铎教授率先在国内开展了保留喉功能的喉癌和下咽癌手术,并举办了大量培训班;王廷础教授创立了卫生部耳鼻喉重点实验室;樊忠教授开创了耳神经外科技术,并在国内首批举办颞骨解剖培训班和耳神经外科技术培训班等。当代潘新良教授担任了中华医学会耳鼻咽喉头颈外科学分会头颈外科组组长,成功组织各类学术交流活动与会议。王海波教授担任了中华医学会耳鼻咽喉头颈外科学分会两届耳科组组长、三届分会副主委,极大地促进了山东省耳鼻咽喉学科在国内的影响力,奠定了领先地位。

2004 年,第六届换届选举王海波教授担任主任委员,同年山东省耳鼻喉医院成立,经过数年发展,实现了建设 18 个专业,350 张床位。多个新兴学科精细划分从无到有,成为国内少数几家大型耳鼻喉专科医院之一。其设施设备先进,技术服务领先,病源来自全国各地,具有全国辐射力和一定的国际影响力,是我国耳鼻喉主要的区域医疗中心,在复旦大学组织评选的具有普遍影响力的中国医院排行榜中,连续 11 年入选全国最佳专科声誉排行榜前十名。专科医院的成立,进一步辐射和带动了山东省耳鼻咽喉头颈外科事业整体登上全国领先舞台。2012 年,山东省卫生厅批复山东省耳鼻喉科学研究所成立,王海波教授任研究所所长,发展至今有五个省部级重点实验室,对我省耳鼻喉科研事业的全面发展起到了良好的带头引领作用。

一路走来,耳鼻咽喉头颈外科学分会始终秉承学会精神,细化实施各项工作内容,加强学科建设,站在新起点,努力向新目标迈进。多年来,在学会全体委员的努力下,组织的各类不同形式学术活动,是耳鼻咽喉头颈外科学术讨论与思维碰撞的盛宴。期间不断加强学习型、服务型机构建设,打造具有分会特色的品牌学术会议。

在促进国内学术交流方面,积极参加全国耳科会、全国耳鼻咽喉头颈外科学术等会议,举办菲什(Fisch)颞骨显微手术培训班、"鲁豫之约"等跨省学术交流活动。

医师培训和国际学术交流方面,积极组织我省耳鼻喉医师参加法国巴黎颞骨解剖培训、德国内耳基因治疗专题会、日本东京第十二届亚太人工耳蜗大会(APSCI)等会议。新冠肺炎疫情期间,我会与国外教授通过线上会议的方式,实时不间断进行学术沟通与交流。

专科联盟建设等方面,进一步深化医疗体制改革,充分发挥我省耳鼻喉学科建设优势,主委单位在分级诊疗中发挥引领作用,促进跨区域诊疗技术和资源共享。通过人员培训、疑难重症会诊等方式对口支援基层医院,稳步提升基层医院耳鼻喉科的诊疗水平。

宣教帮扶方面,充分利用网络直播优势,广泛开展科普宣传,如搭建医院视频号,参与录制快手平台节目等。通过录制视频节目,进行现场直播等形式,普及健康基本知识,促进群众健康水平,展示学科发展成果,社会认可度逐年增高。

学科发展取得成果,近年来,分会专家主持承担了多项国家级及省部级科研项目,包括王海波教授主持的科技部"973计划"、国家科技支撑计划、卫生行业科研专项项目/卫生部科技重大专项子课题等重大研究项目。同时,分会学者在国内外期刊发表论文数量和质量均逐年上升,影响力也逐步提升,其中SCI影响因子10分以上的文章已接近10篇,涵盖聋病基因研究、老年性耳聋研究、毛细胞与螺旋神经节细胞的损伤与修复研究、鼻变态反应研究、下咽癌研究已经相关领域的免疫与炎症研究等各个方面,发表在 *The Journal of Clinical Investigation*、*Nucleic Acids Res*、*Autophagy*、*Molecular Cancer*、*Nature microbiology*、*The European Respiratory Journal*、*The Journal of Allergy and Clinical Immunology* 等医学领域经典权威期刊。

三、本学科发展目标及展望

当今机遇与挑战并存,中国医疗卫生事业的改革和整合医学正在加速推进。我们将根据国家卫健委提出的深化医改重点共组要求,充分发挥分会的监督、管理职能,加强组织建设,筛选高质量医务工作者充实团队;落实防控各项要求,充分利用在线学术交流平台,开展国内外耳鼻咽喉头颈外科领域学术交流活动;推进耳鼻喉医联体和专科联盟建设,提升基层医院耳鼻喉科诊疗水平;开拓崭新学术思路,推动学科理论创新和实践。针对山东省耳鼻喉学科发展中的短板,如临床科研及科研转化能力发展不平衡,绝大多数地区距离于国内顶尖耳鼻喉专业还有相当的差距,我们要进一步依托耳鼻喉专科联盟、临床医学研究中心等各级各类平台,积极组织开展多学科多中心的临床研究,努力提升山东省耳鼻喉学科发展的整体水平。

虽然几十年间山东省耳鼻喉科取得了一定成就,但是我们尚存在一定不足,还需所有人员的共同努力。当前我国耳鼻喉科已进入发展的快行道,政府明确提出了实施健康中国的战略,这为我国耳鼻喉健康事业的发展指明了方向。在新的历史起点上,我们要不断总结经验,加快推进"健康中国"建设,努力为全方位、全周期保障人民的健康而不懈努力。

第七章

公共卫生与基础医学学科发展报告

精神病学学科发展报告

一、本学科发展历程

历经近60年,山东省精神病学分会快速发展,精神卫生工作从防治各类精神障碍至预防和干预各类心理行为问题,精神卫生资源不断优化,医疗服务能力逐日加强。学科建设方面以重点学科为基石,不断加强特色专科建设,规范精神科教学,重视精神科人才培养及科普宣传工作,为全省精神卫生工作者提供了良好的学术科研交流平台,满足了众多我省人民的精神卫生需求。新冠肺炎疫情期间主动担责,同"心"抗疫,全力维护人民群众的心理健康安全。但与全国精神卫生工作先进地区相比,我省尚未形成国家级精神心理疾病诊疗或研究中心,科研实力有待提升,人才资源储备不足,医、教、研融合力度不够,医护诊疗负担较重。

二、本学科发展现状

在全国背景下,我省精神卫生服务体系不断完善。作为人口大省,山东省精神疾病带来的社会经济负担从2005年的100.76亿元上升到2013年的312.77亿元,占山东省GDP的比重为0.5%~0.7%。山东省女性患者的社会经济负担高于男性,18~39岁患者的社会经济负担高于其他年龄段的患者,农村患者的社会经济负担高于城市。2015年山东省第四次精神障碍流行病学调查显示,我省18岁及以上人群精神障碍患病率为17.46%,精神心理障碍给山东人民带来了巨大的负担，对精神卫生资源的需求逐步增加。山东省精神卫生的工作受到了政府部门的不断重视，不仅将国家出台的以上精神卫生举措落实到地，而且结合本省实际，在2019年3月29日山东省第十三届人民代表大会常务委员会第十一次会议上通过了《山东省精神卫生条例》。该条例为规范我省精神卫生服务，发展精神卫生事业，促进全省人民的心理健康，维护精神障碍患者的合法权益提供了保障。由此，精神心理健康的需求也逐渐成为群众的日常需求，我省精神卫生事业的发展开始了突飞猛进的阶段。

山东省医学会精神病学分会作为山东省内精神病学学科发展的领头羊，挂靠省级三级甲等精神卫生专业机构山东省精神卫生中心。从1964年中华医学会山东分会首届神经精神科分科学会召开，薪火相传近60年，至2020年9月，分会已换届至第十二届。从首届神经精神科分科学会仅有李铁、陈薇两位精神科委员到1983年精神科学委员会成立（曹会龙任主任委员），再到2017年成立青年委员会，2019年成立学术发展学组及基层学组，分会组织构架的不断完善，汇集着全省精神专科优秀医学工作者，为我省精神病学学科发展提供了坚实的基础。分会积极组织学术活动，为全省同行提供了良好的学术氛围，重视精神心理卫生知识的科普宣传，开展心理危机干预专项培训，不断推动着我省精神卫生事业的发展。下面将从以下几个方面对本学科的发展情况进行总结：

（一）精神卫生资源不断优化，医疗服务能力逐日加强

卫生机构数量与分布特点方面，截至2020年10月底，山东省15个市设有市级精神专科医院（东营除外），有139个县（市、区）设有精神专科医院或至少一所综合医院设立精神科（或心理科）门诊（济南高新区、烟台莱山区除外）。全省有193家精神专科医院，其中省级1家、市级24家、县级93家、民营71家、其他4家，省级三级甲等专科医院1所，市级三级甲等专科医院10所。2020年，全省精神专科医院中，有174家设有心理门诊，其中省级1家、市级22家、县级91家、民营57家、其他3家。全省共有350家二级以上综合医院，其中246家设有精神（心理）科门诊。全省设有精神科（或心理科）门诊的综合医院中，省级12家、市级48家、县级191家、民营17家。我省各

级精防机构大部分隶属于精神卫生医疗机构,有 1 个市级、54 个县级精防机构隶属疾控中心,7 个县级精防隶属卫生健康行政部门。截至 2015 年底,山东省实有精神科床位 22 055 张,其中精神专科医院床位 15 922 张,综合医院精神(心理)科床位 5 655 张,康复机构 340 张,中医院精神(心理)科 138 张,精神(心理)科床位使用率为 95.86%,每万人精神科床位 2.24 张,2015 年精神(心理)科平均住院日为 71 天/人。

人员配置方面,截至 2020 年 10 月底,全省共有精神科执业(助理)医师 4 342 人,精神科医师密度达到 4.34 名/10 万人口,达到国家"十三五"规划的要求。从事精神卫生工作的公共卫生医师 1 471 人、精神科护士 9 445 人、心理治疗师 645 人,医疗机构中的心理咨询师 2 860 人,从事精神卫生工作的社会工作师(持证者)690 人。截至 2015 年底,康复科或工娱室从业人员共 759 人,从事康复工作人员密度为 0.77 名/10 万人;从服务对象来看,38 所机构的康复科和工娱室服务对象仅为住院患者,其他 19 所机构服务对象为住院和居家患者,无只针对居家患者服务的机构;从事防治工作人员共 397 人,平均每所机构 4.14 人,其中专职人员 218 人。

(二)以重点学科为基石,加强特色专科建设

分会挂靠单位为山东省精神卫生中心,1954 年建院以来,现各亚专科设置齐全,重点学科、特色专科发展逐渐壮大。目前山东省精神卫生中心有 2 个省级重点学科(精神病学、精神卫生学)、1 个省级临床重点专科(精神科)、2 个山东省临床精品特色专科(临床心理科、儿童青少年心理行为科)。

1995 年精神病学被评为山东省医药卫生重点学科,2014 年精神卫生学又被评为省级重点学科,两个重点学科下设包括物质依赖、儿童精神病学、老年精神病学、医学心理学、精神药理学、精神病遗传学、社区精神医学六个亚学科。以精神科专科建设为主体,以院级重点学科为基石,确定儿童青少年心理行为科、临床心理科、老年精神科、成瘾医学科、心身医学科五个院级特色亚专科,并开设了特色亚专科门诊。精神病学、精神卫生学医疗技术水平、医疗服务能力在区域内领先,疑难危重症诊疗实力雄厚,具有较高的国内知名度。近三年收治病例覆盖国家精神区域医疗中心疑难危重症病种清单的 84.34%,总体治愈好转率 94.13%,开展技术覆盖清单所列核心技术的 89.4%。

自 20 世纪 80 年代起,先后成立儿童青少年门诊、心理咨询与治疗门诊、普通心理咨询门诊、团体心理治疗门诊,自 1997 年起至今建设成两个临床心理病区、三个儿童青少年心理行为病区,其中儿童精神科住院规模居全国首位,现已发展成为一支医术精湛、医德高尚、拥有百余医护人员的工作团队。团队专家曾先后赴美国、英国、德国进修访问,致力打造成为一支集医疗、教学、科研、心理知识科普与治疗为一体的特色专科队伍,曾获"敬佑生命·荣耀医者"金牌团队称号。特色专科对各年龄阶段的心理行为问题和精神疾病进行咨询和诊治,服务的心理疾病有焦虑障碍、抑郁障碍、双相障碍、恐怖障碍、强迫障碍、躯体形式障碍、适应障碍、创伤后应激障碍、进食障碍、睡眠障碍、性心理障碍、心身疾病、重性精神病稳定期的心理社会康复、注意缺陷多动障碍、抽动障碍、饮食与睡眠障碍、儿童精神分裂症、孤独症、智力障碍等。其主要特色治疗技术包括精神分析治疗、认知行为治疗、家庭治疗、森田治疗、催眠治疗、团体心理治疗、心理剧、艺术治疗(绘画艺术治疗、音乐治疗、舞蹈治疗等)、瑜伽治疗、感觉统合训练、沙盘游戏、放松治疗、言语训练、孤独症训练等,其中整合性心理治疗技术为山东省精神卫生中心自主创新的治疗技术,在省内多家医疗机构推广应用,2020 年获批山东省第十二批适宜卫生技术推广项目。新近研发的虚拟现实技术与经典心理治疗技术联合应用,走到了国内前沿。

另外,作为临床精神病学的一个分支,精神疾病司法鉴定承担着精神状态鉴定、法定行为能力鉴定、精神损伤鉴定、精神伤残鉴定的任务。我省共有五所精神疾病鉴定机构,包括山东精神疾病司法鉴定所、青岛市精神疾病司法鉴定所、烟台市精神疾病司法鉴定所、潍坊市精神卫生中心司法鉴定所、山东安康医院精神疾病司法鉴定所。以山东精神疾病司法鉴定所为例,2020 年虽受新冠肺炎疫情影响,但仍完成鉴定案例 1 020 余例,为司法部门提供了科学依据,维护了当事人的合法权益,受到委托机关的高度评价。

(三)规范精神科教学,重视精神科人才培养

学科的不断发展依赖于人才的不断积累。作为唯一一家省级精神卫生机构,山东省精神卫生中心承担着山东大学齐鲁医学院、山东中医药大学、

山东第一医科大学、济宁医学院、滨州医学院、山东高等医学专科学校、济南护理职业学院、山东现代学院等山东省内高校的传统精神病学、行为医学、精神病护理学、健康心理学、医学伦理学的教学、实习和研究生的培养任务，是山东大学精神病与精神卫生学硕士、博士培养点，为国家精神卫生专业培养了大批的优秀人才。1998 年，被原省卫生厅确定为首批省级精神科住院医师规范化培训基地；2014 年，与山东大学齐鲁医院联合成功申报国家级住院医师规范化培训基地；2020 年 12 月，被国家卫健委认定为我省精神专科医院中唯一的国家级精神科住院医师规范化培训基地，多年来圆满完成了各年度多站式临床实践能力结业考核工作。另外，1995～2000 年期间中心作为牵头单位，陈彦方任主编编写的《中国精神障碍分类与诊断标准第 3 版》(CCMD-3)在国内得到了广泛应用。

2017 年至 2019 年由山东省精神卫生中心牵头启动了山东省青年精神科医师培训项目"齐鲁雏鹰成长计划"，全省各级精神卫生机构 32 名精神科医师从临床技能、科研能力、英语水平以及综合管理能力等将显著提高，为我省造就一支医德高尚、医技精湛、具备担当我省精神医学发展重任的高层次人才后备梯队。

(四)充分发挥学会优势，提供学术科研交流平台

精神病学源期刊作为精神病学科研成果的载体和传播媒介，是精神病学科研活动不可或缺的重要组成要素。为繁荣我省的精神卫生事业，总结我省精神医学的医疗、教学、科研、防治等方面的经验，山东省精神病医院、中华医学会山东分会精神医学分科学会于 1988 年 10 月创《山东精神医学》；2000 年 10 月，由国家新闻出版总署和国家科技部批准全国公开发行；2006 年 11 月，经国家新闻出版署批准变更为《精神医学杂志》(刊号：ISSN 2095-9346，CN 37-1454/R)，并于 2007 年第 1 期正式更名出版。2007 年 6 月，《精神医学杂志》被中国科学技术信息研究所收录为"中国科技论文统计源期刊"(中国科技核心期刊)；截至目前，已出版 33 卷，连续 15 年被评为中国科技核心期刊；2020 版中国科技期刊引证报告扩刊版显示，影响因子为 1.560。期刊的学术地位和影响力越来越大，已成为全国精神科专业期刊中有影响的杂志之一，在各大高校及科研院所核心期刊目录内，其影响因子、被引频次、即年指标等评价指标均不断提升。

分会挂靠单位山东省精神卫生中心依托山东大学、济宁医学院等高校平台，与国内外精神卫生医疗机构及科研院所不断交流合作，形成了一支具有科技创新能力、结构合理的科研队伍。在全国学会的副主任委员及以上兼职人员 4 人，开展国家级科研项目 12 项，获得国家专利 2 项并具有转化临床应用前景。五年来分会科研经费总额突破 1 200 万元，共发表 SCI 及中文核心期刊论文 300 余篇，其中 SCI 论文 55 篇，作为主编或参编专著 20 余部，获得厅级以上科研成果奖励 4 项。

为全面掌握我省精神障碍流行状况，分析各类精神障碍的影响因素，完善精神障碍防治体系和救治管理政策，分会分别于 1984 年、1994 年、2004 年、2015 年在全省范围内开展精神障碍流行病学调查，该调查达全国领先水平。2015 年的调查结果显示，完成调查 27 489 人，调整后精神障碍患病率为 17.46%，各类精神障碍中患病率排在前五位的分别是物质使用障碍（5.29%）、心境障碍（4.47%）、焦虑障碍（4.46%）、智力及缘于躯体和物质的障碍（1.91%）和精神病性障碍（1.12%），其中最常见的是酒精使用障碍（5.27%）和重性抑郁障碍（2.14%），男性精神障碍患病率高于女性（23.37% 与 13.89%）。26.12%（1 047/4 008）的精神障碍患者有中等到严重的功能损害，仅 10.98%（428/3 898）曾经寻求过专业帮助。

另外，2019 年中心作为牵头单位承担的"山东省中西医结合抑郁障碍防治"项目，作为省卫健委"中西医结合专病防治项目"首批立项的 11 个重点项目之一。2020 年 6 月，与山东大学健康医疗大数据研究院共同成立精神卫生大数据联合研究中心，并设立 6 个研究平台，开展精神医学大数据研究。2013 年 12 月，挂靠单位山东省精神卫生中心获得国家药品监督管理局资格认证，可供开展多项精神科相关的临床试验，目前已完成多项新药Ⅲ期或Ⅱb 期药物临床试验。2020 年 6 月，中心在药物临床试验机构备案管理信息平台顺利完成药物及医疗器械备案，也是山东省首个可从事药物及器械临床试验的精神专科医院，目前中心已开展首个医疗器械临床试验项目［基于虚拟现实技术的精神疾病检测评估系统（VR 心理岛）VR 心理扫描对抑郁障碍患者初始心理测查的非劣效性研究］。挂靠单位山东省精神卫生中心是国家精神心理疾病临床医学研究中心、北京大学第六医院、首都医科大学附属北京安定医院的协同研究网络成员单位。这些平台的搭建均促进着我省精神医学研究以及精神心理疾病临床诊断和治疗水平,对科研成果的临床转化具有重要作用和意义,也为构建多学科协作团队提供了坚实基础。

分会积极组织开展学术交流活动及继续医学教育项目。2015 年 9 月 17～20 日承办了中华医学会第十三次全国精神病学学术会议,会议进行了 5 场大会特邀报告、55 场专题会、12 场卫星会。除了前沿热点探讨和临床经验分享,此次大会推出《精神分裂症防治指南(第二版)》《抑郁障碍防治指南》《双相障碍防治指南》《ADHD 防治指南》等指南解读,《精神障碍诊断与统计手册(第 5 版)》(DSM-5)培训作为亮点,为全国精神卫生工作者带来了一场丰富的学术盛宴。截至 2021 年,山东省精神医学学术会议已举办了 22 次,近三年分会申报国家级继续医学教育项目 14 项,省级继教项目 12 项。每次会议均遵循"科学为本、立足前沿、服务临床"的宗旨,邀请国内外专家教授,紧扣精神医学焦点领域,为全省同行交流最新临床与基础研究进展提供了良好的学术平台。会议优秀论文、"齐鲁杯"优秀论文的评选,鼓励了我省精神卫生工作者面向全省、全国专家分享研究成果。2019 年 10 月成立学术发展学组、基层学组,推选了全省精神科"放心专家"。分会挂靠单位山东省精神卫生中心为促进职工科研水平及专业技术能力,提升医院学术氛围,举办"泰山讲堂"。2021 年"泰山讲堂"开始通过线上形式面向全省同道进行直播,为全省精神卫生专业技术人员提供了更多的学习交流和开阔视野的平台。学术活动、继续教育、线上直播的举办,为我省精神卫生专业技术人员提供了学习新理论、新知识、掌握新技术、新方法的良好平台,这些举措也将推动着我省精神卫生事业的繁荣与发展,为推进落实"学术提升"工程奠定了坚实基础。

分会重视心理治疗技术的培养和发展,2019 年分会挂靠单位山东省精神卫生中心和山东大学学生心理健康教育与咨询中心、首都医科大学附属北京安定医院、中国心理卫生协会精神分析专委会联合主办的中挪精神分析取向心理治疗培训班,已成功举办多期。近年来,举办多期中美认知行为治疗临床治疗连续培训班,来自美国的认知行为治疗专家亲自授课督导,加强中心职工认知行为治疗的理论水平和实操经验。中心开展创新性接纳与承诺疗法（ACT）治疗师培训班，初步建立了中心 ACT 治疗师的骨干团队，极大地推动了中心临床心理服务能力的提升，为全省心理治疗专业培育了后备人才。

（五）重视媒体科普，多渠道宣教精神卫生知识

分会积极组织申报由山东省科协、省教育厅、省科技厅、省卫健委主办的山东科学大讲堂讲座。2020 年新冠肺炎疫情期间，积极响应省医学会号召，组织中心专家参与学会主办的"战疫在线——抗击新型冠状病毒肺炎系列讲座"，并进行线上答疑，近 7 万名网友在线观看；选派专家与山东大学齐鲁医院、济南市传染病医院等多家医院的专家组建团队参与山东省委、省政府、中国驻英国大使馆联合举办的"手牵手，心连心——山东精准支持留英学子抗疫辅导计划"，通过远程讲座、在线咨询、互动交流等方式，为海外学子提供专业的心理疏导、健康保健、疫情防控等服务，为留英学子抗击疫情贡献力量。2020 年 5 月组织人员编写学生心理健康手册，面向小学生、中学生、大学生三个阶段科普心理健康知识。

三、全国先进地区本学科发展情况

（一）全国精神卫生事业发展概况

随着我国经济社会的快速发展，我国精神卫生事业得到了长足发展。党和政府对精神健康问题重视程度增加，人民群众对精神疾病认知改善，讳疾忌医减少。全国精神心理疾病预防、诊断、治疗和康复的综合服务水平均大大提升。

（二）政策支持力度逐日增加，精神卫生工作不断前行

国内的精神卫生服务工作以重性精神障碍的管理和治疗为主，从开始成立精神病专科医院，到"686 项目"（中央补助地方卫生经费重性精神疾病管理治疗项目）的落地，工作主要围绕重性精神疾病患者展开。近年来，整个社会对精神卫生的认识提高，党和政府更加重视精神卫生工作，出台了一系列政策与措施，用以防治各类精神障碍、预防干预各类心理行为问题。2009 年《中共中央、国务院关于深化医药卫生体制改革的意见》明确提出建

立健全精神卫生等公共卫生服务网络,对精神病院等在政策上给予倾斜,对承担精神卫生服务等公共卫生服务的综合医院予以专项补助。自此,我国的精神卫生工作进入了防治结合的模式。2013年《中华人民共和国精神卫生法》颁布实施,意味着我国的精神卫生工作步入法制化轨道。2015年国务院办公厅以国办发(2015)44号转发卫生计生委等部门《全国精神卫生工作规划(2015—2020年)》,规划中明确了到2020年的具体目标。这些措施的实施有力地推动了精神卫生工作的进步,在全国范围内建立了心理援助热线,精神疾病的医疗保险覆盖率提高,对贫困患者实行免费服药政策,中央投资数百亿逐步改善精神专科医院的基础建设。2019年国家卫生健康委制定了《健康中国行动(2019—2030年)》,精神上和社会适应上的完好状态得到进一步重视,精神卫生工作迎来历史机遇。

(三)全国精神卫生资源分布欠均,医护诊疗负担较重

从1949年全国解放时精神卫生机构不足10所,精神科床位仅1 100张,专业医师不足百人;到2018年我国精神卫生机构不足千余所,精神科床位43万,精神专科医生3.4万余人,全国精神卫生资源得到了快速发展。根据2012~2016年《中国卫生统计年鉴》中精神专科医院的卫生资源相关数据,2002~2016年精神专科医院的财政补助收入始终占医疗卫生机构总财政补助收入的2‰~3‰,精神专科医院的数量从2002年的583家增长至2016年的1 026家,精神专科医院开放病床数从2002年的0.73张/万人增长至2016年的2.15张/万人,精神专科医院执业(助理)医师和注册护士从2002年的1.27名/10万人和1.97名/10万人分别增长至2016年的2.15名/10万人和4.55名/10万人。但是我国精神卫生资源分布不均衡,接近一半的床位、医生、护士集中在东部,西部精神卫生从业人员明显不足,医生的规模方面仍远远不够。

精神科医疗服务情况不断改善,2012~2016年《中国卫生统计年鉴》中全国精神科医疗服务情况:精神专科医院的诊疗人次数和入院人数分别从2002年的1 034.01万人次和42.54万人增长至2016年的3 500.92万人次和175.12万人;精神专科医院病床使用率从2002年的79.0%增长至2016年的95.5%;精神专科医院医生日均负担诊疗次数从2002年的2.53次增长到 2016 年的 4.70 次,日均负担住院床数从 2002 年的 4.58 次增长到 2016 年的 9.57 次。这可以看出人民群众对精神专科的医疗服务需求增加,但医生诊疗负担却加重。

(四)搭建国家级平台,助力精神科发展

为推动精神心理疾病临床医学快速且可持续的发展,国家精神心理疾病临床医学研究中心分别于 2014 年在北京大学第六医院,2015 年在中南大学湘雅二医院、首都医科大学附属北京安定医院成立。这些中心又分别组建了覆盖全国的临床研究合作网络,旨在提高我国各层次精神疾病医疗技术服务水平,最终实现精神疾病的个体化综合治疗及普及标准化治疗,解决我国急需解决的精神心理疾病的关键问题,提高全民精神健康水平。

(五)发文核心地区较固定,研究成果与世界共享

根据 1996～2004 年《中华精神科杂志》刊载的论文作者分析对论文作者的地区分布的统计,我国精神病学方面的研究成果主要集中在北京、上海、江苏、山东四地区,其发文数占发文总量的 51.65%。2008～2013 年《中华精神科杂志》论文作者分析,作者地区分布广泛,来自全国 31 个省(自治区)直辖市以及海外,发文较多的地区为北京、上海、江苏,3 个地区的发文篇数占发文总量的 46.45%。其中,山东名列第 11 名,发文量占 2.1%。发文 10 篇以上的高产机构有 13 个,前三名为上海交通大学医学院附属精神卫生中心、中南大学湘雅二医院、北京大学精神卫生研究所,13 个机构中没有山东省内的机构。

但是以上所述仅代表精神科发文中的一小部分,近年来有大量国内研究发表在 SCIE/SSCI 收录的精神病学期刊,尚未有全国性的具体统计数据。截至 2021 年 1 月,仅通过检索医学文献库(Medline),精神科领域已发表 748 425 篇文章,其中 2020 年全球发表精神科论文 81 534 篇,发表论文数最多的国家依次为美国、中国、德国、加拿大和澳大利亚,中国位列第二,发表的论文占 8%。

尽管目前全国精神病学学科发展取得了一定的成绩,但是仍存在众多的问题,如精神科医师总体数量不足,医疗服务质量还有待提升,课程体系

与培训模式还有待完善;精神科医师工作压力大,收入相对不足,工作获得感有待提升,多中心、大规模、高质量的精神心理疾病临床研究还有待开展,众多临床关键问题尚有待解决。

四、本学科发展差距

通过以上两个部分的数据表明,山东省精神科卫生资源方面较全国均值偏上。与北京、上海、长沙等地区雄厚的科研实力和人才优势相比,我省科研能力近年来有所提升,发文量和论文质量都有提高,但核心作者群尚未形成,高端领军人才、创新性人才等高层次人才储备不足,"泰山学者""千人计划"等尚未突破;医、教、研融合力度不够,研究平台建设滞后,科技创新成果转化能力和科研教学整体水平有待提高,创新能力和竞争实力不足。

（一）原因分析

我省本学科发展缓慢,与全国范围内学科发展水平缓慢有关。从社会视角分析,影响心理健康与精神卫生事业发展的问题,主要是社会大众对精神疾病存有偏见,对精神专科医院和精神卫生工作者存有偏见。从医学视角分析,精神卫生工作的社会价值还没有得到广泛认可;减少精神心理不健康者对社会的危害与影响,还没有成为全社会的共同行动;对精神障碍可防、可治、可康复,以及患者可回归社会的认知,还没有成为社会共识;传统的生物医学模式在解决心理健康与精神卫生问题时仍占据主导地位,"心理"与"社会"手段并未被广泛采用。从经济学视角分析,我国精神障碍发病率超过17％,但就诊率仍处于很低的水平,供需不平衡是影响精神卫生事业发展的瓶颈问题。从内部结构来看,人才结构布局需改善优化,骨干力量薄弱,我省培养的大批优秀生源流失至北京、上海等学科先进地区,另外科学有效的现代医院管理制度尚未完全建立,内部管理制度尚未理顺,制约了我省精神卫生机构的长远发展。

（二）解决问题建议

1.加大人才培养

我省各精神卫生医疗机构应加大对人才的重视程度,可通过外部引进高层次人才,内部培养青年后备人才,实现医院人才的跨越式发展。在人才使用上,积极创设平等竞争、公开透明的用人机制,坚持重实绩、重能力、重贡献,真正使优秀人才引得进、用得上、留得住;确定学科带头人、业务骨干和后备英才,开展人才梯队培养。另外,面对我省精神卫生医疗资源相对短缺、分配不均的情况,省内将继续实施精神科医师"千人工程",通过开展精神科医师转岗培训,解决精神科医师人才短缺问题。

2.注重平台建设

重视学术平台架构,为学科人才提供发展空间。各医疗机构应保证科研投入,加强对基础性、战略性、前沿性科学研究的支持,可与当地大学实验室合作,通过合作实现资源互补,建立以校院协同为框架的基础—临床转化医学平台和以院—院协同为框架的"临床专病研究中心"。

3.重视国际学术交流与合作

学会肩负起组织高规格的国际学术会议,为我省精神科学术合作与交流通道搭建平台,及时引进、消化国内外先进的医疗技术。

4.加强标准化、信息化建设

信息化可以优化临床研究的组织模式,打造更加高效的临床转化平台,构建一个适合我省精神专科的医学技术研究普及平台。临床教学实践基地、住院医师规范化培训基地、临床技能训练中心的标准化、规范化、信息化建设,也有助于学科的进一步发展。

五、本学科发展目标

近年来,各级党委、政府更加重视精神卫生和社会心理服务体系建设工作,出台了一系列保障和推动精神卫生事业发展的法律法规和政策文件。山东作为经济大省,正在全面实施新旧动能转换重大工程,医养健康产业被列入十强产业重点推进。本学科需把握这一有利形势,根据经济社会发展和人民群众健康需求的新形势、新需要,主动对接国家和全省发展战略,承担起为广大人民群众提供高水平精神卫生和心理健康服务的使命责任。山东省医学会精神病学分会将以"十四五"时期(2021～2025 年)为契机,依托山东省精神卫生中心,力求在人才培养、对外交流、科研创新、成果转化等方

面有大的发展,引领我省精神卫生事业发展向前。具体未来五年工作规划与展望如下:

（一）以人才队伍建设为核心,推进人才队伍可持续发展

按照"引进急需、培育骨干、提升现有"的工作思路,建设一支德才兼备、结构优化、精干高效、富有创新精神和卓越竞争力的高水平人才队伍。到"十四五"末期,人才发展政策和生态环境显著改善;深度参与"齐鲁卫生与健康领军人才培育工程";力争在"泰山学者"特聘教授等省部级优秀人才方面实现突破;拓展国际交流合作渠道和项目,在现有基础上再增加新的国际合作项目。

1.加强人才队伍整体建设

通过加大招聘力度、科学管理、加强培养与考核等措施夯实人才基础;建立科学考核体系,健全人才激励机制,为人才队伍建设提供制度保障;根据亚专科、专病发展需要,引进培养学科带头人,定向招聘专业技术骨干,充实亚专科人才结构;分类实施各专业技术人才培养规划,充分利用公派出国、学术交流等培训项目,定期组织培训学习,全面提升综合业务能力与服务水平。

2.加强高层次人才队伍建设

围绕学科重点发展方向,"引育并举",通过多种形式引进、培育发展急需的战略人才、领军人才、拔尖人才等,汇聚一批具有先进水平的高层次人才和创新团队。开展高层次人才培育和服务工作,健全高层次人才跟踪服务评价体系;筹建院士工作站或沟通平台,通过与院士及其团队合作,大力提升能力和水平。探索引进"泰山学者""长江学者",或采取"团队整体引进"等模式,搭建人才发展沟通平台。

3.实施"精卫英才"计划

通过实施"精卫英才"等系列培育工程,激励和培养优秀拔尖人才,重点培养有望冲击"泰山学者"特聘专家、"泰山学者"青年计划专家、国家卫生健康突出贡献中青年专家、山东省有突出贡献的中青年专家的中青年骨干;对具有较高学术水平、突出创新能力和发展潜力的青年人才给予重点培养,重点支持赴国（境）外开展学术交流;培育青年后备人才,鼓励职工在职提高学

历层次;扩大人才队伍对外交流合作力度,大力提升中青年队伍国际化水平。

4.加强管理人才队伍建设

培养和造就一支高素质的优秀管理队伍,加大年轻管理人才的选拔与培养,选拔培养有担当、有思路、能干事的出彩型干部,优化年轻干部的成长路径,安排关键岗位,加强锻炼,增长才干。探索建立符合中心特点的管理人员评价标准和考核体系,加强管理人才的考核与监督。

5.营造尊重人才的生态环境

建立完善党委联系专家制度,坚持党管人才原则,加强对专家的思想引领和政治吸纳,做到政治上充分信任、思想上主动引导、工作上创造条件、生活上关心照顾,形成具有竞争力的人才制度优势。优化引才"软环境",让高层次人才"愿意来、乐意来、留得住",对高层次人才实行"一事一议"的工作机制,使行政流程简约化、管理服务细致化,为高层次人才创造无后顾之忧的工作和生活环境。创造有利于优秀人才脱颖而出的生态环境,进一步营造尊重人才的文化氛围,形成人人尊重人才、处处尊重人才、人人渴望成才的局面,以优厚的收入待遇、良好的学术环境、贴心的人才服务,最大程度地提升专家人才的归属感、获得感和自豪感。

6.开展培训项目

继续开展山东省青年精神科医师培训项目"齐鲁雏鹰成长计划",力争全省各级精神卫生机构更多的精神科医师从临床技能、科研能力、英语水平以及综合管理能力等方面显著提高,为我省造就一支医德高尚、医技精湛、具备担当我省精神医学发展重任的高层次人才后备梯队。通过接收实地进修培训、转岗培训、开办培训班、远程网络培训等多种形式,对基层医疗机构的医务人员进行精神专科诊疗专业培训,并且根据不同水平的医务人员制定不同层次的培训计划,建立相应的能力评价体系,提升区域内医务人员整体的业务能力和水平。

(二)重视内涵学科建设,推进亚专科特色发展

实施"精品学科"工程。加强学科布局的顶层设计,构建结构合理、优势突出、特色鲜明的国内一流水平的重点学科群、专科群,引领我省精神科诊疗水平和核心竞争力的全面提升。到"十四五"末期,做实"精神医学"和"精神卫生学"两个省级医药卫生重点学科内涵建设,创建 1 项国家重点专科和 2 项省级临床精品特色专科,创建精神医学省级重点实验室,探索中西医结合治疗精神疾病。

1.推动学科分类建设,打造一流重点专科

以重点专科建设为抓手,规范科室管理,加强人才培养,实现人才与学科齐头并进,诊疗水平和核心竞争力全面提升。对标国家临床重点专科建设标准,待国家重启临床重点专科评审后,力争获得 1 项精神类别国家临床重点专科建设项目;对学科基础优、发展势头好的亚专科,政策上进行扶持,资金优先投入,科研优先立项,人才优先培训,设备优先购置。到 2025 年,新增山东省精品特色专科 2 个;加强基础医学研究,力争创建精神医学省级重点实验室。

2.整合学科优质资源,促进学科建设特色化、精细化发展

加强疑难危重疾病诊疗服务能力,布局具有前瞻性和战略性的新兴交叉方向,发挥专业整合优势,推行精神疾病多学科协作诊疗联合门诊模式;完善亚专科体系,以儿童青少年心理行为科为样板,打造成国内领先的儿童精神科建设发展模式;支持分子功能影像学、脑功能影像学、超声医学、神经调控等临床支撑学科发展,以学科引领资源配置,在各亚专科、支撑学科中遴选 3～6 个学科或发展方向重点支持,以优势亚专科带动医疗技术的新突破。

3.加强中西医结合研究和应用

以中西医结合抑郁障碍防治项目为引导,着力加强精神疾病中西医结合防治临床研究,开展中西医结合临床应用,把中西医结合诊疗建设成为真正集两者之长、疗效最优、费用最低、特色最浓的特色优势学科。引进培养一批中西医结合的专家人才,壮大中西医结合专家人才队伍。

(三)提升教学科研水平,助力学科繁荣发展

提升科研创新能力、科研总量和整体水平,力争产出具有较大影响力的科研成果,国内外学术影响力显著提升。设立院长基金,加大对优秀科研项目、科研成果的支持奖励力度;加大科教融合,扩大研究生导师数量,提升博

士生、硕士生培养能力和带教水平。

1.健全管理体系

健全以学术委员会为核心的学术管理体系与组织架构,建立以科技创新质量、贡献、绩效为导向的分类评价体系;围绕重点研究项目,挖掘凝练研究方向,建设一批高水平科研团队;强化科研项目的组织工作和前期培育,实现科研项目数量稳步增长;依托山东大学等高校建立协同攻关和资源共享机制,争取更多重大科研项目;建立一支技术娴熟、稳定可靠的实验技术人员专门队伍,承担基础研究、数据与资料管理等工作,助力产出高水平教学与科研成果;建设一支服务意识强、技术水平精的科研辅助队伍(兼职),承担科教项目的经费管理、财务报销等各项繁杂事务,切实减轻科研人员的事务性负担。

2.加强科研平台建设

构建山东省精神医学临床研究平台、山东省精神神经药物研发平台,形成"拳头"优势和科研高地。以山东大学等高校为依托,发展培育协同创新平台和联合实验室,开展精神卫生大数据及基础精神医学研究;加强与社会力量合作,积极参与横向合作项目。

3.增强带教能力,壮大导师队伍

完善医教融合机制,以山东大学等教学医院和国家精神科专业住院医师规范化培训基地为载体,完善院科两级教学职能,探索建立医师授课责任制度;研究生培养以质量提升为核心,增加山东大学等重点院校研究生导师比重,争取设立博士后流动站。

4.实施"精粹论坛"工程,扩大学术影响力

实施"精粹论坛"工程,继续加强"泰山讲堂"等各级各类学术交流,积极承办省级及以上学术活动,主办"中国精神医学泰山论坛",鼓励卫生专业技术人员积极申报继续医学教育项目;提高《精神医学杂志》办刊质量,力争列入武汉大学中国科学评价研究中心(RCCSE)核心期刊和山东大学期刊目录,提升中心学术影响力。

5.加大科研资金支持

整合资源,强化协同创新,以药物临床试验为依托,提升我省科研水平。

在机构内部增加科研资金项目的支持力度,鼓励全省精神卫生工作者申报、争取国家级项目、省级项目,力争全省科研项目在数量和经费上有新的突破,高水平原创性成果数量显著增加。

(四)提升医疗服务能力,推进高质量成果转化

夯实区域医疗中心内涵,打造区域内医学高地。以省级区域医疗中心为载体,实施"攀登计划",争创国家精神卫生专业区域医疗中心,全面提升学科建设、临床研究、医疗技术、成果转化、医疗辐射等能力。加强医联体内涵建设,在合作医院框架内推进学科分中心建设,进一步推动全省精神卫生医疗服务能力的高质量发展。

充分发挥知名专家教授的引领带头作用,同时重点培养一批以临床科研与临床诊治见长的中青年骨干医师。调整收治病种结构,患者收治比重由严重精神障碍向疑难危重疾病和抑郁症、焦虑症等轻症转化,在诊疗技术、环境设施、服务水平等方面,探索建立满足轻症患者需求的模式。到2025年,形成多个具有各自专业特色、专业国内领先水平的临床医疗团队,提升疑难危重患者的诊治能力。研发和推广诊治新技术与新方法,制订和完善规范化诊疗指南、临床路径。

在全省范围内开展血药浓度检测、药物基因组学检测、分子功能影像学检测,为精准药物治疗提供循证依据;加快药学服务模式转型,提升临床药学工作能力,扩大治疗方案药师参与度,对特殊患者进行药学监护,建立药历。药师参与病例讨论和会诊,协助临床做好药物遴选工作,提出个体化用药方案;做好药品不良反应、用药错误和药害事件监测工作;药师掌握药物动态和最新进展,为医护人员提供合理用药培训,促进临床合理用药。

实施全程质量管理,确保医疗安全。建立"三级质控、全程管理"质量管理体系,发挥各专业委员会作用,持续强化全面质量管理,强化基础、环节、终末质量,确保医疗质量和医疗安全;建立和完善医疗质量管理指标体系,细化质量控制方案与质量考核标准,实现精细化、指标化、信息化、智能化的质控管理;发挥省精神医学质控中心优势,做好关键技术、规范的推广,带动提升区域内诊疗能力;加强"三基三严"培训,夯实医疗质量基础。完善不良事件监督反馈机制,追踪不良事件处理落实情况,减少不良事件、杜绝重大医疗事故发生。

优化诊疗流程，提升服务水平。全面落实省卫健委改善医疗服务治疗60条有关要求，推动建立全周期、全流程、全链条、全方位的优质医疗服务，大力推行便民服务、预约诊疗、日间病房、绿色通道、临床路径管理等建设，增强群众就诊获得感和满意度。

（五）加强科普宣传，改善社会认知

加强公共卫生职能，指导各地推进社会心理服务工作，实现社会心理服务平台的全覆盖，加大精神卫生和心理健康科普宣传教育。指导各地社会心理服务体系建设，探索社会心理健康服务模式，做好社会心理服务平台的推广工作；探索将抑郁症、阿尔茨海默病等为重点，建立早期发现、转介、治疗、随访机制；结合"世界精神卫生日"等主题活动，宣传普及精神卫生和心理健康知识；广泛宣传"关心不歧视，身心同健康"等精神卫生知识；建立自我与专业评估相结合的测评系统，引导公众正确认识精神障碍和心理行为问题。

六、本学科发展趋势及展望

依照"健康中国2030"的战略需要发展"精神医学脑计划"，从认识脑、保护脑和模拟脑三个方向展开学科发展。精神疾病被公认为社会、环境、心理和遗传等多因素共同作用的结果，单因素致病的研究已经无法满足目前的诊疗和预防。学科建设正经历着从传统的分科向多学科协作模式转变，从专业技术特色向功能优化拓展，从分子水平到整体系统水平研究提升。

未来将以学科建设引领并推动医疗、教学和科研全面发展，以临床重大问题和疾病为导向，优化医疗资源配置，创新医院服务模式，突破医院围墙，利用日间病房、互联网医疗等新的服务理念和管理模式，创新塑造"未来医疗大时代"。依托互联网医疗和信息化技术，在精神心理卫生医疗体系内做到"早筛查、早诊断、早治疗"，对轻症患者在线服务，对精神障碍患者在线慢病管理，将精神疾病的预防、治疗、康复、健康管理有效衔接在一起。另外，还可开展基于家庭的精神卫生服务工作，使患者和家属共同参与精神疾病的治疗和康复，实现多层次、多元化的健康服务。

未来将有更多的精神卫生工作者主动登上媒体平台,开展心理健康教育和科普宣传,让大众了解心理健康的相关知识,去改变社会对精神医学的偏见,让精神疾病不再可怕。通过开展公益活动,开通心理援助热线,帮助求助者化解危机、解除困惑;走进党政机关、学校、企事业单位,开展心理健康教育和心理知识宣传;走进基层医疗卫生机构,对卫生专业人员进行心理临床知识技能培训。将心理体检包装成特殊健康服务产品向社会推销,主动为社会心理健康教育活动提供场所。

七、新冠肺炎期间的工作

2020 年新春伊始,新冠肺炎疫情牵动着全国人民的心。在这非常时期,精神病学分会积极彰显政治担当,主动担责,同"心"抗疫,全力维护人民群众的心理健康安全。疫情就是命令,防控就是责任。为积极应对新冠肺炎疫情所带来的各种心理问题,及时有效为百姓缓解心理压力,分会各委员单位积极发挥专业优势,成立了心理援助与公共精神卫生应急处置小组,第一时间了开通 24 小时免费心理服务热线及微信公众平台,为不同人群出现的心理危机提供专业的在线心理咨询服务。同时,积极响应省卫健委疫情防控号召,选派多位专家奔赴湖北武汉和黄冈、省内定点医院、援鄂返济医务人员驻扎地等为人民群众、抗疫一线医务人员及海外留学人员送去心灵的安慰剂。正如疫情防控需要人民的力量,心理援助也需要依靠团队的力量。为此,精神病学分会全力配合省卫健委、省医学会,运用各类媒体平台,线上线下齐发声,扩大同"心"抗疫宣传覆盖,引导广大民众放松身心、树立信心,用心用情做好心理健康服务工作。

对标国际及国内先进地区精神科发展现状,推进我省本学科高质量持续发展存在前所未有的历史机遇,更是面临着新的挑战,我省精神卫生工作者将积极应对机遇和挑战,肩负起责任使命继续砥砺前行,为我省精神卫生事业繁荣发展添砖加瓦、锦上添花。

病理学学科发展报告

一、本学科发展历史

山东省医学会病理学分会于 1964 年 11 月在济南成立,目前已有 57 年的历史。第一届主任委员是青岛医学院病理解剖教研组金泽忠教授,现在是 2019 年成立的第十届委员会,主任委员是山东大学齐鲁医院病理科高鹏教授,包括副主任委员、委员和秘书在内共 72 人。

山东省首个病理学科是山东大学病理学科(含山东大学齐鲁医院病理科),于 1925 年始建于齐鲁大学医学院,由我国病理学先驱、著名病理学家侯宝璋教授创建。侯宝璋教授先后发表过《实用病理组织学》《医史丛话》《中国解剖学史》《中国牙医史》等。1946 年应美国国务院的邀请,赴美讲学;1947 年应英国文化委员会的邀请,赴英讲学;1948 年受聘于英国教育部任香港大学医学病理系主任教授,曾代理院长职务;1954 年曾相继发表《中国天花病史》《疟疾史》《杨梅疮考》;1956 年发表《原发性肺癌与华支睾吸虫感染的关系》,第一次提出并证明了寄生虫在人体肝内寄生可以引起恶性肿瘤,因而在学术界引起很大的重视。侯宝璋教授曾任北京中国协和医科大学副校长兼病理学教授,被选为全国第四届政协委员、中国医学总会理事,曾任山东省医学会首任会长。

新中国成立后,山东省陆续建立了其他病理学科。齐鲁医院病理科孙绍谦教授、于佩良教授、乔柏生教授,青岛医学院病理教研室金泽忠教授,山东省千佛山医院病理科高钟禹教授等先人和病理前辈殚精竭虑,励精图治,提携后人,培养新秀。他们为病理学科的发展奠定了坚实的基础,为国家建设培养了大批人才,为我们留下了一笔笔宝贵的财富。2000 年以来,病理学分会在山东大学病理教研室周庚寅教授带领下取得了较快发展,病理诊断水平获得国内同行一致认可,并相继培养了一批诊断、科研全面发展的中青年病理人才。

二、本学科发展现状

(一)组织建设

病理分会目前已成立了包括青年学组、分子病理学组、病理技术学组、细胞病理学组、女性生殖系统病理学组、法医病理学组、乳腺病理学组、泌尿男生殖疾病病理学组、头颈病理学组、骨与软组织病理学组、胸部疾病病理学组、淋巴造血系统疾病病理学组、消化系统病理学组及基层学组,共 14 个学组。自分会成立以来,已成功举办了 22 次学术会议暨病理读片会。从最初携带显微镜参会,到现在数字病理电子切片的运用,会议形式日趋多样,会议内容更加丰富,参会专家、参会人员及参会展商逐年增加,年会的影响力也越来越大,受到广大参会人员的高度一致好评。

(二)人才建设

山东病理目前包含首批国家临床重点专科 1 个(山东大学病理学科),国家级住院医师规范化培训基地 8 个,山东省临床重点学科 8 个;山东病理学科内有杰出华人病理学家 1 人(山东大学病理学科周庚寅教授),山东省"泰山学者"特聘教授 1 人(山东大学病理学科高鹏教授),教育部新世纪优秀人才 1 人(山东大学病理学科高鹏教授),中国杰出青年病理医师 2 人(山东大学病理学科高鹏和韩博教授),山东省突出贡献中青年专家 1 人(潍坊医学院病理学科张宝刚教授),"泰山学者"青年专家 1 人(济宁医学院附属医院病理科刘艳荣);学术兼职包括中华医学会病理学分会常务委员 1 人〔山东大学病理学科周庚寅教授(曾任)〕,中华医学会病理学分会委员 5 人,青委会副主任委员 1 人(山东大学病理学科高鹏教授)、委员 2 人,另有张庆慧教授等 20 余人在中华医学会病理学分会相应学组担任副组长及委员等,中国医师协会病理医师分会常务委员 1 人，中国抗癌协会肿瘤病理分会常务委员 1 人，山东省医学会监事长（山东大学病理学科周庚寅教授）。

（三）科学研究

近年来，山东省病理学者共承担了国家级科研项目 27 项，在全国名列前茅。近三年，山东省病理学者在国际期刊共发表 SCI 论文 150 余篇，影响因子整体较高，并且发表论文数量呈逐年上升的趋势，体现了山东病理学者的理论和实践成果被国际病理同行和广大医学同行所认可。以齐鲁医院病理科为代表，近年来在多本国际权威期刊发表通讯作者论文，包括 $Journal$ of $Hepatology$（IF $=$ 25.6，2 篇）、$Cell$ $Death$ and $Differentiation$（IF $=$ 15.8）、$Cancer$ $Research$（IF $=$ 12.7，4 篇）、$Oncogene$（IF $=$ 9.8，10 篇）、$Journal$ of $Pathology$（IF $=$ 7.9，5 篇，国际病理学顶级杂志）、J Exp $Clin$ $Cancer$ Res（IF $=$ 10.7，4 篇）等，达到国内病理界一流水平。以第一完成人相继获得山东省医学科技一等奖、山东省科技进步奖二等奖、中华医学奖三等奖、山东省高校科技进步奖一等奖等。

（四）技术水平

改革开放以来，青年一代病理医生顺应时代发展，传承医学精髓，开拓创新，奋发向上，经过十余年的不懈努力，病理诊断水平在全国名列前茅，学术研究有了突破性进展，学科建设有了长足的进步。全国复旦大学专科声誉排行榜上，山东病理学科取得较大提升，其中山东大学病理学科和山东大学齐鲁医院病理科，分别获得全国第 13 名和华东区第 3 名的好成绩，已成为集教学、科研和诊断于一身，服务山东、辐射周边，在国内外享有盛誉的高水平的病理诊断中心、学术研发中心，也是双语教学示范基地和优秀人才培养基地。

精准化医疗时代已经到来，分子病理的工作任重而道远。分子病理学组自成立以来，积极组织各种学术会议和培训班，推动基因扩增（PCR）实验室的规范化建设，分子检测和实验流程的规范化制定和推广。每年积极参加和组织国内、国际及全省肿瘤基因突变检测室间质评活动，举办分子检测知识竞赛等，加强学组成员的交流，加强和临床相关科室互动交流，通过MDT 及小讲座等形式不断推动临床提高送检率，并牵头逐步建设系列分子病理临床科研合作和交流平台。对提高省内分子病理技术水平，保障病理诊断准确性起到了积极推动作用。

同时,病理学科积极响应山东省卫健委援外、援疆工作,先后派出 10 余人次到坦桑尼亚、塞舌尔、新疆建设兵团等工作。

三、本学科发展差距

近年来,山东省病理学科在省卫生健康委员会以及山东省医学会的领导下,病理学分会在高速发展,但是山东病理的发展跟北京、上海、广州等大的省市相比,还是有很大的上升空间。山东省病理学科各亚专科的发展仍需进一步完善和提高,更高水平的学科发展以及更高层次人才的培养仍需进一步加强。山东省病理学科的基础研究及临床转化等领域的科研应进一步加强。

四、本学科发展目标及展望

在未来 3～5 年内,继续加强学科和学组建设,发挥学组优势;充分利用现有大型三甲医院和医学院校的工作和科研平台,继续加大人才引进和培养;在临床病理学建设方面,培养出一批全国知名并具有一定国际影响力的优秀病理科医生;通过多方交流与合作,促进省内相关平台硬件建设,以及促进平台高水平科研团队的形成;在现有研究方向的基础上,形成稳定的研究方向,争取取得代表山东病理的高水平科研成果。

(一)临床病理学建设

加强与国内国际病理学各个亚专科交流与合作,促进省内的病理学发展与国际接轨;同时加强院内院际间的 MDT 交流,病理结合临床,促进临床病理学的发展;对于特别优秀的病理医生,搭建平台,鼓励其在国内和国际积极发声,促进病理医生的快速成长;应基于大样本以及大数据进一步发掘亚专科发展的潜力;建议有专项资金建立标本和数据库,设置专门管理人员,按时收集标本、储存数据,定时维护;力争在 3～5 年内建立比较完善病例标本库,为各个亚专科的发展打下基础。

(二)人才引进和培养

充分贯彻"走出去,请进来"的方针,鼓励青年骨干医生赴名校进修亚专科病理,促进学科学术与时俱进的,为优秀年轻医师成长之路架设桥梁;吸引优秀人才加入大型三级医院和医学院校的医疗和科研平台；设置更多不同层次的科研基金，使处于不同科研水平和不同阶段的科研人员均具有科研动力和科研平台，进一步提高医务人员科研的基础水平。

（三）科研水平的提升

医学的发展离不开其他学科的发展与支持，医院的科技创新也可得益于其他学科科技创新的支持。组织开展山东省多学科交流，讨论各学科的特点和并发掘优势，实现优势互补，共同创立的创新项目。设立专项基金，对于不同学科之间的合作加大资助力度，尽快促进多学科合作项目的创立，以期更加快速有效地解决实际问题，实现不同学科双赢或多方获益的局面，促进山东省病理学科科研水平的整体发展。

（四）进一步加强国内外学术教学合作

注重对外的合作和学术交流，在原有基础上，进一步加强与瑞典卡罗琳斯卡医学院、荷兰莱顿大学、美国华盛顿州立大学、日本和歌山医科大学、香港中文大学、香港大学等知名大学的长期合作关系，选派青年骨干医生赴名校进修亚专科病理，通过合作交流，显著提高了学科的软实力。注重合作交流和扩大山东医院品牌的影响力，营造共同进步，共同繁荣的学术氛围。每年举办国家级、省级继续教育学习班及学术会议，聘请国内外专家前来讲课、交流，使本省病理从业人员诊断水平获得共同提高。

（五）加强学组建设，发挥学组优势

目前是分子时代、信息化的时代，随着分子检测方法的不断优化与发展，病理诊断更加精准；随着 5G 网络时代的到来，AI 可辅助提高诊断准确性，减少人为错误，并提高工作效率和可重复性。目前山东大学病理学科高鹏教授获山东省新旧动能转换重大项目支持，已经开展乳腺癌人工病理智能诊断相关工作，并取得一定进展。病理学家将不仅仅在病理的形态诊断方面发挥作用，在疾病的分子靶向治疗和个体化分子治疗方面也将发挥越来越重要的作用。以分子病理学组为例，继续发挥学组的优势，提供深入交流的平台，进一步加强实验室的管理、实验流程规范化建设，促进省内分子病理事业的发展。

医学遗传与优生学学科发展报告

一、本学科发展历程

山东省的遗传优生专业起步于 20 世纪 70 年代末、80 年代初。山东省医学会医学遗传与优生学分会由老一辈遗传学家、原山东医科大学郭亦寿教授创建,并在其引领下在全国最早开展了细胞遗传学及群体遗传学研究工作,开展了外周血淋巴细胞染色体制备工作,并成功应用于临床,是最早将外周血染色体培养应用于临床的省份之一。同时,主持参与了全国遗传病调查研究,在山东省进行了遗传病调查,进行全省范围内遗传病家系的收集工作。郭亦寿教授领导的山东医科大学医学遗传学学科于 1978 年成为国家首批硕士学位点,获得培养医学遗传学研究生的资格;2001 年在继任主委、"长江学者"、山东大学医学遗传学系主任龚瑶琴教授的带领下,成为遗传学博士学位点,同年建立博士后流动站。分会现任主任委员为东大学医学遗传学系主任刘奇迹教授,现有委员 69 名。

二、本学科发展现状

进入 21 世纪以来,在山东省医学会的指导下,在上任主委龚瑶琴教授带领下,在全省从事产前诊断、遗传优生、产科、B 超影像等医务工作者的共同努力下,我省出生缺陷防控工作一直在与时俱进,出生缺陷三级预防措施不断加强、完善,有效地提高了全省的出生人口素质。

（一）一级预防

在遗传病致病基因发现方面我省取得了较好的成绩，为一级预防提供了多个靶点。利用中国人群遗传病资源，发现了若干个新的遗传病致病基因，包括一个常见的 X 连锁智力低下致病基因 CUL4B，一个遗传性痉挛性截瘫致病基因 SLC33A1，一个新的常染色体隐性遗传耳聋基因 TMEM132E 等，结果先后发表于 *American Journal of Human Genetics* 和 *Human Mutation* 等，在国内处于领先地位。学会前任副主任委员张福仁教授团队在麻风的遗传学研究方面也取得了世界领先的成果，先后发表于 *New England Journal of Medicine*。同时，大力推进婚前孕前检查，2017 年全省实施了免费孕检工作，主要针对遗传性疾病和传染性疾病。

（二）二级预防

2000 年，济南市妇幼保健院率先在全省开展了针对先天愚型的产前筛查和产前诊断工作，是全国最早开展这项工作的 10 家医院之一。在国家原卫生部的大力推进下，这项工作很快覆盖全国、全省，并成为重大公卫项目之一，大大降低了严重致死、致残性目标遗传病的发生。

目前全省有产前诊断中心近 30 家，承担本区域出生缺陷防控工作。在开展的高新技术工作中，临床有产前诊断取材，包括羊水、绒毛、脐血、胎儿镜；实验室有免疫生化、细胞遗传、分子遗传，包括外周血、羊水、绒毛、脐血染色体培养；染色体微缺失微重复（BOB'S）、荧光原位杂交（FISH）、染色体微阵列分析（CMA）、全外显子测序（WES）、无创产前检测（NIPT）、低深度检测技术（CNV-seq）等项工作。上述工作对出生缺陷原因寻查，染色体病、单基因病的检出、指导再生育均有重大意义，在全国均属前沿领先水平。目前全省基本实施了免费产前筛查工作，产前筛查覆盖率在 90% 以上。

（三）三级预防

20 世纪 90 年代中期，我省逐步开展了新生儿疾病筛查工作，是全国首批开展这项工作的省份之一。至今已同步开展了 48 种遗传代谢病和耳聋的筛查，通过早诊断、早干预，有效地减轻了遗传代谢病的疾病负担，提高了患儿的生命质量。

三、全国先进地区本学科发展情况

在全国,目前出生缺陷三级防控做得比较好的省份和城市有四川省、浙江省、广东省、上海市、南京市、北京市、辽宁省等。上述地区在学术水平、产前诊断高新技术的普及、胎儿医学的发展等方面领先于我省。

四、本学科发展差距

(一)人才队伍方面

我省的出生缺陷防控和医学遗传学人才参差不齐,有较大的地区差异。经济发达地区相对较好,愈是基层单位,偏远地区,差别愈大。近三年,经过国家出生缺陷防控培训专项项目实施(300 人/年,连续三年),上述情况得到很大改善。

(二)技术水平方面

华西医院、浙江妇产医院、广东省妇幼保健院、广州市妇幼保健院等已在本医院实验室独立开展 WES 工作,但我省目前均在公司开展。

胎儿医学、宫内治疗工作,目前上海第一妇婴、辽宁盛京医院开展得比较好,我省部分专家在做,但数量非常有限。

科研能力方面,华西第二医院、浙江妇产医院、广东省妇幼保健院、广州市妇幼保健院、北京协和医院、辽宁盛京医院、上海第一妇婴科研能力较强,与国际交流机会较多,产生的科研成果较多。

导致差距发生的原因分析:我省是一个人口大省,应注重对从事遗传优生工作人员的科研意识培训,尤其是基层人员培训。多给他们机会,走出去,请进来,多和外界交流,不断学习其先进的经验技术和理念,以提高我省的出生缺陷防控水平。

五、本学科发展目标

坚持贯彻落实习近平同志的"四个面向",尤其是"面向人民群众生命健康"这一要求,充分发挥学会的人才优势,加强研究,增加科技供给力度。

为尽快提升我省遗传与优生学科建设水平，分会计划从以下方面开展工作：一是继续加强分会的组织建设，积极筹备成立临床遗传学组。二是加强国内外交流，采取请进来、走出去的方式，邀请国内外知名专家传授新理论新技术，提升学术能力，加快遗传专业人才培养。三是大力加强与地市级遗传优生学会的联系，增加遗传病和先天缺陷疑难病例讨论会，助力基层，多与基层单位临床医师就各医院在临床实践中遇到的问题进行集中讨论，提高基层在遗传病诊断方面的水平；加快科研成果转化，推动新的检测技术尽快在基层医院普及，更好地服务于广大人民群众，降低出生缺陷的发生率。四是加大与临床不同专业分会的合作，如围产医学、生殖医学、儿科、神经病学；进一步加大遗传病知识宣讲，提高不同专业临床医师大家对遗传病危害的认识，强调遗传病的重要性，介绍和推广遗传病诊断的新技术和合理规范正确的应用。

临床流行病学与循证医学学科发展报告

一、本学科发展历程

　　临床流行病学是在临床医学、流行病学、卫生统计学等学科基础上，为科学地开展临床医学研究而产生的一门新型学科。从 20 世纪 70 年代末到 80 年代初，临床流行病学作为临床研究方法学，逐渐为学术界所广泛接受。从 1991 年提出"循证医学"的概念，到 1992 年在 *JAMA* 上发表，标志着循证医学的正式诞生。

　　20 世纪 80 年代，山东医科大学公共卫生学院流行病学教研室开始为研究生、临床医学七年制和八年制开设临床流行病学课程。20 世纪 90 年代，在临床流行病学课程中加入了循证医学的内容。随后济宁医学院、潍坊医学院、滨州医学院及泰安医学院公共卫生学院相继开设临床流行病学和循证医学课程。至此，临床流行病学和循证医学知识在山东省得到普及。2013 年，山东大学齐鲁医学院成立临床流行病学和循证医学系，在山东大学齐鲁医院、山东省立医院、山东大学第二医院、山东省千佛山医院、济南市中心医院五家教学医院下设临床流行病学和循证医学教研室。该系面向临床、口腔、护理专业五年制、七年制、八年制学生开设临床流行病学和循证医学两门课程。时至今日，课程内容与时俱进，围绕临床研究设计与实施、常用统计学方法、高水平文献解读等内容，建设一流本科课程，提高教师队伍专业能力，培养创新型、复合型和应用型人才，扎实推进学科发展。

山东省医学会临床流行病学与循证医学分会成立于 2005 年,除按照省医学会要求按时举办学术会议外,为扩大分会在全国的影响,我们还多次承办全国临床流行病学和循证医学学术会议。

为推动我省各大医院临床流行病学和循证医学的发展,20 世纪 90 年代,青岛医学院附属医院开始有专职工作人员帮助临床医生进行科研设计和统计分析;2002 年,山东大学第二医院成立循证医学中心;2015 年,山东大学齐鲁医院成立临床流行病学研究室;2019 年,山东大学齐鲁医学院依托齐鲁医院成立山东大学临床研究中心。上述举措为山东省临床流行病学和循证医学工作的开展打下了坚实的基础。

二、本学科发展现状

(一)积极在全国学会上发出山东声音

山东省医学会临床流行病学与循证医学分会现任主委王束玫教授、现任副主委吕明教授作为中华医学会临床流行病学和循证医学分会原任、现任副主委,通过学术交流与分享,共同探讨临床流行病学和循证医学发展的新思路,积极协助省医学会开展各类临床研究项目的评审、立项、开题等工作,为临床研究的规范化开展保驾护航。分会多次荣获全国年会优秀组织奖,同时每年在全国及山东的各临床专业分会年会上做临床研究方法学讲座,有力地推动了我省临床流行病学与循证医学的学科发展。

(二)充分发挥区域临床研究引领作用

山东大学临床研究中心的成立,推动了临床流行病学与循证医学的学科发展迈上新台阶。中心致力于建设临床研究技术指导、教学培训、学术交流和项目孵育的全链条体系。2020 年,山东大学设立临床研究专项资金资助四家直属附属医院(山东大学齐鲁医院、山东大学第二医院、山东大学口腔医院、山东大学附属生殖医院)开展临床研究项目,包括重点项目、交叉项目和培育项目。2021 年,启动山东大学临床研究项目急危重症重点专项,发布申报指南,重点开展临床循证研究、转化应用研究、应用推广研究及防控战略研究。项目以解决当前重要临床问题为出发点,以培育临床研究人才、壮大临床研究团队为抓手,充分发挥区域临床研究的引领作用。

(三)建立面向全社会的临床研究方法培训体系

分会每年邀请临床研究领域国内知名专家学者开展临床研究系列培训,培训以全省为着眼点,辐射周边区域乃至全国,再次彰显区域引领作用。分会基于现有的临床研究方法学体系、组织实施规范等,制定临床研究过程中各类研究参与者应接受的培训内容,开展线上和线下临床研究规范化讲座及培训等;搭建了良好的学术交流平台,营造了浓厚的科研学术氛围,在省内外高校及医疗机构引起强烈反响和高度好评;以"引进来、强自身、走出去"为培训策略,达到省内由点到面的方法学培训全覆盖。

(四)国内率先开设"临床研究方法学"预约咨询门诊

山东省临床流行病学与循证医学学科坚持"问题导向、精准发力",开设"临床研究方法学"预约咨询门诊,邀请院内外方法学专家为临床医生"把脉问诊";针对研究选题、方案设计、随机分组与盲法、统计分析、研究项目的核查与质控、数据库管理、统计报告撰写、生物信息学分析、人工智能分析等方面的"疑难杂症",通过电话或微信咨询、面对面交流、团队讨论会议等形式答疑解惑,极大地提高了临床医师的临床研究能力和业务水平。

(五)承担重大项目,助推学科发展

分会成员承担多项国家级项目,如国家重点研发计划"山东省丘陵农村自然人群队列研究""乳腺癌专病队列研究"等;协助国家重点研发计划"贝伐珠单抗治疗重型及危重型新型冠状病毒肺炎联合科研攻关"项目组,完成临床研究设计、项目组织与实施、数据清洗与核查、统计分析等重要任务,发表高水平研究成果;协助国家科技基础资源调查专项"中国人群心脏骤停发病率、病死率及危险因素调查"项目组,完成数据质控、方案研讨等工作。

三、本学科发展差距

山东省临床研究资源非常丰富,但临床研究工作的开展不够普及,受过系统培训的临床研究人员严重短缺。与先进地区相比,我省临床流行病学与循证医学的学科发展速度属于中等偏上,加快人才培养与储备是解决这

一问题的关键。因此，促进临床研究方法学学科建设，为我省培养掌握临床研究理论和方法的专业人才，成为亟须探索的重要任务。

（一）缺乏专业高层次人才队伍

四川大学华西医院中国循证医学中心，是我国循证医学和临床流行病学的发源地，处于国内领先地位，具有广泛的国际知名度。中心现有全职工作人员 23 人，其中全职教研系列人员 12 人，专职博士后 2 人；博士生导师 2 人，硕士生导师 5 人；正高级别职称 5 人，副高级别职称 3 人，助理研究员 4 人；WHO 专家 4 人，国家青年千人计划和四川省千人计划获得者 1 人。中心现有兼职教师近 20 名，分布在内科、外科、妇产科、儿科、口腔科等专业，建立了一支集教学和科研为一体，经国内外临床/药物流行病学、循证医学和生物/卫生统计学规范培训的专职和兼职队伍。

而山东省大多数医学高校的附属医院尚未成立专门的临床研究方法学部门，成为制约我省临床研究高质量发展的瓶颈。目前山东大学齐鲁医院临床流行病学研究室仅 5 名全职工作人员，远远不能满足临床医生的方法学指导与需求，亟须引进更多的临床研究方法学人才。

（二）临床研究教育培养需体系化

当前临床流行病学与循证医学在我省没有硕士和博士学位授权点，本科教育因学时限制也不够完善。多数从事临床研究的医生没有很好地掌握临床研究方法，虽然医院有丰富的临床研究资源，但临床医生开展临床研究能力有限。同时，我省临床研究水平良莠不齐，研究方案设计、研究实施质量控制以及数据分析等方面还存在许多缺陷，影响了研究数据的可靠性，不利于临床研究水平的提升。

四、本学科发展目标

（一）临床研究高层次人才队伍建设

为充分提升临床研究能力，带动全省临床研究发展，医院应引进国际高水平学者、专职科研人员、管理人员及技术人员。同时，全方位拓宽培养渠道，加强与海外合作高校的密切联系，加强国际化人才培养体系，加大对临床医务人员在临床研究培养方面的投入力度,力争培养一批高水平、具有国际化视野的临床医教研复合型人才队伍。

(二)搭建教学培训及学术交流平台

临床研究方法学是专门用于指导和开展临床研究的科学理论和方法,山东大学为学位授权自主审核单位,山东大学齐鲁医院应积极与学校协商,争取设立临床研究方法学二级学科硕士和博士学位点,培养临床研究复合型人才。同时,本着"普及与提高相结合"的培训原则,组织方法学专家、临床医学专家、知名杂志主编等采用教学讲座、小组讨论和案例分析等方式,为不同层次的临床医生开展基础培训、强化培训、封闭式培训、海外培训等;紧跟医学前沿领域,开展大师讲坛、学术沙龙等国内外学术交流活动。

积极推动"十四五"期间继续教育工作的深入、积极申报国家级继续教育项目,发挥临床流行病学和循证医学分会在山东省内的龙头作用。

五、本学科发展趋势及展望

分工细化是未来社会的发展趋势,临床研究的开展亦不例外。临床研究的设计和实施需要多学科人员的共同参与、分工协作和密切配合。临床医生必须和临床研究方法学专家紧密团结,医院需要引进大量临床研究方法学人才,才能跟上时代对于科技创新高质量发展的要求。

目前真实世界研究、大数据、人工智能等向临床流行病学和循证医学提出了新的挑战。新的临床研究方法层出不穷,做方法学的人员要跟上学科发展的步伐,不断接受继续教育,加强自身临床研究能力。

总之,临床流行病学和循证医学学科要构建优质高效的临床研究共享平台,推动我省临床研究能力的全面提升。

健康管理学学科发展报告

一、本学科发展历程及现状

近年来，在山东省省卫生健康委员会以及山东省医学会的领导下，山东省健康管理学分会发展迅速，2007年10月26日召开了首届健康管理学分会第一次全体委员会议，成立了山东省医学会健康管理学分会，并经民主投票选举产生了首届委员会的主任委员和副主任委员。

2019年11月13日，在济南市召开山东省健康管理学分会第三届委员会第一次全体委员会议，选举产生了新一届委员会：由青岛大学附属医院健康管理中心主任王燕教授担任新一届主任委员，同时选举产生1位候任委员、11位副主任委员和52位委员。

2019年12月，与上届委员会完成工作交接并遵照山东省医学会的指示，经与中华医学会健康管理学分会沟通，结合分会的实际情况及各位主委的个人专业特长，分会开始进行专业学组换届成立等工作的筹备。

为了将众多热爱健康管理事业的年轻血液纳入队伍中来，使健康管理队伍越来越有活力，越来越强大，且考虑到健康管理学科的发展特点，我们设置14个专业学组：护理学组、健康科普学组、健康体检与评估学组、慢性疾病管理学组、社区健康管理学组、心理学组、信息化建设学组、学术发展学组、营养健康管理学组、预防保健学组、运动健康管理学组、质量控制学组、基层学组及青年学组。经山东省医学会批准，已正式发文通过，吸纳山东省各地市组员近 400 人。

学科成立后,借助中华医学会和山东省医学会的平台,共同开展系列学术活动。如何发挥好学科发展学组的作用,让这些人真正成为学科带头人,是本届委员会的一个重要任务。分会招贤纳士,将众多热爱健康管理事业的年轻血液纳入队伍中来,使健康管理队伍越来越有活力,越来越强大。

在分会的帮扶下,日照市、滨州市、潍坊市等先后成立了自己地市的健康管理分会,同时分会协助山东的 14 家地市健康管理中心共同参与肺癌防治健联体。

在各个地市学术活动、学组活动、学习班、继续教育活动、新技术应用汇报会等活动中,均通知到每一位学科发展学组的成员。各种活动的开展和地市学术活动的开展相互邀请,增进了这些人员之间的交流和感情,促进了学术活动的开展,活跃了学术气氛,营造了良好的学术氛围。

为了改变"重体检轻管理"的现状,真正实现"三个转变",即健康管理服务"由单纯体检向健康管理转变",健康管理机构"由单纯经营型向学科建设型转变",健康体检模式"由套餐式体检向个性化体检转变",山东省医学会健康管理学分会始终坚持"创新、共享、智能、专业"的发展理念,开展健康管理学科建设与科技创新中心建设,利用信息技术、人工智能、物联网技术等现代化技术手段推动健康管理学科发展。

同时,山东省医学会健康管理学分会积极响应"5G＋三早"全周期健康管理体系建设,筹建山东省健康管理云平台,整合健康大数据和家庭与个体智能监测终端,形成数据共享云平台,记录动态数据,形成动态健康档案,实现"早筛查";将人工智能技术与疾病风险预测有机融合,通过风险预测模型进行"早评估";通过系统制定干预方案,实现"早干预",消除或减轻疾病的危险因素,通过数据对比进行干预效果评价,形成连续周期性全程健康管理,推动"5G＋三早"技术落地应用。

健康管理学分会心系群众,承担社会责任。青岛大学附属医院健康管理中心开展"青年文明号开放周"活动,组织青年深入社区、企业、机关等单位进行普及健康知识。联合青岛经济技术开发区慈善总会开展"关爱马路天使"项目,连续三年累计为 1 000 余人次环卫工人完成体检。积极开展"青年文明号助千家"活动,帮扶孤寡老人,为其义务查体、送温暖,以实际行动传播正能量。2021年5月,为进一步加强各级各类健康管理(体检)机构规范化管理和能力建设,探索健康管理服务新模式,举办"医会学堂"——健康管理(体检)机构学科建设与高质量发展系列培训,对基层医院和体检机构开办了健康管理培训班等,使国内先进的健康管理学科建设理论及知识尽快地普及到基层当中去,加快了全省健康管理学科的发展水平,促进我省健康管理机构学科建设和高质量发展。

中心荣获青岛市第二届职工文化艺术节二等奖、山东省科普宣讲大赛优秀组织奖。王燕教授荣获全国健康管理学科与机构建设个人贡献奖及全国自我健康管理优秀奖,自接任主委以来,一年内走访了14个地市。一方面与其积极探讨学术、答疑解惑,使其在学科发展方面不再迷茫。另一方面,探讨健康管理服务于百姓的措施和方向,也在学科建设方面做些可行并能落地的行动;在现有工作模式的基础上将健康管理向健康科普、预防控制、疾病康复等方面多方向延伸,满足人民群众不断提高的健康需求,更好地助力基层建设;带领基层学组代表,会同专家教授团队,深入基层健康管理中心或社区进行指导、讲座,指导其学科建设与持续发展,将先进前沿的健康管理理念、知识传播至基层。

青岛大学附属医院健康管理中心承担了聊城职业技术学院护理系健康管理专业学生的教学和带教工作,也是学生实习、见习教学基地,通过不断提升教学质量和学生实践能力,加强对健康管理专业人才的培养。

山东省立医院通过在微信公众号、官方网站等发布科普文章,定期走进社区、企业单位举办健康教育讲座、义诊等公益活动,宣传健康教育、疫情防控等知识。中心依托医院的优质资源和技术优势,健康管理中心的服务质量、服务水平以及品牌影响力不断提升,承担了省领导暨驻鲁院士、普通保健对象的健康查体任务,连续多年成为各机关、事业单位招录的健康体检单位,赢得了社会的广泛好评。

山东大学齐鲁医院是全国唯一健康管理信息化科研平台。2019年起,健康管理中心承担了山东体育学院健康服务与管理专业本科与研究生的教学和带教工作,也是实习、见习教学基地。2020年8月,其联合山东体育学院被授予首批全国运动处方师培训基地,并参加了运动处方师授课专家培训研修班,通过不断提升教学质量和学生实践能力,加强对健康管理专业人才的培养。中心积极参与国内医院与江西省各医院开展的对口帮扶活动,帮扶对象是江西省新余市人民医院健康管理中心。

山东省千佛山医院积极参加"生活大调查""名医讲堂"等节目,提高全民健康意识。中心积极申报山东第一医科大学健康管理学专业,同时依托学术引领健康管理学科发展;在山东第一医科大学的统一部署下,成立公共卫生与健康管理学院,下设健康管理学系,设置健康管理相关专业博士点 1 个,硕士点 2 个;积极与山东大学公共卫生学院、计算机学院开展学术交流与合作,充分发挥省级三级甲等医院优势,在人工智能、医疗健康大数据等方面开展科学研究工作。

二、抗击疫情,健康管理中心在行动

2020 年春节伊始,新冠肺炎疫情暴发,健康管理学分会在行动。王燕主委及前任主委张志勉,作为中华医学会健康管理学分会常委,积极在线参与全国抗疫经验交流及指导,参与《新型冠状病毒肺炎疫情防控期间健康体检项目设置与流程重构专家共识》《中华医学会健康管理学分会十二条防控新型冠状病毒肺炎的健康管理建议》等共识制定。各地市健康管理学分会暂停了常规体检工作,纷纷投入战"疫"前线,承担预检分诊工作,积极开展在线问诊和健康咨询,进行新冠肺炎的初筛,为体检者提供在线心理咨询和健康宣教。

青岛大学附属医院健康管理中心积极响应号召,派出国红玉护士长到抗击疫情的武汉第一线工作,深入隔离病房,参与救治确诊的新冠患者,投入抗击疫情保卫战。山东省千佛山医院健康管理中心护士王淑娴随山东省第二批援鄂护理队前往黄冈大别山区域医疗中心。在"七七病区重症四组"工作期间,大到护理安全、物质协调、水电安全,小到每位患者的衣食住行,事无巨细,以自己的实际行动诠释了白衣天使的使命和担当。

山东省千佛山医院作为山东省省级征兵体检站的组织,编撰了《山东省女兵征兵体检疫情防护专项预案》,指导征兵体检疫情防控部署,特殊时期圆满完成女兵征兵体检任务，得到了山东省军区征兵办及山东省体检办的高度赞扬。其他各地市健康管理中心也纷纷派出医护人员积极参与疫情防控，纷纷投入战"疫"前线，支援当地疫情前线，承担预检分诊工作，深入隔离病房，参与救治确诊的新冠患者，提供疫情心理服务、标本采集工作等；并发挥健康管理专业特长，用多种形式宣传疫情防控知识、举办健康宣教活动、全力配合医院开展疫情防控工作。

由于新冠疫情的影响，线下会议举行多受掣肘。分会分别建立了主委群、委员群、学组成员群、各地市主委群等微信群，不同群组有不同的交流功能；为了满足不同层级健康管理中心的需求，我们及时在群里发布中华医学会健康管理学分会、山东省医学会发布的最新通知、会议精神、行业的指南方针及疫情期间的防控等，供大家学习交流。

举办或直播线上会议"疫情形势下的健康体检新路径——大咖出谋划策，助力走出黑暗时刻""301春之声——健康管理云大会""共同战疫，解码体检中心安全复工""新'四化'在疫情下助推体检中心倍速增长""个体化体检智能化应用多中心研究课题组——如何实现团队个体化"等，会议氛围生动热烈、参会人员踊跃交流发言，获得一致好评，做到了疫情防控、学习两不误。

2020年9月25日至26日，山东省医学会健康管理学分会第三届委员会第一次年会暨第三届黄海论坛在青岛隆重召开，山东省各地市健康管理学术年会、山东省健康管理协会保健与康复分会、体检与评估分会学术年会与省年会同时举办，因疫情防控需要，精心筹备会议内容、周密部署会议流程及应急预案，方便各级代表共同交流，获得了委员和各地市主委的一致认可。王燕主委利用自身的影响力，邀请众多国家级专家前来讲座，这是一次非常难得的、与国际前沿接轨的学术交流活动。国内知名专家不远千里，倾情授课，山东省各地市代表也力克疫情围困，积极参与响应。

2020年11月15日，2020年"山东省医学会健康管理分会青年学组及基层学组学术会议"在青岛市召开。本次会议旨在加快人才队伍建设，加强质量控制及学科专业建设，全国知名专家进行专题讲座，青岛市及青年学组、基层学组代表踊跃参加。分会积极广泛征求各位学会成员关于学组建设和成立、年会举办召开的形式方法等意见、建议，积极寻求解决办法，不断学习、不断改进。

三、本学科发展差距

在我省历届主任委员的带领下,以及全省同仁的共同努力下,我省健康管理中心都有了长足的进步和发展,综合实力快速提升,但仍须学习借鉴全国领先的经验和技术,向全国领域的典范看齐。中国人民解放军总医院健康管理专科连续四年在中国医院排行榜(复旦版)上夺魁,实现由"被动医疗"向"主动健康"服务模式创新,在原健康医学中心和国际医学中心基础上成立的健康服务优质窗口,可提供代表国内最高水平的健康体检,专家门诊,远程会诊和全方位全周期健康管理服务,始终占据复旦版中国医院健康管理专科排名榜首地位,也是目前全军健康管理专业委员会主任委员单位,在学科发展、科学研究、学术交流等方面发挥了引领作用。

主委单位——青岛大学附属医院健康管理中心连续 4 年荣登复旦版中国医院专科综合排行榜,分别是 2017 年获得第 10 名、华东地区第 6 名,2018年获得第 8 名、华东地区第 4 名,2019 获得年第 7 名、华东地区第 4 名,2020年获得第 6 名、华东地区第 4 名;2011 年中心被评为"全国健康管理示范基地",2018 年荣获"全国健康管理示范基地旗舰单位",2019 年荣获"全国学科建设先进单位"和"科普工作先进单位",2020 年荣获"山东省青年文明号"。

委员单位——山东省立医院、山东大学齐鲁医院、山东省千佛山医院、山东省电力医院曾获得中国医院专科排行榜提名。山东省立医院是山东省健康管理协会健康体检与评估专业委员会主委单位,荣获全国"健康管理示范基地""十佳体检机构""山东省级青年文明号"等荣誉称号。山东省齐鲁医院荣获"全国健康管理学科建设与科技创新中心旗舰单位"。山东省立三院及济南市第五医院荣获"全国健康管理示范基地"。

经过十几年的学科发展,我们不断总结经验,加强学科建设,提升专科学术水平,加强质控体系建设,推动体检质量与安全持续改进,逐步做到更好地为体检者提供服务,为推动国家"健康中国"战略和健康事业做出更大贡献。

此外,山东省较发达地区相比全省健康管理专业发展水平不均衡,人才梯队缺乏一定合理性,特别是高学历和高职称技术人员占比偏小,专业技术能力薄弱,高水平科研项目少,信息化建设起步捎晚,各地信息化发展水平不一,做得不够深入。因此需要加快从事健康管理人员的培养,重视人才结构和梯队建设,提高整个队伍的专业水平,竞争能力。

四、本学科发展目标

为了深入贯彻落实《"健康中国 2030"规划纲要》,国务院制定了《国务院关于实施健康中国行动的意见》,意见中指出,聚集当前和今后一般时期内影响人民健康的重大疾病和突出问题,实施疾病预防为主的制度体系,持之以恒加以推进,努力使群众不生病、少生病,提高生活质量。行动意见中特别提出要开展妇女儿童健康管理,职工健康管理,老年人健康管理和糖尿病、慢阻肺患者健康管理。行动意见的指导思想、行动内容和主要任务落实措施与我们健康管理的理念、服务模式、技术方法完全一致,健康管理从业人员和健康管理机构将在实施健康中国行动中发挥重要作用。伴随着健康中国建设的广泛开展和健康中国行动的深入实施,健康管理进入了新的发展时期。我们要抓住机遇、勇于创新、不懈努力、聚力前行,在山东省医学会的领导下继续努力谋求发展,以专科分会为主体,促进健康管理理念的传播、知识的普及与提升,扩大分会的学术影响力,积极开展"走出去、请进来",邀请国内知名专家到山东省各地市健康管理中心指导工作,基层单位派人到国内行业领先单位进修学习,促进交流共同进步,带领山东省的健康管理事业更上一层楼,争取成为国内健康管理事业的领跑者,为健康中国建设、为提高山东省乃至全国民健康贡献力量。

在未来 3～5 年内,针对健康管理学领域的关键理论与技术方法问题,展开多方位、多学科综合交叉研究,争取在技术创新领域,实现智能体检技术的规范化,实现健康体检人工智能技术的延伸及健康体检智慧医疗的推广应用;依托"智能健康管理"建设,为健康山东建设提供高质量决策咨询服务。

充分利用现有大型三甲医院和医学院校的工作和科研平台,继续加大人才引进和培养,推动健康管理相关科技成果的转化与推广,促进学科学术与时俱进,吸引优秀人才加入大型三级医院和医学院校的医疗和科研平台。关注健康管理领域发展动态,了解大众对健康管理的需求,结合学会工作实际,有针对性地开展健康管理相关工作,进一步提高医务人员的基础水平。

继续加强学科和学组建设,发挥学组优势。通过多方交流与合作,促进省内相关平台硬件建设,以及促进平台高水平科研团队的形成,在现有研究方向的基础上,形成稳定的研究方向,争取取得更高水平科研成果。

五、本学科发展总结

随着医学模式的转变,健康新概念的建立,以及慢性病发病率的提高,健康体检服务越来越受到人们的重视,当前我国健康管理已进入发展的快行道,随着一系列健康政策的出台,我国健康管理事业遇到了新的挑战,我们要抓住机遇,积极推进学科建设,提高全省的学科水平,为推动国家"健康中国"战略做出更大贡献。

医学科研管理学学科发展报告

一、本学科发展现状

2017 年 7 月，国务院办公厅发布《关于建立现代医院管理制度的指导意见》，对各地加快建立现代医院管理制度做出指导。2019 年 1 月，国家卫健委召开"建立健全现代医院管理制度试点启动会"，会议重申外部治理和内部管理对建立现代医院管理制度的重要意义，并指出今后工作的重点在于推动公立医院实现"三个转变"和"三个提高"，加快推进权责清晰、运行高效、管理科学、治理完善、监督有力的现代医院管理制度的建立。新时期，公立医院管理要日趋精细化、规范化和科学化，日益走向新征程。

随着医疗改革的不断深化以及医院分级管理的需要，我省医学科研管理学不断发展，医院普遍设有专门从事医学科研管理的机构或部门，成立了医学科研管理专业学术组织。医学科研管理学得到了健康、持续、稳定的发展，医院逐渐由经验管理向科学管理过渡。

分会在人类遗传资源管理、医学科研伦理审查、临床医学研究中心组织管理、临床干细胞研究中心、科研诚信与科研道德、科研项目管理、成果管理、平台建设方面等不断完善相关政策、办法，持续发挥医学科研管理对于医学科学研究的推动作用，切实做好对医学科学研究的服务工作。

分会成立 13 年以来，努力为广大医学科学研究管理人员的学术交流提供强有力的支撑和平台。分会专家积极参加我省医学科技相关的战略发展、规划计划,对管理重点等起到了一定的推动作用;通过举办学术大会、巡讲、沙龙等方式,拓展了分会的作用与影响。分会从多方面不断推动医学科研管理学科快速发展,为医学科技创新发展提供了有力支撑。主任委员吕明多次参与中华医学会医学科学研究管理学分会学术大会,以我省医学科研管理为题做大会分享交流,在全国各大医院宣讲临床研究促进医院高质量发展的齐鲁经验;参与重大医学科技项目评审,省内医学科研管理重要政策制定工作。杨晓云等副主任委员作为中华医学会医学科研管理分会青年委员巡讲团成员,以推进科研政策解读、科研实验设计与实验方法学相结合的办会模式为一线科研管理人员和临床医务人员提供更为全面的培训服务。副主任委员刘岩等在卫生健康政策研究、医学科研管理方面进行研究,并在学科核心期刊多次交流。主委单位山东大学齐鲁医院牵头,以全链条科技创新管理服务为主题,在中国医院管理科技创新主题总决赛中获得优秀案例奖;同时作为发起单位参与中国医院科研诚信联盟,推动国内医疗机构全覆盖,构筑我国医学科研诚信体系。

二、全国先进地区本学科发展情况

(一)公共科研平台体系

四川华西医院以服务全院实验需求为导向建设公共平台,以基础与临床结合为导向建设临床研究室,公共平台实施分级分层,建立了特殊条件技术平台、常规实验技术平台、高精尖技术平台、院企合建平台,为科研工作提供强有力支撑。公共科研平台的建设和运行,实现有限的空间资源与人力资源共享使用,大型设备集中管理,共享使用,减少同类设备的重复购置,使得资源最大化利用。

(二)成果转移转化方面

四川华西医院建立科技成果转移转化创新模式,组建专业技术转移团队——西部医药技术转移中心,以临床需求为导向,提供生物医药全产业链技术转移服务;制定前瞻政策激励机制,设立转化医学创新基金、临床新技术创新基金,搭建转化医学研发平台,医产学研资用协同创新,参与科技创新链、技术链、服务链。

复旦大学附属中山医院为医学专利管理构筑便捷桥梁，从科研项目中挖掘有潜力的知识产权项目，全程引导专利申报，积极搭建专利转化桥梁，积极与财务部门联系合作，帮助项目组宣传与落实具体工作。

（三）科研信息化管理

北京大学第三医院打造院级科研云平台，全面支持临床科研建设，基于计算机化的病案系统（EMR）模板改造，实现临床与科研的病历数据一体化采集、集中存储和应用；电子数据采集系统支持多中心研究，多种质控方式，支持移动端临床微信随访，院内外交互改善患者用药依从性，基于 AI 机器学习及自然语言处理实现文本数据的后结构化应用，内置 R 语言一体化分析研究。这些技术促进了学科发展，提高了医生科研产出，改善了患者体验。

中国医科大学附属盛京医院，在科研信息化管理系统方面经验丰富：建立项目管理、实验管理、成果管理、科研服务门户，包括科研项目过程管理、科研经费监督机制、实验管理预约系统、仪器使用率统计、维护报修管理、仪器使用效益分析、临床新药试验设计；建立管理（一级）和应用（二级）两级药品临床试验管理规范（GCP）网络技术平台，多个二级平台独立运行，实现客观数据全部客观获得，通过一级平台与二级平台之间的数据交换和传输，完成临床试验全过程的质量监控，涉及伦理审查管理、试验过程管理（研究者管理、受试者管理、试验经费管理、试验药物管理）、机构对临床试验的全过程监控管理。

三、本学科发展差距

目前我省医学科研管理团队缺乏覆盖探索发现、临床前研究、临床研究、评价评估到技术培训和学术推广的完整的成果转化平台和人才队伍。科技成果转化意识不足，大部分研究停留在研发阶段，产业化和临床成果应用到临床实践亟须专业的科技成果转化平台支撑。

在重大重点类项目、人才类项目的科研组织方面能力需要提升，高质量论文、重大科技成果与先进地区存在差距，伴随科技创新能力的提高，科研组织能力也相应需要加强。

随着医院申请的科研项目和立项数量逐年增多,包括论文专利奖励等科技成果数量随之增多,在科研管理过程中,涉及科研经费报销、科研项目过程管理、科研成果统计、科研业绩考核等多项内容,随着精细化管理的要求,科研管理部门需要建立功能全面的科研管理系统,切实提高科研管理的信息化程度,改善科研服务工作的质量与效率。

四、本学科发展目标

制定科研规划,深入落实"放管服",树立"以人为本"的科技服务理念,实行以知识价值为导向的分配政策,强化以学术贡献和创新价值为核心的评价导向,健全以创新能力、质量、实效、贡献为导向的人才激励保障制度,实行以增加创新要素价值为导向的薪酬分配政策。

坚持"四个面向"目标导向,探索构建同新发展格局相适应的科研组织模式,持续强化大平台、大团队、大项目、大成果建设,着力提升科技引领能力、原始创新能力、关键核心技术供给能力;坚持使命导向和需求牵引,组织医院科技创新力量开展高水平研究,加强业务素质,运用现代管理科学,结合自身组织与系统组织,全面提升科研治理现代化水平;建立更加开放的科研组织模式和共享科研平台,打破院内外各科研创新主体间的体制机制壁垒,做好组织科研和科研组织工作;全面提升策划、统筹、创新、整合、保障、转化的能力。

制定管理人员培训计划和目标,倡导及要求定期参与政策法规、行业动态、科研专业知识、业务管理知识等技能方面培训,紧跟发展前沿,拓展思维视野;建设科研管理信息化平台,努力实现各部门之间的网络共享,以及项目申报立项、实施、执行情况检查,结题验收,经费管理和成果统计的全过程管理,有效提升科研管理工作效率;设立不同岗位的常态化、制度化培训机制,达到岗位技能提升、业务素质提升、服务能力提升。

五、本学科发展趋势及展望

科技创新是现代医院科学研究的灵魂,要坚持临床需求和问题导向,持续提升医学科技创新能力,因此医学科研管理学科需要不断适应医学科技创新的变革和迭代而持续发展,发挥对医学与健康事业发展的引领作用和支撑作用;强化组织机构建设,建立健全各种科研制度,使管理更加规范化、科学化;紧密结合国家和区域发展规划,密切结合精准医学、大数据、人工智能、3D生物打印、重大疾病诊治新技术新方法等医学科技前沿应用重点,突出医学科研管理发展规划,加强科研人才队伍建设、新型科研支撑平台建设、科研评估体系建设、全面提升科研成果转化能力;科研管理是医院提高医疗技术水平和医疗设备水平的重要途径,对于科研成果转化率的提高、科研评估模型的创新、科研管理理念的更新具有重要意义。新时期的医学科研管理要顺应日益变化的科技发展,促进医院以及学科的可持续发展。

变态反应学学科发展报告

一、本学科的发展历程

变态反应性疾病是指由Ⅰ型变态反应所导致的过敏性疾病,可以在全身各系统和靶器官表现为不同的临床症状,主要包括呼吸系统的过敏性鼻炎和哮喘、眼过敏性结膜炎、皮肤系统的荨麻疹和湿疹、消化系统的食物过敏等,严重的全身过敏反应可导致患者休克甚至死亡。过敏性疾病发病率高并且呈逐年升高的趋势,严重影响患者的生活质量,已被世界卫生组织纳入重点防治的慢性疾病之一。

由于变态反应性疾病多分散于耳鼻喉科、呼吸科、儿科、皮肤科、眼科、消化科等临床科室,长期以来缺乏对变态反应学科的总体认知和重视。北京协和医院在20世纪50年代成立了我国第一个独立的变态反应科,全国其他各省市在很长的时间内鲜有变态反应专业科室的建制,也很少有人把变态反应看作一个独立的学科,直到2001年中华医学会变态反应分会成立以后,变态反应学科才真正和其他学科一样站上了我国医学领域的舞台并且得到了长足的发展。

山东省的变态反应学科起步较早,第一个变态反应科由青岛市的鹿道温教授于1983年在青岛市第五人民医院组建,当时是全国为数不多的变态反应专业科室。之后鹿道温教授在变态反应领域做了大量前沿性工作,于1986年5月承办了全国致敏花粉调查工作会议,并在同年6月当选新成立的中华医学会免疫和微生物分会变态反应学组成员，1989年5月承办了第一届全国变态反应学术会议并多次举办山东省变态反应学习班，2001年5月当选中华医学会变态反应分会第一届委员会常务委员；牵头开展了多项变态反应相关的国内外先进、国内领先水平的科学研究，荣获多项山东省及青岛市科技进步奖，多次参加亚太地区及国际变态反应相关学术会议进行学术交流；主编《鼻炎与哮喘中西医最新诊疗学》，参编《变态反应学》《哮喘病学》等著作，发表学术论文70余篇，成为全国早期的变态反应学科带头人之一，也是我省变态反应学科的奠基人。

山东省医学会变态反应分会在山东大学齐鲁医院肖伟教授、史丽教授，青岛大学附属医院曲正海教授，烟台毓璜顶医院唐宁波教授的发起下于2008年11月成立，在我省医学会这个大家庭中是一个年轻的朝气蓬勃的分会。第一届主任委员是山东大学齐鲁医院的肖伟教授，第二届及第三届主任委员是山东大学第二医院的史丽教授。分会目前拥有副主任委员12人、委员76人，先后成立了青年学组、呼吸学组、耳鼻喉学组、皮肤学组、儿科学组、免疫治疗学组、护理学组、基层学组、中西医结合学组、肺功能学组，现有学组成员400余人，已经成为全省从事变态反应相关专业医护人员的大家庭。分会自成立以来在省医学会的帮助支持下、在前任主任委员肖伟教授和现任主任委员史丽教授的领导下，不断发展壮大，以分会委员和学组成员为核心开展和推广变态反应相关疾病的规范化诊疗及相关临床和基础研究工作，在国内的影响力不断提升，目前的学科发展水平居全国先进行列。

二、本学科发展现状

（一）学科建设

由于变态反应相关疾病分散在多个学科，多由儿科、呼吸科、耳鼻喉科、皮肤科等相关科室的医生和护士进行诊治，随着临床工作的开展和经验的积累，变态反应学科逐渐开始建立起系统的学科配置和独立的学科建制。目前许多省内大型三甲医院已经具有独立的变态反应科或由相关科室成立了变态反应中心，开展过敏性疾病的规范化诊断和治疗，推广应用变应原检测和特异性免疫治疗新技术，实现精准诊断和对因治疗。过敏原的体内（皮肤实验、激发试验)及体外血清总 IgE 和特异性 IgE 诊断已经在我省开展和普及,多家医院引进了国际金标准的全定量血清过敏原 IgE 检测设备,使我省过敏原特异性诊断的水平与国际领先水平接轨。通过过敏原的检测筛查绘制了我省过敏原图谱,明确我省主要致敏过敏原为粉尘螨和户尘螨,为过敏性疾病的精准诊疗和防控打下了坚实的基础,在此基础上广泛开展了过敏性疾病唯一可以改变疾病自然进程的对因治疗即过敏原特异性免疫治疗,多家中心被国际脱敏中心质量监督委员会(IQAP)认证为"国际标准化特异性免疫治疗中心"。除常规治疗外,数家中心还开展了集群免疫治疗和快速免疫治疗,同时还对单一脱敏对多重过敏免疫治疗的疗效及安全性进行了研究,均取得了满意的效果。我省开展免疫治疗的患者数量和质量均位列全国前茅,各专业科室和中心对过敏性疾病患者进行的规范化诊疗和慢病管理改善和提高了患者的预后和生活质量,减轻了个人和社会的医疗负担,取得良好的社会效益和间接的经济效益,不仅带动了我省变态反应学科的建设和发展,也受到业内和社会的关注及好评。复旦大学医院管理研究所发布的中国医院排行榜于 2017 年首次纳入变态反应专业以来,烟台毓璜顶医院变态反应科及山东大学第二医院变态反应中心多次获全国及华东声誉排行榜提名,变态反应分会获 2019 年山东省医学会优秀专科分会称号。

目前我省的济南市、青岛市、烟台市、潍坊市、淄博市、东营市、枣庄市、临沂市、日照市、菏泽市、威海市均成立了各地区医学会的变态反应分会,有力地推进了各地市变态反应学科的建设发展。

(二)科学研究

近年来,山东省变态反应学者承担了多项国家及省部级研究课题,对变态反应性疾病的临床及相关基础进行了全方位的研究。研究者连续 10 余年参加中华医学会变态反应分会及中国医师协会变态反应分会年会进行专题讲座和大会发言,4 人次获得亚洲鼻科论坛青年医师奖并进行大会发言,9 人次受邀在东南亚过敏与鼻科会议进行会议发言并分别获得优秀论文一等奖 2 次,二等奖 7 次。多人多次受邀参加本领域国际顶级学术会议欧洲过敏与临床免疫学会议(EAACI),连续 7 年共有 14 人次获得 EAACI 会议优秀论文奖并进行大会发言或壁报展示;发表变态反应相关临床及基础研究学术论文数百篇，其中 SCI 论文百余，并且在变态反应领域国际顶级期刊JACI（影响因子为 13.081）和 *Allergy*（影响因子为 13.146）杂志发表论文近10 篇，达到国内变态反应领域一流水平。

我省多个变态反应科室及中心先后组织参加了北京儿研所牵头的全国0～14 岁儿童哮喘流行病学调查及广州呼吸病研究所牵头的"第二次中国人群过敏原调查"等全国性大型研究，对我省过敏性疾病的流行病学及过敏原分布状况进行了调查，烟台毓璜顶医院变态反应科等多家中心还开展了各地市霉菌与花粉的流行病学调查研究，多个中心获批国家变态反应专业药物临床试验机构资格认定，参加完成多项新药临床实验研究。

史丽主委参与制定和编写了我国多部诊疗指南和专家共识，包括《中国变应性鼻炎诊断和治疗指南（2015，天津）》《变应性鼻炎和哮喘舌下免疫治疗中国指南（英文版）》《变应性鼻炎特异性免疫治疗中国指南（英文版）》和《变应性鼻炎特异性免疫治疗专家共识》。

由山东省医学会推荐、山东大学第二医院和山东大学齐鲁医院共同完成的"鼻部过敏及相关慢性炎症的机制研究和规范化诊疗的临床应用推广"获 2020 年中华医学科技奖三等奖，"鼻部慢性炎性疾病的免疫机制及治疗策略"获 2021 年山东省科技进步二等奖。

（三）学术交流

变态反应分会成立以来注重学科学术交流与推广，与国际先进的变态反应中心及实验室密切合作，多次邀请国外著名变态反应学者来我省讲学及指导，并且选派优秀的年轻医生前往国外访学，学习先进的临床及实验技术，使我省变态反应疾病的临床和基础研究紧跟国际前沿，与国际先进水平接轨。

在省医学会领导下，先后召开了八届山东省医学会变态反应学术年会，每年举办过敏性疾病诊疗新进展学习班国家继续学习班，邀请国内外变态反应著名专家就变态反应性疾病的诊断治疗及最新研究进展进行学术交流。分会还积极组织基层医院巡讲活动，各专业学组和地市专科分会每年也举办各种形式的学术活动，开办各类省级继续教育学习班如哮喘及相关变态反应性疾病学习班、儿童哮喘管理及过敏性疾病学习班、肺功能学习班、免疫治疗学习班等,极大地提高了我省变态反应疾病的规范化诊疗及研究水平。

（四）科普教育

每年5月的第一个周二是世界哮喘日,7月8日是世界过敏日,8月的第二个周是"中国过敏性疾病防治周",专业分会与各地市分会、变态反应科室与中心每年借此契机,利用广播电台、电视台、报社、自媒体等各种新闻媒体和网络形式,向大众进行过敏性疾病相关知识的健康教育讲座,并不定期举办大型义诊和健康大课堂活动,提高广大基层医务工作者及人民群众对变态反应性疾病的认识和对变态反应学科的认知。

（五）人才培养

分会及各专业科室和中心高度重视变态反应专业人员的培养,采取走出去请进来的方式加速人才培养。我省大部分早期从事变态反应专业的医护工作者,大多都去过北京协和医院、北京同仁医院等变态反应科室及专业进修学习。从省内变态反应专业发展脉络来看,济南、烟台、青岛和潍坊、淄博、东营等地在省内较早开展变态反应专业,并为省内变态反应学科的发展培养了大量人才。我省开展变态反应工作较早和较好的科室及中心积极接纳周边地区甚至外省市的进修医生和护士,培养更多的变态反应从业人员,资深的变态反应工作者在临床工作中不断进行"传帮带",使年轻的变态反应从业者健康成长,以点带面,使我省变态反应学科不断发展壮大。

变态反应学科是一个年轻的学科,我省变态反应学科在全国具有一定的影响力。中华医学会变态反应分会成立第一届委员会,我省鹿道温教授即担任常务委员,山东大学齐鲁医院肖伟教授担任第三届、第四届常委,烟台毓璜顶医院唐宁波担任第三届、第四届、第五届委员,孙月眉教授担任第六届委员,山东大学第二医院史丽教授担任第三届青年委员、第五届委员、第六届常委。山东大学齐鲁医院张立强教授担任第四届青年委员,烟台毓璜顶医院张华教授担任第五届青年委员,青岛大学附属医院林航教授、山东省千佛山医院郅莉莉教授担任第六届青年委员。在国内举行的大型重要变态反应会议和区域性学术会议中,常常可以见到他们和其他来自山东省的讲者和主持,这从一定程度上反映了山东省变态反应学科在国内的学术地位和影响力。

三、全国先进地区本学科发展情况

我国的变态反应专业最早起步于北京协和医院,目前,学科发展较好的仍集中于北京、上海、广州地区,我省和江苏、辽宁、湖北等地专业发展亦较迅速,居国内先进水平。北京协和医院最早建立了独立的变态反应专业,并且是国内规模最大的变态反应中心,诊断了许多国内最早的疑难变态反应疾病,在红肉过敏、蜂毒过敏、进食小麦后运动诱发过敏、血管性水肿、真菌过敏等方面的研究一直处于国内领先水平。北京协和医院与相关企业联合开发了许多种类的过敏原点刺试剂和免疫治疗注射液,并经多年应用,取得了较好的疗效,在国内部分省市得到了推广应用。北京同仁医院近年来以鼻变态反应专业为发展方向,在集群免疫治疗方面进行了探索,并将该技术完善推广。在鼻变态反应疾病的发病机制方面进行了大规模系统的研究,发表了众多高质量的论文,成为引领国内同变态反应疾病发展的前驱动力,提高了我国变态反应事业的国际上的影响力。

四、本学科发展差距

从学科建设来看,变态反应专业目前仍未有独立的专科职业人员,我省专业从事变态反应的人员仍然欠缺,绝大部分医院在呼吸科、儿科、耳鼻喉科或皮肤科兼职从业。本科生和研究生教育均为设置变态反应专业,严重制约了后续人才的培养。从技术层面来看,由于多数从业人员缺乏变态反应专业的系统培养,在临床思维和技术掌握方面受到原从事专业的限制。目前,国内多数较好的变态反应中心开展的临床技术我省都已经开展,但普及程度仍然不够。从科研方面来看,许多变态反应专业科室和中心中临床还处于轻科研阶段,对变态反应疾病相关临床疾基础研究开展尚不够普及,缺乏全省范围内多中心的合作研究,尤其是全省范围内的流行病学调查和花粉检测,变态反应专业从业人员较少而患者发病率高且需要长期管理,单是应对临床工作,亦捉襟见肘,抽调专业人员从事相关科研工作,困难较大。

变态反应作为一个年轻的学科,专业积淀太浅,很难吸引大量人才从事本专业,各医院对变态反应专业重视程度不够,从人财物等各方面投入较少,大众对变态反应疾病普遍认识不足,诊疗的依从性有待培养。建议从以下几方面来着手解决问题:一是在各医院强制推行建立变态反应科;二是从学科建设层面大力加强学科投入,在人员配备、政策支持、设备采购等方面给予倾斜;三是大力加强学术交流,在外出学习进修方面给予政策扶持;四是在过敏性疾病免疫治疗和单克隆抗体治疗方面与医保部门加强沟通,争取相关制剂进入医保;五是减少制剂审批环节,将国产相关制剂纳入优先推广项目。

五、本学科发展目标

争取在临床技术和科研方面齐头并进,在未来 3～5 年内将我省的变态反应事业推进到国内领先水平。

在人才培养方面,应在各级医院推广设立独立的变态反应科,大学设置变态反应学研究生导师,这样可以促进学科人才的持续性培养。在变态反应专业申请课题时给予优先考虑,通过课题经费支持吸引更多年轻医生从事变态反应专业的临床及科研工作。在年轻医生外出学习进修时给予政策支持,尤其是到国内变态反应专业中心和国外相关科研机构进行合作研究时,给予充分扶持。从国外大的科研机构引进科研人才,通过良好的待遇和经费支持,留住人并培养人。

在资金方面,除了鼓励申请国内重大科研项目的途径来获取研究经费外,医院还需要有配套经费。各医院从学科发展基金中拨出专款来支持变态反应专业的发展。从从业人员待遇上,医院需要给予政策倾斜,让从业人员不要为了饭碗而工作,而是为了专业发展而工作,工作中无后顾之忧。

从对外交流方面,目标要上调到国际水准,不能把追赶国内先进水平作为学科发展目标,应把目标定位于国际先进水平。多派年轻医生到国外学习进修和进行科学研究或从事博士后研究工作,建议年轻医生在每级晋升前均要参加一次国内重要医疗中心的进修学习,积极组织召开和参加国内外学术会议,争取更多的大会发言机会,并以此作为重要的晋升指标。

成果转化方面,变态反应的临床应用研究目前开展较少,可预期的研究成果包括完善我省变态反应疾病流行病学研究,开展全省各地花粉检测并为广大花粉症患者提供花粉预报,变态反应相关疾病的发病机制及靶向治疗的研究,疾病集群免疫治疗的安全性评估,鼻分泌物检测评估鼻部慢性炎症,外科手术在治疗过敏性鼻炎和哮喘中的作用,单克隆抗体在治疗难治性鼻窦炎鼻息肉中的作用及安全性评估等。

六、本学科发展趋势及展望

变态反应性疾病发病率高且呈逐年升高趋势,未来变态反应专业从业医生将面临巨大的患者群体,变态反应专业是一个多学科内容交叉的专业。未来的发展趋势一定是专科化、专职化。如何将变态反应专业做大做强,是未来5～10年内各大医疗中心所关注的问题。从现有国内和省内发展状况来看,未来可预期的发展趋势主要有以下几点:

第一,医学科普的大众普及化。自媒体的发展改变了医疗科普的方式,许多医疗常识越来越多地通过自媒体形式得以在大众普及。与此相适应,各级医疗管理部门需要建立相应的机构来规范科学科普的内容。

第二,医疗与商业的融合。随着医疗科普工作的推进,与变态反应疾病相关的防螨除螨及防真菌的产品会在市场上得以推广,相关产业会得到迅速展。

第三,企业参与到学术中来。以协和医院的成功经验为模板,企业与医疗中心紧密合作,开发出更多类型的皮肤点刺液、体外过敏原检测试剂和免疫治疗制剂,这对促进免疫治疗工作的发展有重要意义。

第四,变态反应专业的壮大,随着变态反应专业的发展,未来从事该专业的人员会迅速增加。不同亚专业从业人员会逐渐从原专业剥离,加入变态反应专业中来,经济效益和社会效益的双赢,可吸引更多优秀人才到变态反应专业中来。

第五,临床应用研究的快速发展。由于变态反应性疾病发患者群众多,可预期的医疗市场会十分庞大,会直接促进相关临床应用研究的开展。检测手段的更新、检测各类的扩大、检测时间的缩短、先进技术的引入,会使变态反应专业成为快速发展的学科。展望21世纪中期,随着相关学科的爆发式发展,会带动变态反应专业成为最具活力的学科。

医养健康学科发展报告

一、本学科发展历程

2013年,国务院首次提出"医养融合",在发布的《关于加快发展养老服务业的若干意见》中指出,"积极推进医疗卫生与养老服务相结合","推动医养融合发展"。医养健康学科是在医疗和养老结合甚至融合的基础上催生出来的。

2017年,山东省启动创建国家医养结合示范省,建立起较为完善的医养结合政策体系、标准规范、管理制度和专业化人才培养制度,培育了多个省级智慧健康养老示范社区、省级智慧健康养老示范基地、省级智慧健康养老示范企业。同年,将医养健康产业纳入新旧动能转换"十强"产业的五大新兴产业进行部署。

2018年,山东省政府把医养结合作为省级战略整体推进,启动了全国医养结合示范省创建工作,出台了《山东省创建全国医养结合示范省工作方案》,并在6月制定印发了《山东省医养健康产业发展规划(2018—2022年)》(鲁政字〔2018〕134号),规划提出了山东省医养健康产业发展的具体目标。2018年9月,山东省医学会医养健康分会在济南成立,分会为推动我省医疗卫生与养老服务融合发展,探索创新医疗资源与养老资源相结合等方面取得了显著成绩。同年12月,山东省卫生健康委牵头组建医养健康产业协会,助力全省医养健康发展。

二、本学科发展现状

（一）总体情况

作为山东省实施新旧动能转换十大产业、重点发展的五大新兴产业之一，我省医养健康工作在全国范围内处于领先水平。山东省是人口大省，老龄化十分严重，截止到 2020 年，全省 60 岁及以上老年人口 2 122.1 万人，占全省常住人口的 20.90％，占全国 60 岁及以上人口的 8.04％；65 岁及以上人口 1 536.4 万人，占全省常住人口的 15.13％，占全国 65 岁及以上人口的 8.06％。数据表明山东省已经进入深度老龄化社会，预计到 2025 年，山东老年人口占比将持续增长，将超过 2 600 万人。由此可见，发展医疗与养老相结合，是解决山东省老龄化问题的重要举措。

（二）学科发展

2018 年 9 月 13 日，在健康中国战略背景下，山东省医学会医养健康分会在济南成立，这是山东省首个医养健康专业委员会，在医养健康发展史上具有里程碑意义。分会的成立，旨在建立一个促进医疗卫生和养老服务相互融合的新型学术平台，培养更多的医养健康人才。医养健康分会由山东大学齐鲁医学院副院长、山东大学第二医院副院长赵小刚教授担任首届主任委员。赵小刚教授是山东省医养结合专家库成员，长期从事医养健康方面的工作研究，在医养健康领域具有重要影响力。首届委员会成员由 62 位在医养结合研究、实践领域硕果累累的专家组成。分会的成立，有力推动我省医疗卫生与养老服务融合发展，为积极探索医养结合新模式，深入探究医养结合新思路，汇聚提升医养结合领域的新技术，打造培养医养结合人才的新机制提供一个开放合作、协同创新的学术平台。

（三）人才培养

我省十分重视医养健康专业人才培养培训，设立了省级医养健康职业技能鉴定指导中心、培训中心和 16 市分中心，2019 年定向培养 1 500 名健康管理师，培训 20 000 名医养照护员，正逐步解决医养结合机构人才短缺的现状。

山东省医学会医养健康分会积极采取各项措施为培养更多医养健康人才提供平培训平台。医养健康分会成立了基层学组,每年定期举办省级学术活动和继续教育项目,累计培养医养结合相关从业人员 400 余人。山东大学第二医院南部院区(济南善德养老院)作为医养健康分会的主委单位,同时也是济南市养老护理员培训基地,基地积极组织开展护理员培训工作,编写出版了《医养结合养老机构护理员培训管理指导手册》,在出标准、出人才方面向前迈出了坚实的一步,为提升养老护理员队伍的整体职业素养、提高养老服务水平努力做出贡献。

(四)科学研究

我省还依托山东大学齐鲁医学院等院校,组建山东大学医养健康产业研究院等科研机构,整合多方研究力量,满足医药养食游等领域重大产业需求,促进相关学科交叉融合和发展,并承担山东省新旧动能转换重大工程医养健康产业智库职能的科研机构。

(五)平台搭建

通过山东省医学会这一高水平的平台,医养健康分会为医养健康企业搭建平台,为我省医养产业持续助力。医养健康分会积极吸纳国药集团、微医集团、创业软件股份有限公司、山东德贝医疗科技有限公司、青岛海信医疗设备股份有限公司等企业加入医养健康产业来,助力我省医养健康产业发展。

(六)分会历程

山东省医学会医养健康分会连续开展了多次学术会议和继续教育项目,有力推动了我省医养健康学科的发展,特别是在寻找适合我省医养健康事业发展的新路径、新策略和医养结合医养模式新问题等方面发挥了重要作用。

2018 年举办山东省第一次医养健康学术会议暨齐鲁医养健康学术高峰论坛,会议邀请了来自中国、美国、日本三国医养领域的专家,分享国内国际老龄化的应对经验。王萱、赵小刚分别做《高起点谋划高质量发展,深入推进全省医院结合工作》《山大二院医养结合发展体会与探索》报告,南京医科大学党委书记王长青、浙江大学附属第一医院副院长陈作兵、美国亚洲健康资源管理中心董事长兼 CEO 高夕结、日本礼爱集团养老设施开发部长扇原大辅、山东省立第三医院副院长韩晔等分别做《医养结合服务共同探索与实践》《中国医养结合问题面临的挑战和机遇》《老年护理服务的运营管理》《日本养老产业介绍》和《医养结合模式初探》的演讲。会议还邀请了国内外在医养结合方面研究深入、经验丰富的专家学者以及医养机构负责人等，围绕当前医养结合工作中存在的问题、难点、创新思路等做专题报告并进行现场交流。来自全省各地医疗单位的领导、专家等 150 余人参加了本次会议，本次会议为山东省医养结合事业搭建起了新的平台。

2019 年医养健康分会承办由山东省科协主办的第 195 期泰山科技论坛——山东省医养结合多种模式研讨会暨山东省第二次医养健康学术会议。来自省内外高校、科研院所、医疗机构、养老机构及与医养健康相关的企事业单位和组织等 200 余人参加了本次会议。会议邀请中国工程院院士、山东省肿瘤医院院长于金明，中国康复医学会医养结合专委会主任委员、浙江大学附属第一医院副院长陈作兵，郑州大学第五附属医院院长郑鹏远等业内大咖做了精彩的学术报告。会议同期，还召开了山东省医学会医养健康分会基层学组成立会议，经过民主推选，山东大学齐鲁医院张红雨当选组长，东营市东营区人民医院周凯、金乡县人民医院贾锋、莱州市第二人民医院崔锡坤任副组长。

2020 年举办山东省第三次医养健康学术会议暨山东省医养结合多种模式研讨班，会议邀请浙江大学附属第一医院陈作兵，美国得克萨斯医疗中心马欣，山东医养健康产业研究院姚能亮，山东大学第二医院孙强三、周庆博等国内知名专家，围绕"后疫情时代"的健康老龄化思路、生活方式医学、健康老龄化与医养健康产业、医养结合探索与实践、疫情防控下养老院的"动""静"和"净"等热点话题做专题报告和现场交流，为参会学者提供了一场学术盛宴。医养健康分会进一步在推动我省医养健康工作快速发展过程中发挥积极作用。

经过分会三年来工作的开展，我省医养健康学科在人才培养、医养结合创新模式普及和实践等方面做出的贡献均位于国内前列。通过医养结合模式研讨和经验分享,对山东省医养健康工作开展起到积极的推动作用。

三、全国先进地区本学科发展情况

随着人口老龄化不断加深,医养健康学科得到了快速的发展,全国各地也涌现出大量优秀的发展模式经验,通过对标先进更好加强我省医养健康学科发展。

(一)重庆"医养结合"青杠模式

作为"医办养"的典型代表,重庆青杠老年护养中心是全国第一家大型公立医院主办的养老机构,占地面积773亩(1亩约为666.67平方米),设置养老床位3 000张、医疗床位1 000张,由普通护养区、临湖疗养楼、护理院、慢病科、学术交流中心、康复医院、护理职业学院等组成。探索医疗资源和养老资源方面注重"协同"理念,呈现"早、大、全、秀"四大特点,做到"行业领先、专业标杆"。

(二)依托郑州大学第五附属医院的河南省医养结合服务质量控制中心

质控中心为广大老年人"有尊严地养老,优雅地老去"提供保障,打造医养结合监控平台、监测数据统计平台、医养结合评估分析平台、线上培训考核平台、老年人健康档案管理及评估平台、区域转诊平台、政策法规查询平台、问卷调查平台、文化娱乐及文体活动平台,实现医养结合数据收集、分析和上报,对全省医养结合机构动态监测、动态培训实现便捷全覆盖。及时发现问题,尽快解决问题,持续改进提高,推进疾病期医疗、康复、护理与养护期照护记录的信息化桥接,线上线下同步推进老年人健康档案、长期照护记录、特色服务等方面的信息化管理。

(三)杭州市的"医养结合"西湖模式

通过医养结合,"三甲医院—社区—家庭"实现无缝对接,真正打通了医养护一体化服务的"最后一公里",特殊患者和老年患者通过"家医""家床"实现"一次都不用跑";开展智慧健康养老发展计划和"智慧助老"行动,让老年人享受到了"城市大脑"数字赋能的红利和便捷。

四、本学科发展差距

虽然我省在医养健康工作的开展中做了一些有益的探索，但与北京、上海、广州等先进地区医养健康发展方面依旧存在部分的差距，主要包含以下几个方面：

第一，专业人才短缺。相比北京、上海、广州等地，我省"医养结合"机构缺乏足够数量有资质的、受过专业培训的医师、护士和养老护理员，缺少专业培训的机会且培训内容和形式单一。

第二，我省"医养健康"学科仍处在起步阶段，"医养结合"是"重在养老，急在医疗"，表明在"医养结合"发展中医的方面亟待加强。

第三，基层医养结合养老机构服务模式较为单一，只是简单地将医疗与养老照护相结合，很难满足老年人多元化、多层次的养老需求。

第四，我省医养健康产业"产学研用"相结合不够，服务产业转型升级的技能人才队伍不足，推进科技成果转移转化，实现资源共享等方面有待进一步加强。

五、本学科发展目标

我省医养健康资源丰富，科技人才支撑较强，拥有一批国家级重大创新平台，发展医养健康产业具有得天独厚的优势。在未来 3～5 年内，充分利用现有医养结合机构和科研院所平台，继续加大人才引进和培养，培养出一批全国知名并具有一定国际影响力的医养健康人才，推动实现我省医养健康学科的高质量发展。

（一）开展多层次人才培养，建立医养健康学科人才储备

加强对学科业务骨干的业务培训，组织人员赴国内外先进地区对其医养结合先进做法和成功经验观摩学习，拓宽视野，提高认识；结合学科需求，邀请国内外知名专家学者前来授课，建立医养健康人才智库，助力我省医养健康事业快速发展；依托省内高校开展校企合作，通过举办专题培训班、短期培训班、周末进修班等多种形式培训培养老年医学、康复、护理、健康管理、社工、老年服务与管理等专业人才。加强基层医养健康从业人员培养力度,加快医疗与养老的深入融合。举办养老护理员、健康管理师等职业技能培训班,开展继续教育项目,深入校企合作,开设老年养护服务相关专业和课程,建立养老服务实训基地,引导和培养专业人才进入养老服务业。

(二)"产学研用"相结合助推医养健康产业高质量发展

"产学研用"融合创新是推动医养健康产业高质量发展的必然条件。整合"产学研用"融合创新资源,大力发展康复辅具、信息化平台等产业,积极引导智慧医养服务、人工智能等新技术在医养健康领域的运用,打造覆盖家庭、社区和机构的智慧医养服务平台;推进"互联网＋护理服务",为老年患者提供延续护理、居家护理等服务;推广健康管理、健康服务等智慧健康养老产品应用,推动医养健康领域快速发展和成果转化。

(三)发挥山东省医学会医养健康分会学科作用

借助山东省医学会的平台,共同开展系列学术活动;定期举办大型医养会议,开展继续医学教育培训班,为专家提供会议、为群众普及知识、为从业者分享经验、为企业搭建平台;通过定期组织召开学术研讨会议,探讨医养结合模式、收集医养健康大数据、为政府部门提供决策依据,积极推进山东省医养结合事业更快更好发展。

(四)适时成立医养结合服务质量控制中心

建立分层次分类别的医养结合机构评价标准,推进规范化、标准化的医养结合工作体系与机制建设;推进全省医养结合服务质量管理组织体系与质量体系建设,促进医养结合工作再上新台阶。

(五)加快推进科技攻关,吸引高端人才和团队

围绕"医、药、养、食、游"等领域的重大产业需求,开展多层次、多样化、规范化科学研究,积极申报医养健康产业相关课题,申请经费支持;大力吸引国内外医养高端人才和团队,依托省内高校建立的医养健康研究院,培养医疗、护理、公共卫生、健康体育、康养旅游、健康金融、医疗器械与装备、人工智能及健康信息化等领域优秀青年人才。

六、本学科发展趋势及展望

国务院相继出台多份文件,将"推进医疗卫生与养老服务相结合"列为加快发展我国养老服务业的重要任务。人口老龄化,失能、半失能和高龄老人大幅增加。居民消费能力的不断提高,必然会增加老年人对生活照护和医疗服务的需求,从而更加依赖医疗和养老相结合的新型养老模式。受人口老龄化压力的影响,我国医养结合养老模式进入快速发展期,是未来医疗行业新目标。

（一）"医养结合"模式将替代传统的养老模式

医养结合能够满足老人在医疗上的需求,而传统的养老机构无法满足老人医疗需求,再加上医疗补贴、政府的补贴措施以及长护险的推行,医养结合优势明显,未来大有可为。在基层医疗卫生机构开展医养结合工作,能够为辖区老年人提供连续性免费体检、保健咨询、健康指标监测和健康信息管理等健康管理服务和基本医疗服务。医养结合机构内设的医疗康复,康复护理、临终关怀等特色科室,也能够很好地满足老年人基本健康养老需求。

（二）老龄化趋势继续加速,社区助推医养发展

随着新冠疫情防控常态化,社区防控成为面对突发公共卫生事件的重要环节,社区医疗功能将会得到更进一步强化,社区医养能力将得到大力强化。基于我国传统的居家养老观念,基层社区卫生资源将会被充分利用,社区医养结合服务将得到快速的发展。

（三）"互联网＋医养结合"模式深入发展

"互联网＋医养结合"模式将快速发展,以互联网为载体的信息技术在医养健康中的应用能够为居家养老、机构养老的老年人提供方便的移动医疗服务。社区卫生服务中心签约的家庭医生通过实时在线系统,实时更新老年人健康管理档案信息,随时监控居家老年人的身体健康状况,进行高血压、糖尿病、心脏功能监测,对突发心脑血管疾病实施紧急救援和转诊服务。这种方式可以有效地整合资源,实现老年人生活信息和医疗信息共享利用,

为老年人提供远程健康管理、健康指导等服务,做到急症早发现、早救治。"互联网+医养结合"将成为一种可持续运营的智慧健康养老业务模式和商业模式。

(四)"医养结合"相关政策将进一步完善

我国目前已基本形成完整的养老政策体系框架,养老服务业发展迅速,养老服务质量得到有效提升,医养集合相关政策从 2013 年首次提出后也逐步完善,但发展中还存在政策落实难、效力低、内容模糊、城乡统筹等诸多问题。近年来医养结合领域相关政策不断出台,对于行业发展起到了良好的促进作用,为市场提供了良好的预期。同时,医养结合领域存在的不足与问题,将会在未来得到更进一步的解决和完善。

(五)医养健康产业将成为经济高质量发展的重要引擎

医养健康产业是由山东省首次提出,是医疗、养老、养生、体育等多业态融合发展的朝阳产业、未来产业,其包含医疗服务、健康教育与管理、健康养老、生物医药、医疗器械与装备、中医中药、体育健身、健康旅游、健康食品和健康大数据十大重点领域。未来医养健康产业将呈现爆发式增长态势。

医学伦理学学科发展报告

一、本学科发展现状

（一）学科课程建设国内领先

山东医科大学于 1981 年开设医学伦理学课程，是全国首批开设该门课程的学校之一，主编与参编了大量医学伦理学教科书。医学伦理学逐渐由过去的思想品德课程、医德教育课程转变为医学专业基础课程，不仅向医学生传授职业伦理知识，而且还培养医学伦理思维能力，培养他们在临床实践和医学科研中发现、分析和解决医学伦理难题的能力。

近 10 年来，我会成员编写医学伦理学专业教材，参与主编、参编医学伦理考培教材 20 余部，代表性教材有人文医学类教材 1 部、医学伦理学国家规划数字教材 1 部，主编住院医师规范化培训规划教材《医学伦理学实践》，参编全国执业医师考培教材《医学伦理学实践》及考培工作，参编国家规划数字教材《医学伦理学》，参编《住院医师规范化培训公共课程医学人文》下篇。

我省医学伦理学专家陈晓阳教授主讲和作为课程负责人的医学伦理学，2015 年和 2016 年先后被评定为国家精品课程、国家精品资源共享课程。

（二）学科研究发展国内领先

科学研究是学科持续发展的原动力，可以大大促进医学伦理学学科的发展。山东省医学伦理学者申报了百余项国家级、省部级、厅局级以及校级科研课题，代表性项目包括国家自然基金课题、教育部人文社科基金研究项目、山东社科基金项目、山东自然科学基金项目等。

同时，瞄准学科发展前沿问题在国内外发表了大量学术论文，在国内外有较大的学术影响。研究成果涉及医学伦理学的诸多领域以及诸多问题，发表的多篇文章被 SSCI、CSSCI 以及中国人民大学书报资料中心收录。分会主任委员陈晓阳带领的人文医学专业被山东省卫生厅审定为山东省医药卫生重点学科，成功地将自然科学与社会科学交叉和融合，荣获山东省科技进步二等奖、山东省科技创新成果二等奖、山东省教育厅哲学社会科学优秀著作二等奖、山东省软科学优秀成果一等奖、山东省高校校园文化建设理论与学术类优秀成果奖、山东省档案局开发利用档案信息资源成果奖、优秀学科建设奖等奖项。

（三）人才培养全国领先

山东省医学伦理学专家始终坚信人才培养为学科发展注入不竭生命力，将医学伦理学的教学科研工作与医学伦理、人文医学人才的培养工作有机地结合起来。2007 年，山东省拥有了全国第一个医学伦理学领域博士点，在"基础医学"一级学科下自主设立"人文医学"博士点，授医学博士学位。多名研究人员及学生赴国外深造学习，这不仅开阔了我们的学术视野，也为中国人文医学迈出国门走向世界奠定了基础。目前已毕业的博士、博士后有 4 人晋升为博士生导师，研究方向包含了医院管理、生殖医学伦理、医疗政策、生命伦理、临床医学伦理、神经语言学等。

（四）平台建设国内领先

加大科研平台建设力度，先后成立了山东省人文医学研究中心、山东省执业医师人文医学培训基地、全国医师定期考核人文医学考培基地、山东省区域医药伦理审查委员会、山东大学齐鲁医学院健康伦理与健康法学研究中心等为学科发展提供了载体。依托平台，一方面，利用合作单位的资源，开展医学伦理学教学和科研；另一方面，推动医学伦理知识的推广和运用。积极组织和参与学术讲座和宣传，面向省内外医疗卫生单位开展医学伦理和医学法学的学术讲座，积极参与医学伦理节目和专题，讨论医学伦理学热点问题，宣传医学伦理知识。

（五）国际合作交流国内领先

依托联合国教科文组织伦理、科学与社会发展委员会，联合国教科文组织生命伦理教育推进机构中国成员单位协调中心、世界卫生组织脆弱关怀合作中心等国际交流平台深入山东省医学伦理学学科发展。曾主办海峡两岸医院管理高级论坛，举办国际生命伦理学学术研讨会，"医疗储蓄账户、深化医改及儒家生命伦理"国际学术会议等活动。

邀请境外专家短期来访 30 余人次，曾聘任美国莱斯大学恩格尔哈特（H. Tristram Engelhardt）教授（已故）、香港城市大学范瑞平教授、台湾"中央大学"李瑞全教授为客座教授，与香港城市大学公共治理研究中心、台湾"中央大学"哲学研究所保持着稳定的合作关系。

二、全国先进地区本学科发展情况

目前山东省的医学伦理学各方面发展成绩，梳理出来成果是值得骄傲的，现在就我们进一步发展所能借鉴的其他机构医学伦理学领域的工作做一梳理，梳理对象为世界中医药联合会的伦理认证。

CAP 认证项目是国家认证认可监督管理委员会 2014 年 12 月 29 日正式批准的首个中医药领域认证项目，是我国医学伦理领域唯一国家认证项目，也是国际范围内首个传统医药研究伦理体系和认证项目。世界中医药学会联合会是获准开展 CAP 认证的认证机构，CAP 认证的前期基础，是国家中医药管理局委托世界中医药学会联合会开展的"中医药临床研究伦理审查体系认证"项目。CAP 认证依据的技术标准，是国家认监委批准备案的《涉及人的生物医学研究伦理审查体系要求》，其内容包括医疗卫生组织机构、伦理委员会、伦理委员会办公室、研究人员等方面。通过运用认证的规范化手段，帮助医院建全面、规范的研究伦理审查管理体系。CAP 认证的审核分为两个阶段：第一阶段为文件审核，审查申请机构建立的研究伦理审查体系是否满足认证标准的要求；第二阶段为现场审核，通过现场抽查项目档案、观摩伦理审查会和访谈相关人员，确保申请机构建立的研究伦理审查体系有效运行。

三、本学科发展差距

（一）差距

山东省医学伦理学在理论发展和实践工作者取得令人兴奋的成绩，但是我们与其他机构的特色工作比较起来仍存在差距。

第一，未将我们的方法和成果转化为推动省内甚至国内医学伦理学专业发展的一种载体、一个手段。如何将省内医学伦理学学科取得成绩规范化、标准化、可操作化，是目前我们需要努力的方向。

第二，形成学科发展的制度体系和技术标准。目前国内医学伦理学的现状是，在同一问题上不同学者的观点有差别或者相反。将医学伦理学发展为一个成熟的学科，需要将专家对问题的认识或者判断规范化。因此，形成学科发展的制度体系和技术标准是山东省医学伦理学乃至国内或者国际医学伦理学领域应该设定的目标。

第三，缺少业内认可的医学伦理审查认定平台。目前医学伦理应用最广也是需求最急迫的就是医学伦理审查工作，而不同机构的伦理委员会建设水平参差不齐，通过学会的平台规范各机构的伦理委员会建设，不仅可以推动医学伦理审查水平的提高，也能促进医学伦理学科理论成果的成果转化。

（二）原因分析

第一，省内亟须相对规范的指导性文件促进医学伦理研究人员参与医学伦理审查工作，并不断形成规范性标准，促进理论到实践的转移转化。

第二，成果转化与转移意识有待提升。医学伦理领域从业人员总结经验的能力强，但是将成果和经验推广与转化的意识和平台相对薄弱，未能将经验与成果标准化、可操作化。

第三，理论研究与伦理审查实践工作人群联系不够紧密。伦理审查委员会缺乏伦理学专业人员，许多伦理审查委员会的成员由科研人员兼职，缺乏必要的伦理、法律知识和审查能力，影响审查质量；而伦理学与法学领域的专业人士参与程度有限。此现象导致医学伦理实践中伦理审查的问题认识不足。

（三）措施与建议

首先，"引进来"。组织学习国内外先进的医学伦理认证体系，学习先进医学伦理审查规范的技术标准；同时总结省内及国内先进医学伦理从业人员的成果与经验，借鉴其他特殊工作做法，组建专家团队和专家咨询团队，形成基于山东省医学会医学伦理分会平台的工作人员，统筹规划我省医学伦理审查的行业技术标准。

其次，"走出去"。积极争取总会支持，让我们的专家走出去，通过学习交流，掌握国内外医学伦理学科规范化发展和成果转化的方式方法，学习省外国外先进措施的同时，将我们的文件规范和技术标准凝练推广出去。

最后，借助医疗机构主管部门的力量，将伦理审查的技术标准通过学习培训等形式进行普及。当这种培训与技术标准成熟到一定程度，可尝试通过国家相关机构认证做成山东省乃至全国可推广的医学伦理工作认证体系。

四、本学科发展目标

依托目前省内高校的医学伦理领域博士点、硕士点，不断促进人才培养。鼓励医学伦理研究从业人员积极申报国家级、省级、厅局级课题，争取政府经费支持。利用现有国内外兼职与平台进一步促进对外合作交流，通过互访与学术会议促进交流与合作；形成技术标准体系，促进医学伦理学研究成果的转化。

（一）人才培养

依托山东大学人文医学和临床语言学两个博士点，大力培养医学伦理学高级专门人才。充分发挥山东省执业医师人文医学培训基地、全国医师定期考核人文医学考培基地的职能和作用，培养广大医务人员的医学伦理素养。

（二）资金支持

争取纵向科研项目基金支持，争取横向合作科研基金。争取得到科研平台合作与挂靠单位的资金支持，争取上级业务主管部门和总会的资金支持。

（三）对外交流

组织学习国内外先进的医学伦理认证体系，学习先进医学伦理审查规范的技术标准。让我们的专家走出去，通过学习交流，掌握国内外医学伦理学科规范化发展和成果转化的方式方法。

（四）成果转化

依托山东省区域医药伦理审查委员会、山东大学齐鲁医学院健康伦理与健康法学研究中心加大成果的研究与转化。同时，编写教材，编写并推广医学伦理审查标准，制定医学伦理规范，促进研究成果的转化。

五、本学科发展趋势及展望

当前中国医学伦理学学科得到了很大的发展，但是仍是一个十分年轻的学科，不够成熟，学科发展中会不断出现新问题。党中央、国务院高度重视科技伦理建设，习近平同志在中国科学院第二十次院士大会、中国工程院第十五次院士大会、中国科协第十次全国代表大会上讲话指出，科技是发展的利器，也可能成为风险的源头，要前瞻性地研判科技发展带来的规则冲突、社会风险、伦理挑战，完善相关法律法规、伦理审查规则及监管框架。山东省医学伦理学学科应借助国家科技伦理治理的契机，积极行动，提升医学伦理教育能力，抓好医学伦理教育普及与宣传，细化医学伦理技术规范与标准，推动医学伦理培训规范化发展，为推进我省乃至我国中国特色科技伦理理论体系建设做出贡献。

第八章

其他学科发展报告

超声医学学科发展报告

一、本学科发展历程

随着超声医学的不断发展,超声医学已发展成为包括二维成像、彩色多普勒成像、弹性成像、超声造影成像、超声引导下介入穿刺与治疗等检查与治疗一体化学科。目前,山东省内各医院已经形成了医、教、研三头并进,协同发展,学科持续稳步发展的良好局面。但与先进地区相比,在科研及先进医疗技术方面还有一定差距。为促进超声医学的学科发展,协会应进行科学规划,提出学科发展方向和目标、学科建设水平和层次,支持学术梯队建立和构成、对外交流等,全面提升超声医师综合能力,营造全省超声医师积极向上的学习氛围,打造一批具有亚专科影响力的优质品牌。抓住专业人才培养、人工智能、大数据、多学科交叉融合等契机,再创超声医学新的辉煌。

二、本学科发展现状

随着超声医学的不断发展,超声医学早已超越传统意义上的 B 超,不仅立足于常规超声检查,弹性成像、超声造影、超声引导下介入穿刺与治疗也方兴未艾,超声医学与医、理、工多学科相结合,形成超声诊断、超声治疗和生物医学工程等多个发展方向。目前,超声不仅是一种检查方式,更是一种治疗工具,超声医学已发展成为诊断与治疗一体化学科。

山东是医疗、医学大省,省内有多所部属、省属及市属医学类院校,由此,省内各医院形成了医、教、研三头并进,协同发展,学科持续稳步发展的良好局面。

在医疗方面，目前山东省各省级、市级及县级医院的超声医学都已发展成熟，并且形成了腹部、小器官、心血管、儿科、肌骨、介入超声等亚专科，大部分医院超声医学亚专科的发展已经形成一定规模，并且向更规范、更细致的方向发展。超声医生们对病例的随访及归纳总结意识增强，随访是提高超声技术水平的重要途径，通过随访可以提高超声诊断与鉴别诊断能力。病例的归纳总结也是超声医学工作中重要的一环，能够为以后的教学、科研等工作积累基础。

在教学方面，教学相长，教学工作的提升与学科发展相互促进，是密不可分的。各医院教学工作逐步规范化、系统化，从研究生带教、规培医师带教到实习生带教、进修医生带教，都有完善的教学制度和教学计划，为社会培养了高水平的人才，提供了更好的医疗服务。在科研方面，超声医师科研意识明显增强，在科研课题申报和论文发表不断有新的突破，国家自然基金申报数目明显增加，申报成功率也逐年增加。

三、全国先进地区本学科发展情况

在北京、上海、杭州等地区，超声造影、超声引导下介入治疗发展迅速，超声引导下各类穿刺活检、穿刺置管引流、良性肿瘤的消融治疗已经发展成熟，目前肿瘤靶向及免疫治疗，恶性肿瘤的消融治疗是主要发展趋势。科研方面也是以多学科交叉融合为主，研究方向主要在纳米材料、分子影像学、超声造影、肿瘤消融治疗等方面。例如，中国人民解放军总医院第一医学中心介入超声科梁萍主任团队，已经开展对恶性肿瘤的靶向及免疫治疗，研究方向主要为纳米技术与微波联合在肿瘤消融中的应用，纳米技术与微波消融强强联合，又分别在微波热疗增敏剂、微波微环境响应材料、微波动力响应材料等方向进行了研究。北京协和医院姜玉新、李建初、杨萌团队在研究光声/超声成像技术在乳腺诊断中的应用，也是一种多模态成像多维度的成像技术，结合声学、光学、形态学和功能学成像，突破传统光学成像深度壁垒，形成定量的多光谱功能成像。

四、本学科发展差距

（一）人才队伍方面

硕士及以上学历人数低于北京、上海等先进地区，具有国际和国内影响力的学科或学术带头人的数量低于先进地区。

（二）技术水平方面

常规普通超声检查已经非常成熟，对于超声引导下介入穿刺和甲状腺乳腺的消融治疗也比较成熟，对于较复杂的肝脏、肾脏等良恶性肿瘤的消融治疗还在逐渐起步中。

（三）科研方面

高水平学术论文较先进地区少；基础研究及多学科交叉研究课题较先进地区少，多以临床研究和回顾性分析研究为主。

（四）原因分析和解决建议

山东省是医疗大省，各医院临床专业水平较高，患者对于传统的治疗方法认可度高，对于超声引导下介入治疗的接受需要一个逐步的过程，另外一些医院临床专业也在积极开展超声引导下的介入治疗，患者对临床医生的信任度高于超声医生，患者对超声医生行介入治疗也需要一个逐步接受的过程。在科研方面，科研思路、理念缺乏创新，主要还是以回顾性分析研究为主，没有好的科研也很难有高水平的科研成果。所以各医院超声医学科应结合本院相关专业特色，以科研循证为基础，不断提升超声医学的学术影响力和核心竞争力，打造富有特色和创新性的专业和科研。

五、本学科发展目标

学科建设是发展的核心，必须进行科学规划，提出学科发展的方向、目标，学科建设的水平、层次，学术梯队的建立、构成等。

（一）人才培养方面

落实医学教育培训领域的供给侧改革，探索学科建设的有效模式，使超声医学培训专业化、规范化。通过加强业务学习、外出进修学习、召开学术会议等多种方式提升现有人才的诊断治疗水平。2020 年，全国医学专业学位研究生指导委员会发文，超声医学从"影像医学与核医学"中独立出来，成为独立的临床医学二级学科。超声医学已成为影像学领域的独立学科。这对于超声医师是机遇也是挑战，亚专科发展是医学发展的必经之路，超声医学也需要不断精进，促进学科向专业化、精细化方向发展。

各医院超声医学科结合本院相关专业特色,保证各亚专科全面发展的同时,打造富有特色和创新性的亚专科专业,不断提升超声医学的学术影响力和核心竞争力。各医院根据情况培养学科带头人、学术带头人和专业技术骨干。重点加强中青年人才队伍建设,坚持"专业型和复合型"同步培养,对于省市级医院,中青年医生应该成为具有较强综合素质的专业型人才。对于县级及以下医院,以培养综合型人才为主。鼓励新技术、特色技术的开展,强调质和量。

（二）资金支持

随着医学的发展,学科间交叉渗透融合趋势日益明显,寻求多学科合作,提升学科整体发展水平。注重基础研究,力求出现高水平的原创成果,重视科技成果转化。开展专项研究与发展项目支持省内超声医师开展临床研究及基础研究的科研项目,支持和促进青年学者的成长,培养一批科技创新人才。

（三）对外交流

安排专人负责对外交流联络工作,负责与国内外各种交流合作的衔接与协作。坚持正确的政治方向,服从服务于国家整体外交政策,从我省超声医学对外交流工作发展实际出发,加强超声专业的对外交流工作,提升出访研修规模,深化交流内容;并积极与国家级、省级留学基金委的各种对外交流项目相衔接,比如博士研究生海外培养计划,优秀青年教师出国进修计划、联合培养在职博士研究生计划等。举办国际学术会议及研讨会,邀请国外专家授课或派出省内优秀医师到国外参会等途径。

（四）成果转化

医学创新的最终目标是服务临床和应用临床。随着医学的发展,医疗创新也成为产业发展的关键竞争力。传统超声正在经历和面临一次升级的拐点,大数据化、人工智能、纳米材料、分子影像学等技术结合的"新超声"会正迎来一次更大的机遇和挑战。协会应加大扶持力度,出台一系列政策为医疗创新铺平道路,打开加速发展的机遇之门。

六、本学科发展趋势及展望

随着医疗专科发展的强劲势头,超声医学作为二级学科也应更加重视自身的专业化建设。超声医学亚专科建设的重要目标就是基于指南、循证、共识,建立标准、规范的质控,通过医、教、研融合发展,将专业做精、做深、做细,全面提升超声医师综合能力,营造全省超声医师积极向上的学习氛围,打造一批具有亚专科影响力的优质品牌。各医院应明确发展方向,根据各医院专业特色,凝聚优势、明确目标,开展亚专科建设并建立长效机制。

创新、交叉,融合,是各学科发展的趋势。超声技术的不断发展及优化,由解剖学成像上升到功能学成像,由单模态影像发展到多模态融合影像,由宏观化影像演进到微观化影像,是所有医学学科发展的规律。各学科交叉融合,多维碰撞,共同发展,形成了超声医学研究与应用的多个方面。随着医、理、工、信、生等各学科的不断交叉和相互渗透,超声的可视化在治疗中能够精准定位患者的病灶,超声医学在超声引导下的介入治疗必将越来越深入,给临床医生带来更大的便利,也为超声医生带来更大的挑战和机遇,使介入治疗走向更精准化、智能化、前沿化。

超声分子影像学是分子影像学的一个重要分支,是指在靶向造影剂的介导下,应用超声成像技术对活体生物进行细胞和分子水平上的定性和定量研究,具有特异性高、无创、安全、方便等优点,在疾病的发生、发展与生理、病理过程的可视化方面起着至关重要的作用。多样化、多功能的微/纳米囊泡在超声医学中的应用受到了广泛关注,其与超声介导治疗技术相结合,在医学成像、基因转染、超声导航等多个跨学科交叉领域研究中开辟了新的学科生长点,见证了超声医学的不断发展与融合应用。

当代医学正向着微创化、精准化和智能化的方向发展。超声技术的迅速发展更要倡导规范化和精准化。全民健康是《"健康中国2030"规划纲要》的战略主题,深刻认识健康中国建设的战略意义,着眼超声医学领域未来发展,推动超声技术在大健康事业、产业中的重要作用;借鉴当代先进、前沿、颠覆性技术,发展超声医学并取得新进展和新成效;抓住专业人才培养、人工智能、大数据、多学科交叉融合,再创超声医学新的辉煌!

急诊医学学科发展报告

一、本学科发展历程

我国急诊医学经历了 30 余年的发展历程,其过程披荆斩棘、历尽艰辛。1987 年,山东省医学会急诊医学分会于山东济南正式成立。此后,在党和政府、各级卫生主管部门以及省医学会的领导下,在全省各界的关怀和帮助下,魏长良、秦桂玺等急诊前辈带领我省几代急诊人艰苦奋斗、开拓进取,为我省急诊医学的发展奠定了坚实的基础。2005 年以来,在分会第四届、第五届主任委员、山东大学齐鲁医院院长陈玉国教授,山东省医学会急诊分会现任主任委员、山东大学齐鲁医院党委委员、人事处处长徐峰教授,山东省医学会急诊医学分会候任主任委员、山东省立医院急诊科主任商德亚教授等全省急诊专家的带领下,我省急诊医学学科取得了突飞猛进的发展,专科声誉及学术影响已全国领先。分会陈玉国教授当选中华医学会急诊医学分会第九届主任委员,多位委员担任全国常委、委员及学组委员,山东大学齐鲁医院作为山东急诊医学发展的标杆,连续多年在复旦大学版急诊医学专科排行榜中排名全国前三,我省急诊医学学科在全国同道中树立了良好的形象,赢得了较高的声誉。

二、本学科发展现状

（一）在全国树立学科建设标杆

复旦大学医院管理研究所每年定期发布中国医院排行榜（综合）和中国医院专科声誉排行榜。两个排行榜是以学科水平、临床专科声誉为核心，兼顾年度科研产出，已经成为各大医院学科建设、科研发展和院级管理水平的衡量标尺之一。作为山东省代表的山东大学齐鲁医院急诊医学学科连续多年均位居全国前三，在最新的 2020 年度排名全国第二，是全省排名最靠前的医学学科，充分体现了我省急诊学科在全国的领先地位。

（二）首次提出并践行"大急诊急救体系"建设的理念

以山东大学齐鲁医院为代表，全省急诊医学学科骨干单位已经或即将建成涵盖社区—院前—院内的急诊临床诊疗体系、无缝衔接的信息化体系、基础—转化—临床研究科技创新体系，支撑急诊医疗服务、科技创新、教育教学、国际合作、普及推广和宣传教育六大任务，促进高水平医疗中心与基层医疗机构协同发展的"大急诊急救体系"，显著提高了全省乃至全国急重症患者救治的效率和效果，提出"全面发展、突出特色"的急诊学科建设新理念。2002 年，我省建立全国首家胸痛中心（山东大学齐鲁医院），并提出"早期诊断、危险分层、正确分流、科学救治"的十六字方针，被国家《胸痛中心建设与管理指导原则（试行版）》向全国推广，此后胸痛中心建设在全国各地如火如荼地建设，挽救了大量高危胸痛患者的生命。同时，在"大急诊急救体系"的基础上，我省在国内最早或较早成立了创伤中心、卒中中心、急性心衰单元和复苏中心等。上述工作为全国急诊科的发展指明了方向，十余年来全省各骨干单位吸引了全国各地的同行慕名而来参观学习，客观上促成了全国各地急诊科的快速发展、不断壮大。

（三）统筹谋划新时代全国急诊医学学科发展方向与战略布局

2017 年，陈玉国主任委员当选中华医学会急诊医学分会第九届主任委员；同年，陈玉国主委联合全国急诊专家向国家卫生健康委提议开展"急诊急救大平台"建设，在被采纳后受托牵头在全国推广实施；2018 年，带领全国急诊专家向国家卫生健康委委员申请并最终成功增设急诊医学专业的全国卫生专业技术资格中级考试，全国急诊同行自此终于有了自己的晋升序列；受国家卫健委委托牵头制定国家新版《急诊科建设与管理指南》，受工信部委托建设新时代"5G＋新型急诊急救"模式。此外，陈玉国主委牵头创建中国急诊急救大联盟、中国胸痛联盟、中国急性心肌梗死救治联盟、中国心脏骤停与复苏研究联盟、中国医促会胸痛分会等，为我国院前急救系统、急诊医学、重症医学、各专科急危重症等相关学科医护人员搭建了开放、融合的学术交流平台、合作研究平台。

（四）亚专科建设高度发展

以急性胸痛、心肺脑复苏等急危重症为主要特色，全省急诊医学亚专科建设齐头并进、高速发展。我省 2002 年在国内建立首家胸痛中心，2005 年主办第一届全省胸痛论坛，影响力逐步扩大，自 2016 年起每年主办中国胸痛大会，牵头成立中国胸痛联盟，将我省胸痛中心"齐鲁模式"辐射和推广到全国。我省着力建设山东省急性胸痛区域协同救治示范区，达成"胸痛中心山东省全域覆盖"（数量全国前二），切实提高了急性高危胸痛的早期筛查能力，改善了急性心肌梗死患者早期再灌注比例、平均 D2W 时间（从患者到达医院至导丝通过时间）、院内死亡率，从而推动全省乃至全国急性胸痛的防诊治康能力的大幅提升。

心脏骤停/猝死的救治是关系到国民健康的重要问题，广受社会各界关注。自 2007 年起全省连续举办 15 届国家级继教项目（心肺脑复苏的研究进展）及齐鲁心肺脑复苏论坛，连续举办五届中国急危重症医学大会、首届齐鲁—北大复苏国际论坛。2012 年起，全省多人次通过美国 AHA 基础生命支持（BLS）和高级心血管生命支持（ACLS）培训授课与课程评估，成为 BLS 和 ACLS 高级培训导师；牵头在全国、全省多个省市开展了丰富多样的心肺复苏系列培训、科普活动，如"心肺复苏培训三进工程""科学大讲堂——心脏骤停与心肺复苏"以及全国科普日山东分会场活动等。同时，分会牵头制定《成人体外心肺复苏专家共识》，成立 ECMO 工作协作组，大力推进复苏中心建设，积极开展呼吸机支持、CRRT、全身热断层扫描（TTM）、主动脉内球囊反搏术（IABP）、ECMO、急诊 PCI、体外心肺复苏术（ECPR）等全生命支持技术,实现院前急救、急诊抢救室、EICU、出院后随访一体化全链条管理。2018 年,我省牵头科技部基础资源调查专项——中国人群心脏骤停发病率、病死率及危险因素调查,全国七大地理区域 42 家城市医院及县域医院、31 家院前 120 共同参与并实现持续数据上报,成功建立起全国示范性院内、院外心脏骤停(IHCA、OHCA)监测上报网点,建立了迄今我国规模最大的心脏骤停与复苏队列(超 20 万例),分会积极推动协助省卫健委开展全省心肺复苏上报工作,成为全国首个实现心肺复苏数据上报的省份。以上工作为国家在心脏骤停防控领域的宏观策略制定和科技创新提供重要数据支撑。

本着"全面发展、突出特色"的原则,我省急诊医学学科在创伤、中毒、卒中等亚专业方向上也有较为突出的成绩,如山东省立医院、山东第一医科大学第一和第二附属医院、青岛大学附属医院、烟台毓璜顶医院、聊城市人民医院、济南市中心医院、山东省中医药大学附属医院、济宁市第一医院、山东省胸科医院、临沂市人民医院等。为鼓励亚专科发展,目前急诊分会下设 13个学组,是省医学会学组最多的分会之一,其中包括基层组、青年组、危重症组、胸痛组、护理组、学术发展组、复苏组、卒中组、抗感染组、灾难医学组、急诊医学人文组、院前急救组、小儿急救医学组,通过汇聚队伍、搭建平台,在医疗、教学、科研、管理方面实现本学科的快速、高质量发展。

(五)分会教学、科研成绩斐然

陈玉国主任委员主编国家级规划教材《急诊医学》(北京大学医学出版社,第 1 版、第 2 版)和英文版教材 *Emergency Medicine*(人民卫生出版社);主持《急诊医学》MOOC 课程入选首批国家级"线上一流课程",全国医学类线上一流课程仅 69 门入选。同时,分会及学组多位委员担任全省各医学院校急诊医学系主任、教授,在全国较早建立了急诊医学博士、硕士点,为全国培养、输送了一大批优秀的急诊人才。

我省急诊医学学科在"十三五"期间全省共牵头 5 项国家级重大临床和转化研究项目,在急诊领域领跑全国,其中包括 3 项国家重点研发计划、1 项科技部基础资源调查专项、1 项国家自然科学基金重点项目。2021 年中国专家学术影响力排名中我省多位专家上榜,其中陈玉国教授位列全国急诊医学领域专家第二位。徐峰主委获得"国家万人计划青年拔尖人才"国家级人才称号，分会专家获中华医学科技奖一等奖（首位）、教育部科技进步一等奖等奖励、山东省科技进步一等奖（首位）等奖励。创立我国急诊领域首份中国科技期刊卓越行动计划高起点期刊《急危重症医学》（*Emergency and Critical Care Medicine*），陈玉国主任委员担任主编。这些成绩的取得凝结了全省乃至全国急诊医务工作者的辛勤汗水，也为全省乃至我国急诊医学整体科学研究水平的提升奠定了坚实的基础。

（六）大力推进省医学会"学术提升工程""助力基层工程"，积极开展科普工作

按照省委、省政府对各方面工作都要"走在前列"的要求和省卫健委提出的"攀高峰、登高地"总体思路，为促进我省急诊医学学科发展，制定分会"学术提升工程"实施方案，重点推广普及 ECPR、ECMO 联合急诊 PCI 术、床旁超声等新技术的应用。分会多位委员参与了陈玉国主委、徐峰主委牵头的《急性胸痛急诊诊疗专家共识》（2019）、《中国急诊急性心衰单元建设与管理专家共识》，以及其他多部指南、专家共识的编写与修订工作，不断将"山东经验"和"齐鲁好声音"推向全国。分会积极组织我省中青年骨干参加中华医学会全国急诊医学年会等学术会议，我省参会人数高居全国前三位。分会积极举办山东省急诊科主任培训班，以及 CRRT、床旁超声、创伤急救、中毒、神经重症、抗感染、营养支持等各类急危重症抢救关键、适宜技术培训班，切实培养掌握先进救治经验和技术的急诊青年和骨干人才，尤其是基层急诊医务工作者。分会获评省医学会"助力基层工程示范分会"。

分会创建心肺复苏培训"三进工程"（进社区、进学校、进军营）、"胸痛中国行""专家就在我身边""救在身边——中毒急救进万家""生命卫士""健康公众急救技能培训""白金十分钟""南丁格尔科普团队""急诊青年文明号志愿队""'救'在身边急救科普项目""救在眼前——急救知识大课堂""急救知识进万家党团志愿服务活动"等科普推广品牌项目，同时大力推出面向全国急危重症同道的"IE-learning"急危重症在线学习平台，借助该平台分会每月举办一次的线上学术会议，已经开展了 20 余期，听课人员分布全国各地，上线听课的总人次破 10 万。分会作为省医学会科普示范分会，荣获山东省科

协第七届科普奖先进集体奖。

三、全国先进地区本学科发展情况

目前,全国急诊医学领域在山东省之外的先进医疗机构包括北京地区(中华医学会急诊分会第一届、第二届、第八届委员会主委单位——北京协和医院)、浙江省(中华医学会急诊分会第五届委员会主委单位——浙江大学附属第二医院)等。各医疗机构发展情况如下:

（一）北京协和医院急诊科

1983 年,北京协和医院时任院长陈敏章教授批准在医院设立独立的急诊科,这也是我国第一个医院内急诊科,邵孝鉷大夫担任第一任主任,他也被誉为我国急诊医学的奠基者和开拓者之一,并担任 1987 年成立的中华医学会急诊分会第一、二届主任委员。北京协和医院急诊科现拥有三十余名急诊医生和一百余名急诊护士,包括高级职称 8 人,博导 3 名,硕导 3 名,工作面积达到 8 000 余平方米,包含 7 个区域,分别是急诊流水诊室、急诊抢救复苏室、急诊留观室、急诊综合病房、急诊 ICU,共有超过 150 张床位,其中有 70 张监护床位,每年急诊患者数量平均约为 20 万人次,日均急诊量为 500～600。近年逐渐开设 E-Training 急诊临床核心课程、iTEACHER 急诊师资培训课程等,目前是北京市急诊住院医师培训基地、美国 AHA 心肺复苏培训基地、北京市临床技能培训和考核中心。近年来急诊科获得国家卫健委行业基金、国自然、教育部创新团队基金,每年发表 SCI 文章 10 余篇,中文核心期刊文章 30 余篇。

（二）浙江大学医学院附属第二医院急诊科

浙江大学医学院附属第二医院急诊科是 1984 年国内首批成立的急诊科之一,是中华医学会急诊医学分会的主要发起单位和成立地,学科创始人江观玉教授曾担任第五届委员会主任委员;是国家临床重点专科,承建全国两家之一的国家创伤区域医疗中心,中国创伤救治联盟认证的国内首家"创伤医学中心";承办《中华急诊医学杂志》和主办 *World Journal of Emergency Medicine*;学科连续位居复旦大学版全国最佳专科（急诊医学）

排行榜前五名。1994 年在国内率先成立急诊科主导、多学科高效合作的院内创伤救治模式，年收治严重创伤近 2 000 例。1987 年建立国内首家急诊ICU，以严重创伤、心脏骤停和脓毒症为特色患者群，16 张床单元年收治1 100 例，承担医院大量重点保障对象的救治，以 ECMO 和超声的临床应用、转化研究为特色技术。

四、本学科发展差距

与全国发展先进地区/医疗机构进行全面的对标对表，综合考虑地理优势等因素，我省在学科声誉排名方面略有差距，但在学科平台、医疗水平、人才数量、科研水平、培训教学、主办期刊等方面与之水平相当，多个领域还居于全国领先地位。主要不足包括：一是作为全国唯一常住人口、户籍人口"双过亿"的人口大省来说，全省急诊系统（包括院前急救）的服务能力、应急救援能力、急危重症的处理能力、区域辐射能力等方面尚存在一定的提升空间；二是与省内历史悠久的兄弟临床医学学科，如心血管、妇产生殖、肿瘤等相比，在临床技术、人才培养、科研能力方面尚存在差距；三是与全国理、工、农、文等大类的优势学科相比，在多个方面亦存在较大差距，如国家级实验室平台和国家级人才称号获得者数量、高水平研究论文等。

全省急诊人既不应沾沾自喜、更不要垂头丧气，根据本学科特点，应充分掌握学科发展规律，相互借鉴、融合、共同提高，是我省急诊医学学科发展的重要的工作，需要全省急诊人齐心协力发展好学科，更好服务全省人民，勠力同心、携手奋进。

五、本学科发展目标

（一）建设"大急诊急救体系"，实现一体化管理

"大急诊急救体系"包含院前急救、院内急诊、急诊重症监护病房以及相关学科绿色通道建设的一体化急诊急救体系等。

建设"大急诊"，要求加强院前—院内急诊—急诊重症监护病房的紧密衔接，进一步完善院内"绿色通道"建设，实现一体化管理；规范并优化诊疗流程，保证各环节高效衔接，避免延误，减少住院天数，避免医疗资源的浪费。

建设"大急诊",还要求以急诊科为核心,加强急诊科与各个学科的业务交流,多学科积极合作,搭建各种急危重症救治平台,相互借鉴、融合、共同提高,提高急诊医务人员的诊疗技术,促进各种急危重症的快速救治,全面提升医疗服务质量。

(二)推进急救战线前移,勇担社会责任

推进急救战线前移,是指急诊科不仅要承担院内的急诊急救任务,还应该主动承担社会责任,走出医院,走进群众,加强社区群众的宣传教育,促进院前—院内高效衔接,扩大急诊学科的工作范畴,提升急诊学科的社会影响。

推进急救战线前移,加强社区群众的科普教育。一方面,要对群众进行急危重疾病相关知识的宣教。例如,急性胸痛疾病谱较广,高危胸痛病情危急,一旦发病,如不能接受及时、有效、科学的救治,患者即有丧失生命的危险。因此,应该加强对胸痛的宣教,提高群众对疾病的认识,促使患者发病后早就医,减少院前延迟。另一方面,要对群众进行急救技能培训。近年来,公共卫生事件、自然灾害、交通事故频发,突发情况增多,对群众进行急救培训,提升公众的应急救护水平,在事故发生时促使其进行自救、互救。

推进急救战线前移,加强院前—院内高效衔接。一方面,促进院前—院内信息传输系统的建设,远程传输患者信息,促进院前—院内的紧密衔接。另一方面,加强对院前急救人员的技能培训,提升院前急救水平,为进一步救治做好准备。此外,加强院前—院内高效衔接,还应该建立区域协同救治网络,实现急危重症患者的信息在院前—院内、不同级别医疗机构之间的高效畅通。

(三)凝练方向,建设特色亚专科

随着医学学科的发展,各专业分科更加细化,甚至某些学科的单病种趋于形成专科。促进急诊医学学科发展,应跟随医学的发展规律,实行专业细化战略,凝练特色方向,进行亚专科建设。

亚专科建设应满足当地"地情"需要。综合考虑当地的地理自然条件、社会需求及医院发展需要,凝练方向,合理布局,有目的、有计划地开展特色亚专科建设。例如,在心血管病高发地区,各急救中心可适度发展急性心血管病的亚专科建设;农村地区急性中毒尤其是常见农药中毒,基层医院急诊科在综合医院发展需要的基础上，可进行急性中毒救治的亚专科建设。在进行亚专科建设时，需要突出精品、特色建设思路。

亚专科建设应重点发展该亚专科的诊疗技术，促进专业技术纵向精深发展，提升专业化诊疗水平，同时兼顾与其他亚专科的交叉与融合，促进横向发展。在治疗疾病时，充分发挥急诊医学交叉融合的学科特色和优势，建设精品亚专科，有助于推进新型诊疗设备、技术的开发，高水平创新型医学人才的培养，从而提升急诊医学的学术品牌。

（四）加强人才团队建设，夯实学科基础

人才是学科发展的根本，加强人才团队建设，是加强学科建设的基础。随着急诊医学的发展、社会医疗需求的增加，急诊医学的人才队伍需要新的突破。

国家已开始重视急诊医学后备力量的培养。教育部已经将急诊医学设置为临床医学专业之一，很多地区设立了急诊医学硕士、博士研究培养点。特别是近年，我国全面启动住院医师规范化培训，急诊医学应以国家政策为导向，抓住机遇，规范急诊医学课程设置，进一步完善急诊医学人才培养体制，建立并完善急诊急救专业临床实践模式和全省乃至全国统一的评价体系，迅速提升急诊医学的人才储备。

另外，急诊医学人才团队的建设还应注重加强国际交流与合作，积极引进海内外高水平专业人才，将现有优秀人才"送出去"深造，通过"引进来，走出去"的方式，提升急诊医学的人才实力，为学科发展夯实基础。

（五）开展科学研究，促进学科的可持续发展

急诊医学的科学研究可以从亚专科特色方向中选题，突出优势，形成特色，促进学科的可持续发展。基础研究是发展急诊医学的根本动力与源泉，为临床医疗的发展提供方向。但是，就目前发展情况来看，基础科研成果如何指导临床工作，成为当前医学研究的困难与障碍。转化医学/医工交叉强调基础科研成果与临床实际的双向互动，促进高精尖的基础科研成果转化为临床医疗技术，最终服务于民。

近年来，临床科研蓬勃发展，各种国际指南层出不穷，为疾病的科学诊

治提供了规范。然而,这些国际指南是否适合中国人群仍有待验证。我国急诊急救相关疾病的科学研究方兴未艾,流行病学数据仍不多见。因此,进行临床科研,与世界接轨,着手组织开展大规模、多中心、高质量的临床诊疗规范研究,抓取中国患者的疾病数据,显得尤为重要。以急诊科疾病谱、症状为切入点进行临床科研,协同全国各医院加强合作,进行前瞻性大数据临床科研,为制定国家卫生政策提供依据。

六、本学科发展趋势及展望

2021 年,是中国共产党的百年华诞,是"十四五"开局之年,亦将迎来山东省医学会成立 90 周年纪念。在这样一个重要的历史时期,立足当下,展望未来,全省急诊医学同仁要增强"四个意识",坚定"四个自信",做到"两个维护",加强党建引领,提高工作成效,既要做好临床工作,又要迎难而上,搞好学科建设,提升技术,加强科研,坚定信心,迎接挑战,相信我们一定能够抓住机遇,发展好全省乃至全国的急诊急救事业,急诊医学的未来将会大有可为。

(一)更加完善的体系建设

我国地域辽阔,各地的急诊急救体系建设各不相同、各有特色,如何建立起完善的大急诊急救体系,服务于大众日常健康维护,并满足国家重大公共卫生事件应急需要,是摆在急诊人面前的重要课题。我国急诊急救资源有限,应该统筹资源,依靠现有的院前 120、急诊科、急诊病房和急诊重症监护室(EICU),以及各科室的通力合作,坚持以急诊科为核心的一体化的急救生命绿色通道。建立大急诊急救体系,要突出急救战线前移,与多学科合作,打造完整的急诊急救体系,完成各种急危重症患者救治,各种突发公共卫生事件的应急处置,同时强力助推我国分级诊疗工作。在大数据时代,我们将致力于促进全国同道团结协作,通过开展"双千工程"(一千家城市医院和一千家县级医院组成中国急诊急救大联盟),组建中国急诊急救研究院,开展相关研究,特别是临床研究,从而打造适合中国国情的大急诊急救体系。

(二)流程优化、早期救治,充分贯彻"关口前移"

关于"流程优化、早期救治"的相关研究也一直是我们急诊人致力的重要方向。近年来，我们通过开展"中国急性胸痛急诊评估与管理项目""中国人群心脏骤停发病率、病死率及危险因素调查"等项目，通过调查全国急性胸痛、心肺脑复苏的当前临床实践，推动我国急诊流程得到进一步优化、关口前移。此外，大力推动基于 5G＋的信息化建设，院前与院内信息无缝链接，也将有助于保障各种急危重症患者尽早得到有效救治。

（三）积极开展科学研究，获取更多循证医学证据

全省急诊急救学科需要抓住机遇，实现弯道超车、跨越式、高质量发展，需要坚持开展临床科学研究，发现临床工作中的不足，通过抓取数据、分析问题，找到解决问题的方法，最终改善临床急诊急救质量。例如，针对急性胸痛的急诊急救，我们提出了"二纵二横"战略。"二纵"战略即坚持急性心肌梗死患者救治过程中院前、院内、出院后随访一体化管理的策略；坚持人群预防、患病群体救治及康复管理"多管齐下"的策略。"二横"战略即坚定不移地推进从经验医学向循证医学、进而向精准医学递进的发展思路；坚决促进基础、转化、临床研究百花齐放的学术繁荣。这种全程管理患者，以及早期介入、防治并重的理念和做法，是非常必要的，这将为抓取大数据，开展科学研究，为行业标准的制定和政府的决策提供充分的、可靠的科学依据。

（四）主要亚专科方向的长足发展

1.急性心脑血管急危重症

目前，我国仍处于急性心脑血管疾病的高发期，心肌梗死、脑梗死等疾病呈现发病率高、致死致残率高、医疗负担重的特点，也一直是我国重点支持的研究方向。我们急诊人也应以国家和人民群众重大需求为导向，抓住机遇，贡献自己的一份力量。

2.心肺复苏

在心肺复苏（CPR）这个急诊医学研究的传统领域，经过中国几代急诊人的不懈努力，诊疗和研究水平已经有了长足发展。值得关注的是，目前中国的院外 CPR 成功率不到 1‰，远低于欧美发达国家，造成这一现状的重要原因在于，国内"旁观者"CPR 的实施比例极低且质量不高。关于如何有效改善上述现状措施的高质量研究仍较少。我们急诊人应在保持传统的 CPR

基础研究优势的同时,应做出更多的努力,产出优秀的临床研究成果,致力于改善当前严峻现状,造福民生。

3.脏器功能支持和保护

脏器功能支持和保护也是急诊医学重要的传统研究领域,急诊人开展了各种基础和临床研究,在复苏后重要脏器保护、亚低温治疗、冠脉血运重建、脏器损伤后早期监测、评估、支持与保护、脓毒症处置等各个领域取得了重要进展。在临床工作中,多种脏器支持设备的应用,如呼吸机支持、血液净化设备、左心室辅助装置等,也驾轻就熟,并不断优化。未来我们需要在这一领域的临床和基础科研中取得进一步突破,应大力倡导整合医学理念,还器官为患者,还症状为疾病,从检验到临床,从药师到医师,身心并重、医护并重、中西医并重、防治并重。

4.急性/严重创伤

随着我国社会经济和生活的高速发展,各种突发事件、交通道路意外伤害等不断增多,给急诊急救创伤救治带来了发展需求。急诊医学科的组成部分中,内科部分发展较早,非常成熟,而外科部分发展相对较晚,且各地发展不平衡;建立以急诊科为核心的大急诊急救创伤救治体系刻不容缓,已经成为急诊科又一个重要的亚专科发展方向;改善创伤救治体系,优化诊治流程,提高抢救技术,这都需要急诊人的积极参与。

5.急性中毒

急性中毒是急诊急救的重要内容。我国是农业大国,杀虫剂、除草剂使用广泛,带来的负面影响是各种中毒事件高发,严重影响国人健康。如何降低急性中毒发生率和如何科学救治中毒患者已经成为急诊医学研究的重要课题之一。资料显示,以农药鼠药为代表的急性中毒已进入我国主要死因的前列。当前,临床救治手段有清除体内毒物、使用特效解毒剂和重要脏器的保护支持治疗。近年来,中毒研究正向微观和宏观两个方向深入:一方面毒理学研究从描述毒理学发展为机制毒理学;另一方面在临床工作中不断回顾总结,制定一系列中毒治疗专家共识,完善规范临床治疗策略,提高急性中毒救治的成功率。

6.院前急救和灾难救治

我国人口基数大，各种突发公共卫生事件较多，院前急救和转运任务艰巨。目前，我国已经初步建立了各种急危重症处置和紧急医学救援的组织框架体系和人才队伍，各种卫生应急工作应该充分利用现有的急诊急救大平台。我省大部分大中型城市已经建立起院前急救和灾难救治的组织框架和人才队伍，医院的急诊科和急诊重症监护室已经有相当的规模和人才储备。而一些县市级医院的院前急救中心基本上都隶属于急诊科，急诊科的医护人员承担着院前的急诊急救任务，急诊科和院前急救是一体化建设和管理。平时急诊急救工作与突发事件紧急医学救援相结合，平时完成日常急诊急救任务，提高本领锻炼队伍，培养人才，紧急时就能"拉得出去"，就能"打得响"。

此外，未来全省急诊医学学科将积极推动复苏中心、卒中中心、危重孕产妇救治中心、危重儿童和新生儿救治中心等亚专业的发展，面向我国应对突发公共卫生应急事件和急危重症"防诊治康"全程管理的重大战略需求，打造急诊医学"齐鲁模式"，助力"健康中国"。

七、其他内容

（一）发起成立山东省急诊医学科联盟

为响应省医学会"学术提升工程"和"助力基层工程"的重要战略部署，更好地推动我省急诊医学学科整体稳步向前发展，帮扶我省广大基层医院及医疗卫生机构，顺应当前全国急诊急救大平台逐步推进、区域协同救治及多学科协作深入发展的形势，促进急救人才和资源的有机整合、优势互补，在我省第十四次急诊医学学术会议召开之际，分会发起成立"山东省急诊医学学科联盟"，得到了我省急诊同道的热烈响应，来自我省16地市的132家单位递交了加入联盟意向书。联盟将全面对标北京、上海、广州等医疗服务先进地区，分析省内本专业发展现状，找准本专业在全国的位置，结合我省实际，找出在诊疗新技术、人才培养、科研等方面制约学科进一步发展的主要因素，采取切实措施，予以改善和改进；同时面向基层医疗机构，选取部分诊疗能力不足的专业或病种，开展技术推广活动，助力基层医疗机构提升急危重症诊疗能力和水平。

（二）"五个三"方案

徐峰主委提出分会管理"五个三"方案，即"促学术、强基层、重科普、广调研、抓学组"，被兄弟分会广泛学习。

第一，"促学术"：针对"学术提升工程"，每年开展三次以上省级学术会议、临床研究培训班或病例讨论会等，促进我省急诊医学综合能力和技术水平的提高。

第二，"强基层"：针对"助力基层工程"，开展三次以上、线上线下多种形式的、围绕急诊介入治疗、床旁超声、床旁支气管镜、急诊血液净化等基层医院有迫切需求的关键技术进行培训。

第三，"重科普"：举办或承办三次以上由科协或医学会组织的"心肺复苏"等方面科普活动，或分会及学组委员开展多种类型的科普活动，将急诊急救常识通过不断的科普宣传，使其惠之于民。

第四，"广调研"：开展至少三次调研，摸清我省各级医疗机构急诊急救服务能力、基层单位急诊急救关键技术的培训需求和形式，以便开展更具针对性的培训，也为卫生主管部门的重要决策提供数据支撑。

第五，"抓学组"：要求各学组每年至少进行三次学术活动，借鉴以上四类形式，可以与分会联合共同承办，也可以在医学会和分会的指导下以学组的名义开展活动，年初制订活动计划、年底总结经验教训，写出书面材料上交分会保管存档。

（三）分会在援鄂抗疫、属地抗疫和疫情常态化防控工作中的成绩

新冠肺炎疫情期间，全国 4.2 万名医务人员驰援湖北，我分会的委员和学组委员中，支援湖北的 6 人，支援定点医院的 4 人，另据不完全统计，全省急诊人援助湖北的急诊医护人员 79 人，定点医院 50 余人。分会副主委、国家卫健委重症巡查组专家、山东省中医药大学附院急诊科主任孔立教授，以及分会委员、山东省第十一批医疗队长、全国抗击新冠肺炎疫情先进个人荣誉称号获得者、济南市中心医院司敏教授就是其中的杰出代表。省医学会增补在抗疫斗争中表现出色的山东省胸科医院周明香主任为分会副主委，青岛医学院附属医院翁韵琦主任等 14 位委员，以及 72 位学组成员。

医学检验学学科发展报告

一、本学科发展历史

检验医学是医学学科的重要组成部分,是一门涉及多专业、多学科融合的边缘性学科,也是跨越基础医学与临床医学的桥梁学科,更是临床医学从事诊断、治疗、预后判断等方面的重要手段和有效工具。随着新中国成立后我国社会主义建设的推进,特别是改革开放后我国经济建设的发展,科学技术的进步,对外交流的增加,我省检验学科从专业人员配备、亚专业设置、实验室规模及质量管理体系、技术方法创新、自动化及信息化等方面得到全面快速的发展。

山东省医学会检验分会成立于20世纪80年代末,目前已有40余年的历史。经过40年的快速发展,今天的检验学科已由最初的几张破旧桌子、几间简陋房子、几个经过卫校或各类培训班培训学习的技术人员、一些瓶瓶罐罐、只能开展三大常规等20几个检验项目的"化验室",发展到动辄数千平米实验室、全自动化检验设备、数十过百名受过高等教育(拥有学士、硕士、博士学位)的检验技术人员,可开展数千项检验项目的现代化"检验科""检验医学中心""检验医学部"。

山东省医学会检验分会40余年历经九届委员会,山东大学齐鲁医院陈志杰教授(第一届、第二届、第三届、第四届)、山东大学齐鲁医院邹雄教授(第五届、第六届)、山东大学第二医院王传新教授(第七届、第八届)、山东省立医院卢志明教授（第九届）等人先后担任检验分会主任委员，在各位主任的领导下，检验分会积极组织学术活动、开展对外交流、培养检验人才、建立实验室质量体系，为推动我省检验的快速发展发挥了巨大作用。

二、本学科发展现状

（一）医学检验技术人才培养

随着现代临床医学的快速发展、科学技术的不断进步，医学检验技术专业迅速发展及壮大，从以前临床诊断的辅助手段，发展为一门多学科交叉、相互渗透的新兴学科，是现代实验室科学技术与临床在高层次上的结合，渗透在临床医学、基础医学的方方面面。本专业旨在培养具有基础医学、临床医学、医学检验等方面的基本理论知识，且经过医学检验操作技能系统训练，具有临床医学检验及卫生检验的基本能力，毕业后可在各级医院、血站及防疫等部门从事医学检验及医学类实验室工作的医学高级专门人才。我省招收医学检验技术专业的院校主要有山东大学、青岛大学、山东第一医科大学、滨州医学院、济宁医学院、潍坊医学院、山东医学高等专科学校等，建立了从专科到本科再到硕博研究生一系列完备的医学检验技术人才培养体系，可覆盖不同单位对于人才层次的需求。近年来，我省医学检验技术人才培养紧紧围绕培养适应社会需要的应用型医学检验专门人才的培养目标和定位，坚持内涵建设，突出特色发展，突出临床检验技术、病理技术、输血技术三个专业方向的应用型人才培养新模式，已经建设形成了以"具备精准检验技能和可持续发展潜能"为培养特色的省内知名专业和国家级一流本科专业，累计为全国各级医疗单位培养输送了万余名专业技术人才。

（二）医学检验技术人员工作现状

检验技术人员在医疗机构中的职称为技师系列，主要以实验室临床检验工作为主。随着技术人员学历层次与知识水平的提高，医疗机构检验人员从业者由过去的以专科学历为主的技术人员，逐渐发展为以本科学历为主的高层次技术人员，硕博等高学历人才的比例也逐步增加。自2019年12月新冠肺炎疫情暴发以来，山东检验人秉承生命重于泰山，疫情就是命令、防控就是责任的担当精神,以非凡勇气和奉献精神与病毒正面交锋。他们勇挑重任、坚守一线、不畏风险、冲锋在前,坚守在新冠核酸检测、发热门诊、临床检验的一线,为保障人民群众的生命安全构筑了一道坚不可摧的"钢铁长城"。2020 年,山东省卫健委派出了两只医学检验队分别支援北京、新疆的新冠病毒核酸检测队伍,圆满完成任务并顺利返回,展示出山东检验人过硬的政治素养和突出的业务能力。随着临床疑难病症的需求,检验医学教育规模的不断扩大,实验技术的更新,使得检验医学在指导临床医疗的同时,也肩负着更大的责任与担当,医学检验工作人员的地位和作用也在不断提升。

（三）医学检验专业的学术组织现状

近年来,医学检验技术不断向自动化、微量化、信息网络化和临床实验方法的规范化和标准化方向发展,要求检验技术人员需要不断继续学习。为提高我省检验人才队伍质量,紧跟医学检验新技术发展,我省于 1988 年成立了山东省医学检验学分会,是全国省市较早成立的医学检验学分会之一。在历任主委陈志杰、邹雄、王传新和现任主委卢志明的带领下,每年开展全省检验学术会议,邀请来自全国各地医学检验专业技术人员,针对医学检验各领域最新的研究成果和发展趋势进行广泛充分的交流探讨,分享临床检验新技术和经验,对全省检验技术人才进行继续教育,极大地促进了全省检验技术专业的发展。

2020 年,山东省医学会检验学分会按照山东省医学会第十四届三次理事会议的工作部署,深化落实"学术提升"和"助力基层"两项工程,完成了青年委员会换届工作,成立了学术发展学组、基层学组、临床免疫学检验学组、临床生化检验学组、临床微生物检验学组、临床实验室管理学组、临床基础检验和血液学检验学组、临床分子诊断检验学组八个学组。2021 年,在各个学组全体委员的努力下,组织检验学科的各类不同形式学术活动,活跃了山东检验学科的学术氛围,利用会议就学科建设、人才梯队建设、新技术推广等加强培训与提升。

我省检验人员也在全国学会工作中发挥了重要的作用。山东大学第二医院院长王传新于 2018 年 5 月当选为中华医学会检验医学分会第十届委员会候任主任委员。此外,还有多位从事医学检验技术专家担任常委、学组组长、青委等职务。

三、本学科发展差距

随着国民经济的发展,在山东省医学会的领导和指引下,大型综合医院检验科的实验室条件及硬件设备不断改善,我省检验学科现已基本达到或接近国内外大型综合医院的医学检验部门水平。但在一些方面仍然与全国先进地区存在差距。一方面,发展中的检验医学,将大量采用自动化和人工智能软件,迈入智能化检验时代,这对检验人员提出了新的要求。检验从业人员需要紧跟时代脚步,重视和学习相关技术、知识在临床检验中的应用,把握发展方向。另一方面,科研水平需要进一步提升,承担科研课题、开展科学研究是不断开发和应用前沿检验技术的基础,是培养人才、促进教学的有效途径,是促进检验学科发展的动力。不断开发和应用检验前沿技术,对提高临床诊疗水平、提高检验学科地位具有重要意义。

四、本学科发展目标和举措

山东省历来是医学检验学科的大省。前辈打下了坚实的基础,储备了山东省医学检验技术教育的丰厚资源,医学检验学科将在未来 3~5 年内,继续加强学科和学组建设,发挥学组优势;充分利用现有大型三甲医院和医学院校的工作和科研平台,继续加大人才引进和培养;在临床检验学建设方面,培养出一批全国知名并具有一定国际影响力的优秀检验技师、检验医师;通过多方交流与合作,促进省内相关平台硬件建设,以及促进平台高水平科研团队的形成,在现有研究方向的基础上,形成稳定的研究方向,取得代表山东检验的高水平科研成果。

(一)临床检验诊断学建设

加强与国内、国际临床检验诊断学各个亚专科交流与合作,促进省内的检验医学发展与国际接轨;同时加强院内院际间的 MDT 交流,检验结果与临床结合,促进临床检验医学的发展;对于特别优秀的检验技师,搭建平台,鼓励其在国内和国际积极发声,促进检验技师的快速成长;应基于大样本以及大数据进一步发掘检验医学只中各亚专科发展的潜力,建议有专项资金建立标本和数据库,设置专门管理人员,按时收集标本、储存数据,定时维护;力争在 3～5 年内建立比较完善的各类病例标本库,为各个亚专科的发展打下基础。

(二)人才引进和培养

一方面对乡镇卫生院、社区卫生服务中心和部分二级医疗机构的基层医生进行分层培训,内容涵盖检验科常见检查操作及常用设备使用方法,提高基层全科医生的检验水平和检验设备操作能力,为患者提供基本的检验服务。另一方面,充分贯彻"走出去,请进来"的方针,鼓励青年骨干医生赴名校进修检验亚专科,促进学科学术与时俱进的,为优秀年轻医师成长之路架设桥梁。此外,还要吸引优秀人才加入大型三级医院和医学院校的医疗和科研平台,设置更多不同层次的科研基金,使处于不同科研水平和不同阶段的科研人员均具有科研动力和科研平台,进一步提高医务人员科研的基础水平。

(三)科研水平的提升

医学的发展离不开其他学科的发展与支持,医院的科技创新也可得益于其他学科科技创新的支持。所以,要构筑科研创新平台和高层次学术交流平台,探索新技术和新方法,为临床检验医学提供技术保障,加快创新技术的研发与成果的转化和推广应用;组织开展山东省多学科交流,讨论各学科的特点并发掘优势,实现优势互补,共同创立的创新项目;设立专项基金,对于不同学科之间的合作加大资助力度,尽快促进多学科合作项目的创立,以期更加快速有效地解决实际问题,实现不同学科双赢或多方获益的局面,促进山东省检验学科科研水平的整体发展。

(四)进一步加强国内外学术教学合作

注重对外的合作和学术交流,在原有基础上,进一步加强与国内外各知名大学的长期合作关系,选派青年骨干赴名校进修,通过合作交流,显著提高检验学科的软实力;注重合作交流和扩大山东医院品牌的影响力,营造共同进步,共同繁荣的学术氛围。每年举办国家级、省级继续教育学习班及学术会议,聘请国内外专家前来讲课、交流,使本省检验从业人员诊断水平获得共同提高。

(五)加强学组建设,发挥学组优势

高新检测技术、计算机科学以及互联网的飞速发展,给检验医学带来了发展契机,但同样也是巨大挑战。医学检验工作者应重视和学习相关技术、知识在临床检验中的应用,把握发展方向。目前是分子时代、信息化的时代,随着分子诊断方法的不断优化与发展,检验诊断将更加精准。随着5G网络时代的到来,AI可辅助提高诊断准确性,减少人为错误,并提高工作效率和可重复性。在"精准医学"和"个体化医疗"的大背景下,临床在肿瘤的早期诊断与精准治疗,感染性疾病病原体的快速诊断与治疗药物选择,遗传性疾病(包括罕见疾病)的诊断与优生优育,疾病风险预测与预防等诸多领域提出了对相关检测的迫切需求。医学检验应切实迎合临床需求,建立基于分子诊断、质谱分析、流式分析等高新技术的检测方法,以辅助临床精准预防、精准诊断与精准治疗;继续发挥学组的优势,提供深入交流的平台,进一步加强实验室的管理、实验流程规范化建设,促进省内临床检验医学的发展。

核医学学科发展报告

一、本学科发展历史

　　山东省是国内核医学学科起步较早、发展较快的省份之一。我省首个核医学学科是山东医学院核医学教研室,由我国著名核医学家周申教授于1958年筹建。周申教授同时作为业务负责人参加了建在山东医学院的山东省放射性同位素实验室(即现在山东省医学科学院放射医学研究所前身)的创建。1966年,"文化大革命"时期,教研室被撤销。1972年,核医学教研室恢复,周申教授与全室同志共同努力,结合教学,开展了面对患者脏器扫描的同位素诊断和放射免疫的临床工作。1977年,高考恢复,卫生部组织编写医学专业30多门必修课的全国规划教材,周申教授担任了《核医学》的主编,并连任4期主编,这在全国范围内都很少见。另外,周申教授还被卫生部选定为全国高等医学院校临床医学专业第四届教材评审委员会的委员。

　　20世纪60年代起,青岛、潍坊等地建立核医学科。随后,核医学在我省遍地开花,其中潍坊市、淄博市已经全面建成了"一县一科"。山东核医学人艰苦奋斗、励精图治、勇于攀登,推动我省实验核医学和临床核医学走在全国前列。成立于1985年的山东大学实验核医学研究所,是山东省唯一的实验核医学硕士学位授予点(1991年批准),并且是目前国内为数不多的专业研究所。1998年,国内第一台PET落户山东淄博万杰医院。2002年,国内第一台PET/CT落户山东省立医院。

二、本学科发展现状

根据《2020 年全国核医学现状普查结果简报》(数据截至 2019 年 12 月 31 日)报道,我省从事核医学专业相关工作的科(室)有 86 个,位居全国第二。各科(室)开展业务情况如下:门诊 39 个(占 45.3%),单光子显像 61 个(占 70.9%),正电子显像 32 个(占 37.2%),符合线路显像 6 个(占 7.0%),脏器功能测定 38 个(占 44.2%),体外分析 19 个(占 22.1%),核素治疗 50 个(占 58.1%),病房 32 个(占 37.2%),科研实验室 1 个(占 1.2%),其他 4 个(占 4.7%)。

全省正电子显像设备共有 30 台,数量居全国第五,其中 PET 2 台、PET/CT 27 台、PET/MR 1 台,2019 年正电子显像检查总数 39 960 例(居全国第六);单光子显像设备 68 台,其中单光子发射计算机断层成像术(SPECT)26 台,SPECT/CT 37 台,符合线路显像设备 5 台,2019 年单光子显像检查总数 166 054 例(居全国第四);甲功仪 36 台,骨密度仪 5 台,其他 1 台。

开展 [131]I 治疗的单位 49 所(占全省科室 96.08%),骨肿瘤治疗的单位 30 所(占 58.82%),云克治疗的单位 11 所(占 21.57%),敷贴器治疗的单位 16 所(占 31.37%),2019 年总核素治疗数为 34 611 例次,居全国第四。

由以上数据可以看出,我省核医学科室数量、设备数量、检查人次、治疗人次均居全国前列。

三、全国先进地区本学科发展情况

放射性药物是核医学的"灵魂",而放射性药物的使用需要有相应的资质,《放射性药品使用许可证》最高类别为 Ⅳ 类证,其药品使用许可范围包括"可研制和使用放射性新制剂以适应核医学诊治新方法、新技术的应用"。

由于我国放射性药物上市种类较少,临床常规开展的核医学检查、治疗项目有限,制约了核医学学科的发展,获批 Ⅳ 类证是目前解决核医学发展"卡脖子问题"的有效途径。

核医学学科发展较好的北京、上海、广州等地区具有多家医院获批 Ⅳ 类证,可常规使用多种新型放射性药物,如诊断老年痴呆的匹兹堡化合物 B(PIB)显像、前列腺癌的前列腺特异性膜抗原(PSMA)显像,治疗神经内分泌肿瘤的 ^{177}Lu-Dotatate、前列腺癌的 ^{177}Lu-PSMA 等。这些新型放射性药物的使用,大大提高了核医学学科的地位和影响力,有力地促进了学科发展。

四、本学科发展差距

我省核医学科室数量、设备数量、检查人次、治疗人次均居全国前列。但与先进地区相比,我省本学科综合实力不强,表现在以下几点:

第一,全省各核医学科室均未获得Ⅳ类《放射性药品使用许可证》,可使用放射性药物种类少,临床工作难于创新,学科发展缓慢。以正电子药物为例,全国有 119 家单位可以制备 ^{18}F 标记药物,44 家单位可以制备 ^{11}C 标记药物,25 家单位可以制备 ^{13}N-NH$_3$·H$_2$O,17 家单位可以制备 ^{68}Ga 标记药物;有 461 家使用 ^{18}F 标记药物,44 家使用 ^{11}C 标记药物,25 家使用 ^{13}N-NH$_3$·H$_2$O,20 家单位使用 ^{68}Ga 标记药物。而我省的情况是:有 12 家单位可以制备 ^{18}F 标记药物,4 家单位可以制备 ^{11}C 标记药物,3 家单位可以制备 ^{13}N-NH$_3$·H$_2$O,无单位可以制备 ^{68}Ga 标记药物;有 35 家使用 ^{18}F 标记药物,5 家使用 ^{11}C 标记药物,3 家使用 ^{13}N-NH$_3$·H$_2$O,无单位使用 ^{68}Ga 标记药物。

第二,小动物成像设备少,限制新型放射性药物的研制。截至 2019 年底,全国共有小动物成像设备 41 台,其中 PET 5 台、PET/CT 22 台、PET/MR1 台、SPECT 1 台、SPECT/CT 2 台、SPECT/PET/CT 1 台、MRI 3 台、光学系统 4 台、小动物磷屏成像系统 1 台。我省仅有小动物磷屏成像系统 1 台(今年山东省肿瘤医院和山东大学基础医学院实验核医学与电镜中心安装小动物 PET/CT 各 1 台)。

第三,课题、论文相对较少,科研影响力不高。2018～2019 年全省共发表论文 65 篇,其中 SCI 论文 22 篇、非 SCI 论文 1 篇、中文源期刊论文 4 篇、中文核心期刊论文 26 篇、中文其他期刊论文 12 篇。全省共计获得 11 个课题资助,其中其他项目 4 个、国家自然科学基金青年项目 1 个、省部级项目 5

个、科技部项目 1 个。

五、本学科发展目标

（一）充分发挥核医学在疾病精准诊疗中的作用

习近平同志在"十九大"报告中指出,实施健康中国战略,要完善国民健康政策,为人民群众提供全方位全周期健康服务。2019 年 6 月,国务院印发的《国务院关于实施健康中国行动的意见》明确提出,我国将针对心脑血管疾病、癌症、慢性呼吸系统疾病、糖尿病这四类重大慢性病开展防治行动。而核医学在肿瘤及心血管疾病诊疗中具有重要价值。研究表明,PET/CT显像可改变 30%～50% 的癌症患者治疗决策,也就是说,如果没有经过PET/CT 显像的精准诊断,30%～50% 的癌症患者可能得不到精确治疗,有可能会导致误诊误治;稳定性冠心病患者如果放支架前直接进行冠状动脉造影而不进行心肌缺血评估,患者植入的支架数量将增加 4 倍,心梗发生率将增加 4 倍,死亡概率将增加近 2 倍。也就是说,如果此类患者不进行核医学显像,部分患者植入支架不但没有受益,反而可能深受其害。因此,分会要加强科普宣传,深化学科交流,充分发挥核医学在疾病精准诊疗中的价值。

（二）加强青年医师和基层医师的培养

我省从事核医学专业相关工作的基层医院较多,从业人员中高级职称、高学历人次占比较低,因此学会要充分发挥学会的力量,开展高质量的继续医学教育项目,加快青年医师的成长;通过现场指导、视频会议等多种形式加强基层医师的帮扶,尽最大努力推动我省核医学学科整体实力的提升。

（三）加强同国内外先进科研院所和医疗机构的交流合作

坚持"走出去,引进来",最大限度地合理利用学会资源,邀请国外同领域知名学者来我省进行讲学,积极开展项目合作和学术交流,营造出浓厚的学术氛围,进一步扩大学会在国内外的影响力和知名度。

六、本学科发展趋势及展望

2021 年 6 月 24 日,国家原子能机构联合科技部、公安部、生态环境部、交通运输部、国家卫生健康委、国家医疗保障局、国家药品监督管理局等七部门正式发布《医用同位素中长期发展规划(2021－2035年)》(下文简称《规划》)。这是我国首个针对核技术在医疗卫生应用领域发布的纲领性文件，对提升医用同位素相关产业能力水平、保障健康中国战略实施具有重要意义。

《规划》指出，我国将逐步建立稳定自主的医用同位素供应保障体系，满足人民日益增长的健康需求，为建成与社会主义现代化国家相适应的健康国家提供坚强保障。到2025年，一批医用同位素发展的关键核心技术取得突破，适时启动建设1～2座医用同位素专用生产堆，实现常用医用同位素的稳定自主供应；到2035年，在充分保障我国人民健康需求的基础上，积极推动医用同位素"走出去"，为构建人类卫星健康共同体做出贡献。

《规划》指出，中国将逐步建立稳定自主的医用同位素供应保障体系，积极推动符合条件的放射性药物按程序纳入基本医保支付范围。

该规划充分肯定了核医学对重大疾病早期诊断，微小病灶的精准清除以及合理诊疗方面具有独特的作用，并且对降低相关诊疗成本具有重要意义。国家把核医学纳入发展战略，核医学必将驶入发展的快车道，核医学工作者要抓住机会，做好迎接这难得机遇和挑战的准备。

激光医学学科发展报告

一、本学科发展历程

激光技术第一个应用的领域就是医学，并得到了飞速发展，激光医学的发展大致经历了四个阶段：20 世纪 60 年代为基础研究阶段，激光医学的基本理论研究大部分在此阶段完成；20 世纪 80 年代为学科形成阶段；20 世纪 90 年代为发展成熟阶段；20 世纪 90 年代末期，激光美容技术在我国一些大城市逐步开展起来。

在山东省医学会前瞻性的引导和正确领导下，1996 年 12 月成立了第一届山东省医学会激光医学专业委员会，并在济南召开了全省第一次激光医学学术会议。激光加冷冻对梗阻性直肠癌治疗的研究发明人吴思恩教授出任了第一届主任委员，其后历经第二届主任委员神经外科德才兼备的朱树干教授，第三届、第四届主任委员眼科领域领军人物党光福教授，第五届主任委员皮肤科激光医学代表人物辛琳琳教授多位主委及学会各位委员的共同努力，并在山东省医学会的关怀及指引下，激光医学分会不断发展壮大，至今经历了 25 年的风风雨雨。分会于 2019 年成立了青年学组、学术发展学组，从最初的 20 人发展到目前分会委员及各学组委员 100 余人，均为全省各地医疗单位中激光医学领域中的主力军。

二、本学科发展现状

（一）学术地位

我省在激光医学在临床的应用主要包括诊断和治疗两部分。激光诊断技术利用激光的高单色性、光强度高、准直性、偏振性等光学基本属性，以及光与物质的各种相互作用（散射、吸收等）来测量生物组织的微观结构、生理作用、生化分子浓度分布等关键指标，获取生物组织的结构和功能信息，剖析疾病的发生发展过程。凭借无损成像、高分辨率和丰富的对比机制等优势，激光诊断技术成为现代医学精准诊疗的重要组成部分。

随着激光技术地不断进步和临床精准诊疗需求的持续牵引，激光成像方面的新技术、新机理、新概念不断涌现，衍生出了非接触无标记成像、实时在体成像等诊断新技术，逐步走向临床应用。典型的有皮肤镜、光学相干断层成像（OCT）、光声成像、激光散斑成像、多光子显微成像、共聚焦成像、拉曼成像等。激光诊断技术以无创、实时在体获得诊断，广泛应用于眼科、皮肤科和口腔科等科室。虽然我国激光医学的诊断还处于研究阶段，不少诊断方法尚不成熟，但目前我省激光医学在诊断领域已处于先进地位。眼科疾病 OCT 诊断技术已成熟应用于临床，激光治疗技术在屈光不正、青光眼等疾病中的科研、临床应用已成熟开展。激光诊断在皮肤科领域的应用中，我省率先开展皮肤镜影像技术、皮肤共聚焦激光扫描显微镜技术在临床中的应用研究，在技术上达到国内先进水平，在行业中具有较高的认知度。分会主任委员辛琳琳教授多年来致力于整个山东地区的皮肤镜技术发展、皮肤影像体系建设，近年来发表多篇相关邻域论文，取得数项相关课题；以项目负责人多次举办皮肤影像技术学习班、继续医学教育项目等省内大型会议，深受广大业内同行、学员好评；带领的团队作为国家远程医疗皮肤影像示范建设单位、中国人群皮肤影像资源库协作网成员单位、人工智能联盟重要组成部分，同时也是全国为数不多的皮肤镜、皮肤超声临床培训示范基地，具备世界先进的皮肤镜设备，参与多项皮肤影像全国范围的多中心研究项目，参与执笔多篇皮肤镜影像技术相关中国专家共识，在皮肤镜影像技术方面已完成大量的科研与临床工作，并积累了丰富的临床应用经验，在全国范围内具有一定影响力。

目前,我省已拥有 200 余家激光相关企业打造激光产业千亿产值聚集地,在医疗领域,近年来激光医疗的基础研究和技术创新迅速增长。在我国 2019 年 82 项自然科学基金资助国家重大科研仪器研制项目中,有 16 项与激光医学相关,金额为 11 857.87 万元,占总体资助金额比例约为 20.44%。光动力疗法(PDT)、弱光治疗等部分激光医疗技术的基础及临床应用水平已处于国际领先水平。

(二)人才队伍建设

为响应国家加强青年工作的号召,结合青年医师的特点,更好地肩负起组织、服务、引导青年医师的责任,学会于 2019 年成立了青年学组,囊括了激光医学领域中全省各级医疗单位优秀的青年医师,为青年医师提供了良好的交流平台,提高了青年医师的学术水平,促进了我省激光医学发展中青年医师发挥积极主动的作用。依据学会"引领学术,服务基层"的工作部署,加快推进落实"学术提升"和"助力基层"的步伐,分会于 2019 年同时成立了学术发展学组,每年积极举办继教项目、科学大讲堂,注重基层医师的培训、健康宣教。

三、本学科发展差距

(一)总体技术水平不高

目前,省内已经皮肤镜、OCT 等技术已经广泛应用,皮肤镜等诊断技术已处于国内先进水平,参与多项指南标准的制定,但在前沿科研方向领域中,一些先进技术的整体应用较少,如小型化及其与导管、内窥镜的融合,未来在心血管疾病、胃肠道疾病、肿瘤早期诊断等方面的应用仍需进一步加强。

我省目前在激光成像方法技术方面水平仅处于某些领域国内先进,尤其是各个技术及单位激光医学诊断方面仍处于单一模态,单一模态成像手段通常只能获取部分信息,而不同模态光学成像方法获取的光学信息存在着差异。缺乏针对特定疾病,综合不同模态光学成像方法的分析结果,形成多模态、多维度的光学检测和监测平台，这是未来激光诊断技术的重点发展方向。

（二）高端、原创产品不多

我国激光医疗产业以中小型民营企业为主，缺乏真正来自临床的需求牵引，"拿来主义"比较典型，临床难以对激光器提出更高标准的需求，生产指标无法针对医疗需求，导致激光医疗设备大量依赖进口，特别是用于精准诊疗的超快激光器等关键技术和高端设备被国外垄断。

另外，与国外相比，激光医疗器械注册审核要求过严，周期过长，影响了新产品研发，2016～2018年中国仅有18项国产激光医疗器械得到上市许可，而同期美国则有100项。国产激光医疗设备以CO_2激光器、$Nd:YAG$激光器、半导体激光器为主体，主要应用方向包括皮肤外科、通用外科手术、泌尿科、心血管疾病等，仍缺乏眼科激光设备、检测与诊断类设备。在皮肤和泌尿外科方向，相关国产设备已有所应用，但企业规模较小、产品线单一。目前，我国激光医疗器械产业布局集中在北京、上海、广东、湖北、吉林等地区。

（三）专业人才培养覆盖不足，学科发展滞后

激光应用是典型的交叉学科应用，在当前的教育体系中，我们医疗行业等相关专业的教育中往往欠缺激光技术的内容，激光医学尚无二级学科，从而导致专业人才缺乏，对激光技术基础的巩固及新技术的渗透和发展不利，影响激光技术的应用效果及创新。

四、本学科发展目标及措施

（一）强化顶层统筹谋划，引领我省激光技术与应用产业快速发展

分会已经成立了学术发展学组，成员来自各级医疗单位激光领域的学科带头人，因此可以充分发挥学会中领军人物的技术实力，对接国家发展目标。本学会将制定我省激光医学发展规划，定期评估激光医学发展状况，前瞻提出发展重点和引领目标，及时提出涉及激光医学发展的咨询建议，推动我省激光医学的发展建设。

(二)加强激光基础教育及继续教育

因目前缺乏激光医学二级学科的设置,应加大对激光及光学应用人才培养力度,适应激光应用加速发展的需要,强化激光基础教育及继续教育,夯实激光医学在临床应用中的规范化及发展。学会计划每年举办 2～3 场激光医学继续教育培训班,内容涉及激光医学基础应用、激光技术临床应用规范等;同时,将开展线上继续医学教育平台,为更多的基层医师提供学习交流平台。

(三)建设激光医学科技创新平台

依托山东省医学会的科技平台,以省内激光医学已经达标重点和特色医疗单位为牵头单位,发挥各自优势,组建省级激光医疗临床交流平台,重点攻关激光诊断、激光治疗的核心关键技术。在分会内制定相关奖励制度,如每年度举办技能竞赛、科技成果奖励等形式的激励政策,鼓励激光技术的创新,强化我省激光技术人员基础技术的掌握及提高,激发创新意愿,助力我省激光诊疗技术的临床转化、规范化和推广,调动从业医务工作者的积极性,加强创新思维的开拓、交流,培养激光技术开发及应用人才。

(四)加快推进激光技术操作规范的建立及推广

组织建立我省激光技术专家库,接轨国内、国际激光技术操作诊疗规范、指南,根据我省省情制度激光技术的诊疗、操作规范,并通过线上继续教育、线下培训班、会议交流等多种渠道规范化我省基层等各级激光技术医务人员的激光技术诊疗,以掌握本领域内的最新动态。

(五)公共服务平台建设

借助中华医学会激光医学分会和山东省医学会的平台,本分会已经成立了学科发展学组、青年学组,囊括了山东省激光领域的带头人、青年才俊。为发挥学会中各个成员的力量,分会将致力于建设良好的学术交流平台,营造良好的激光医学发展环境,为此在下一步的学会规划中将进一步推动各专业学组的成立,积极开展相关活动,在各级单位组织学术活动、学组活动、学习班、继续教育活动、新技术应用汇报会等活动中,鼓励各级激光从业人员的参与;并继续积极开展科学大讲堂等类似公共医疗健康活动,鼓励各位学会成员积极进行医疗健康的宣教活动,完善服务于全省行业内激光技术交流、公共服务平台。

（六）技术联盟建设

我省在皮肤影像协作网等某些领域的技术联盟建设已初见成效,根据山东省医学会"学术提升、助力基层"的精神,总结成功经验,以上级医院、技术领先单位为中心,发挥其带头作用,帮扶下级单位、技术落后单位,积极帮扶基层单位培养激光技术优秀人才,开展多中心学术及科研活动,建立技术联盟,带动基层单位激光技术能力。

五、本学科发展趋势及展望

医学激光及其技术的学科发展,对生命科学有重要且积极的意义。在医学领域,将为解决长期困扰人类的疑难顽疾（如心血管疾病和癌症的早期诊治）提供可能性,从而提高人类的生存价值和意义,其中的重大突破将在人类文明进步史上起到重要推动作用,在知识经济崛起的时代还可能产生和带动一批高新技术产业。突破激光技术医疗应用的基础性瓶颈,着力解决极具潜力的激光医疗关键核心技术,助力我省激光诊疗技术的临床转化、示范和推广,将是本学科未来的目标。

六、本学科发展总结

虽然激光医学分会在相关邻域取得了一定成就,但是我省激光医学事业仍存在不足,尚需所有山东的激光医学从业人员共同努力,致力激光医学事业的发展。随着山东省医学会一系列前瞻性政策及规划的出台,在山东省医学会的正确指引下,为我省激光医学事业的发展指明了方向。分会将提出具有我省特色的发展战略部署,在时代的发展中不断完善和进取,积极向更高的目标进取,推动我省激光医学发展更大的进步。

高压氧医学学科发展报告

一、本学科发展历程

高压氧医学是从潜水医学发展而来的一门学科,临床适应证70余种。50多年来,全国共建有氧舱7 500余台(套),从业人员3万余人,普及到全国县级医院,治疗患者数亿人次,临床上取得了药物和其他治疗无法代替的效果。

从1996年12月16日成立至今,山东省医学会高压氧医学分会已走过25个年头。"问渠哪得清如许,为有源头活水来。"山东省高压氧医学事业是在赵玉宝、杨安全、刘焕森、滕燕生、王有存、秦伟等老一辈学者的勤奋耕耘下发展起来的。高压氧医学分会成立以来,在省医学会的正确领导下,在赵玉宝、王培嵩、王有存、高光凯、万金娥等历任主任委员的组织、协调下,致力于规范学科建设,加强学术交流,强化同行之间的沟通联系,大力推广高压氧临床研究成果,积极解决高压氧治疗中存在的问题,为我省高压氧医学事业的快速发展做出了贡献。

二、本学科发展现状

随着高压氧医学应用的普及与发展,我省现有高压氧舱337台座,高压氧从业人员2 000余人。我省各地市医学会(青岛、临沂、菏泽、潍坊、枣庄、淄博、聊城、烟台、济宁)也相继成立了市级高压氧医学分会和市级高压氧医学质控中心，这充分说明了我省高压氧医学事业取得了优异成绩。

山东省高压氧医学分会从 1996 年到 2021 年共召开 13 次学术会议，共发表论文 1 200 余篇，均编撰论文汇编。学会多次承担亚太地区、国家级、华东地区的学术会议：2007 年 10 月，中华医学会第十七次全国高压氧医学学术会议在青岛召开；2013 年 10 月中华医学会第二十二次全国高压氧医学学术会议暨第一届亚太潜水及高气压医学学术会议、第三届海峡两岸高压氧学术会议在青岛召开；2016 年 5 月，山东省第九次高压氧医学学术会议暨华东地区第六次高压氧医学学术会议在济南召开，会议的召开给全国高压氧同仁留下了"好客山东，氧舱大省山东"的深刻印象。

1994 年，我国陆续发生了几起高压氧舱安全事故，当时国务院邹家华副总理指示，高压氧舱要像管压力容器一样管起来。遵照国家劳动部、卫生部《关于对在用医用氧舱进行安全检查的通知》精神，山东省于 1997 年 4 月由劳动厅、卫生厅、高压氧医学分会的专家（刘焕森、王有存、毕竹梅、秦伟）成立了山东省在用医用氧舱安全检查领导委员会。其下设四个检查小组，分赴 17 个地（市）对 113 家医院的 176 台氧舱进行了安全检查，并对检查的每台舱填写了《在用医用氧舱检查报告表》，按表中 24 项 30 条内容，逐项逐条提出了改造修理意见，同时要求应经劳动部指定单位修理改造，并由地（市）劳动局、卫生局验收合格后方可投入使用。多年来，高压氧医学分会的专家配合山东省特检人员，对山东省氧舱的安装和使用进行了检查验收，为山东省氧舱事业的安全发展当好参谋，起到保驾护航的作用，得到了省地市各医院的好评。我省经验上报国家劳动部、卫生部后，得到表彰和推广。

2009 年 9 月，为落实全国安全工作会议精神，在泰安市召开了医用氧舱安全专项整治会议。山东省高压氧界医、护、技代表出席了会议。技术监督部门有关领导讲解了医用氧舱有关法规，对医用氧舱检验中发现的常见问题、注意事项及安全管理进行了专题讨论；会议宣读了《山东省质量技术监督局关于进一步做好医用氧舱安全工作的意见》，对今后我省氧舱的安全管理与使用起到了重大的推动作用。

2011 年 8 月，山东省成立了高压氧医学质量控制中心，挂靠青岛大学附属医院，王培嵩、万金娥先后当选质控中心主任委员。到目前，质控中心已举办 19 期高压氧从业人员上岗培训班,培训人员 2 600 余人次。近年来,高压氧医学质控中心的专家们对 16 地市的三甲医院进行检查,并对从业人员进行现场指导及技能培训,在全省统一了高压氧治疗相关文件,使全省高压氧医学事业得到逐步规范化、制度化的管理,得到了各医院、省卫计委、省医学会领导的高度赞扬。

2013 年 8 月 26 日,《健康报》刊登《高压氧治疗癌症糖尿病属无稽之谈》,王有存、王浙、王培嵩、高光凯、万金娥等为代表的我省高压氧医学分会专家们,第一时间与中华医学会高压氧医学分会的领导进行了汇报,并给《健康报》编辑部提出了不同见解,用大量的事实阐明了观点和立场。随后,报社致歉,并于 2013 年 9 月 16 日整版刊登采访中华医学会高压氧医学分会前任主任委员高春锦教授的文章《高压氧治疗被误解需澄清》以正视听,为促进我国高压氧医学的良性发展做出了积极贡献。

山东省高压氧医学分会的专家们在《氧舱安全技术监察规程》国家标准的编写和审校中提供了大量的技术数据和临床经验,为我国氧舱事业的发展出谋献策,并得到了采纳和应用。

根据山东省应急管理厅工作要求,中国人民解放军联勤保障部队第九六〇医院、山东省千佛山医院、枣庄市立医院、山东省特检院等单位组织专家,起草了《医用空气加压氧舱安全风险分级管控和事故隐患排查治理体系建设实施指南》(简称《“双体系”建设指南》)和《山东省高压氧舱突发事故应急预案指南》。2019 年 9 月 27 日,由王培嵩、万金娥、贾德、孙丽丽、杨友波、邵静宜等组成的专家团队进行了定审,2020 年 5 月 1 日全国首部省级地方性《医用空气加压氧舱安全风险分须管控和事故隐患排查治理体系建设实施指南》颁布实施。《“双体系”建设指南》的编制和实施,填补了国内同行业省级地方标准空白。

为落实《氧舱安全技术监察规程》及《氧舱》国家标准,王有存、万金娥、衣粟、秦伟、王浙、杨友波、边永辉等成立专家组,编写了山东省氧舱维保人员培训考试专用题库,成功举办多期氧舱维护保养人员培训班(R3 证)。中国人民解放军联勤保障部队第九六〇医院高压氧治疗中心也被确定为山东省氧舱维护保养人员实践培训考核基地,已累计培训及实操考核学员百余人。

三、全国先进地区本学科发展情况

山东省是氧舱大省，科研成果在全国高压氧学术界处于先进行列，多年来，高压氧医护人员共在国内外杂志上发表论文数百篇，中国人民解放军第四〇一医院高压氧科发现了国内外罕见的潜水减压病"肝内树枝状积气"的影像学改变，并在美国《新英格兰医学杂志》发表，影响因子为72分，在国内外形成了一定的积极影响。这些年来，我省高压氧同仁共获得全国及省科技进步奖30余项，发明及实用新型专利40余项，出版高压氧医学专著十余部，包括杨安全主编的《高气压医学》、滕燕生编译的《高压氧疗法的基础与临床》、刘焕森主编的《医用高压氧工程与技术》、王有存主编的《高压氧舱培训教材》、高光凯主编的《高压氧治疗在神经系统疾病中的应用》、万金娥主编的《现代高压氧临床诊疗》等都在国内有较大影响，为中国高压氧医学事业发展做出了贡献。

2012年2月，中国人民解放军联勤保障部队第九六〇医院重建的新一代氧舱，从技术要求、设备安装进行了统筹规划，改变了氧舱传统的模式，从急救设备应用、外形设计、人文服务等进行了17项技术创新，充分体现了新一代氧舱的亮点。其率先在国内开展了舱内气控呼吸机、心电监护、急救吸氧头罩、氧气湿化、雾化等一批急救设施用于急危重症患者的抢救，取得了较好的临床疗效。

2016年6月1日，《氧舱安全技术监察规程》（后文简称《氧规》）颁布，中国人民解放军联勤保障部队第九六〇医院高压氧治疗中心针对要求研制应用了11项创新技术，包括氧舱环境湿化系统、氧舱专用吸氧湿化装置、氧舱药物雾化装置、舱内急救面罩吸氧缓冲气囊、压力调节系统过滤净化装置、氧舱空调自动排水装置、储气罐自动排污装置、气水罐自动补压分控系统、呼吸气体浓度测定、氧舱专用压缩空气质量检测装置的应用、氧舱专用心电监护仪。高春锦、王培嵩、潘树义等著名高压氧医学专家在进行项目鉴定时评价：11项针对性研究，为全国新《氧规》提供了技术支撑，为全国氧舱的安全运行及质控检查，提供了检测数据和实施方法，解决了多年来制约氧舱技术发展的瓶颈。2019年全国质检人员培训现场会在该院召开，质检专家对氧舱检测标准达成共识。

四、本学科发展差距和目标

（一）发展差距

第一，我国高等院校没有高压氧医学专业课程，凡从事高压氧医学专业的人员，都是由其他专业改行而来。从事高压氧工作的大都是护士，医师、技师大都是其他科室兼职，从业人员学历和职称水平低。相关医院单位领导对高压氧科的管理、法律法规和发展存在盲区，认为高压氧科收入对医院贡献少、技术含量低、无需特别关注，有两名护士足以维持工作。

第二，职称晋升没有高压氧医学专业，在晋升中高压氧从业人员都临时选择其他专业。随着高压氧从业人员不断增加，高压氧专业晋升职称的问题越来越突出，存在医疗隐患，并且直接影响高压氧专业的人才梯队建设。

第三，在对我省氧舱的检查中发现，我省氧舱数量虽多，但严格落实新国标和新规范要求的氧舱并不多，一些县级医院氧舱仍然存在大量的设备老旧、压缩空气质量不达标、消防设备和管路锈蚀等安全隐患。

第四，我省现有氧舱，除部分省级和三甲医院外，其他大部分氧舱治疗范围较小，只能治疗如一氧化碳中毒、脑外伤康复期、突发性耳聋等常规疾病，缺乏对于急危重症疾病如心肺复苏术后早期脑保护、气栓症及舱内使用呼吸机患者的治疗能力。出现这个问题原因有三个：一是高压氧设备老旧，无舱内心电监护、呼吸机、舱内吸痰等急救设备，无法接受重症患者，甚至气管切开患者都无法进舱治疗；二是高压氧从业人员水平较低，只有操舱护士，或只有兼职或初级医师，对于高压氧适应证和禁忌证没有系统学习和临床经验，工作中缩手缩脚，怕承担责任；三是医院对于高压氧工作求稳，不允许高压氧接诊重症患者，以免造成医疗纠纷。

（二）发展目标

第一，根据中华医学会高压氧医学分会管理规程的要求，空气加压氧舱工作人员配备标准为2～14人舱应配备医师1名、护士2名、技术人员1名，14人以上舱应配备医师2名、护士3名、技术人员1名。近年来，我省高压氧医学分会和质控中心每年开展2期培训班，培养高压氧上岗人员并办法合格证,并定期对全省氧舱进行普查,对相关医院领导进行法律法规普及,对违反规定的氧舱进行坚决停舱整顿。

第二,对于高压氧从业人员职称晋升问题,高压氧医学分会联合质控中心,积极向山东省卫健委进行反映,详细说明高压氧基层工作的具体问题,并希望卫健委领导给予重视,并早日解决。

第三,对于我省氧舱检查中存在的设备、安全管理问题,分会通过各种渠道、如学术会议、质控培训等,对新国标,新氧规进行不断地宣贯和普及。对于检查中发现的问题,要求现场解决,无法解决问题的医院,氧舱需要停舱整改。

第四,要树立高压氧新设备临床应用的典型,如中国人民解放军联勤保障部队第九六〇医院高压氧治疗中心。对新一代氧舱的概念进行大力宣传和普及,切实做好我省传统氧舱的更新换代工作;对于高压氧治疗能力范围小、水平低的问题,要结合质控检查和学术会议,逐渐提升高压氧从业人员水平和医院重视程度,避免将错就错和得过且过思想。综合以上原因,我们发现,高压氧医学的发展仍然任重而道远,需要从设备更新、人员编配和医院重视三个方向不断努力,一步一个脚印地去做好各项工作。

五、本学科发展趋势及展望

展望未来,随着医疗行业规范化管理日臻完善,在山东省医学会和卫健委的高度重视和正确领导下,我们的学科建设等各项工作都会越来越好。我们高压氧医学分会,也将团结带领全省从业人员,不忘初心、砥砺前行,不断开拓进取、自我加压,在建设健康山东的大格局中,奋发有为,做出更大贡献。

放射技术学科发展报告

一、本学科发展现状

（一）医学影像技术人才培养

随着科学技术的发展，医学影像技术已是一门包含多学科理论知识和技术的边沿科学，现代化高科技的医学影像设备进入了各级医疗单位，因此培养和造就一支高水平的医学影像技术队伍，已成为国家教育和卫生行政部门以及影像界人士的共识。我省影像技术人才培养从"师代徒"、中等教育学历为主的阶段发展到了目前以高等教育为主培养高层次专业技术人才阶段，在培养人才质量、规模和学科建设方面已经走在全国前列。我省招收影像技术专业的院校主要有山东第一医科大学、青岛大学医学院、滨州医学院、山东省医学高等专科学校、济南护理职业学院等，建立了从硕士研究生到高职、高专，体系较完备的影像技术人才培养体系。

上述院校中，山东第一医科大学放射学院（前身为泰山医学院）是我国成立最早，规模最大的放射技术人才培养基地。1983年，被卫生部确定为全国放射技师培养基地；1985年，三年制放射技术大专班招生，成为我国首所培养高等放射技术人才的高等学校；1994年，五年制医学影像技术本科班招生；1995年12月，医学影像学科成为山东省"九五"重点学科；1998年6月，被批准为硕士研究生点。目前，医学影像技术专业是国家级一流本科专业和山东省高水平应用型立项建设专业，累计为全国各级医院培养输送了万余名医学影像技术人才。

（二）医学影像技术人员工作现状

据 2017 年统计，我省二级以上医疗机构从事医学影像技术人员共 3 233 人，专科以下学历占 8％，专科学历占 45％，本科学历占 40％，本科以上学历占 7％。其中，具有高级技术职称的人数为 203 人，占总人数的 6.2％。

影像技术人员在医疗机构中的职称为技师系列，主要以影像设备的操作为主要工作。不同的医疗机构，医生和技术人员的配置比例差别很大，三级医疗机构的医技配置比例约为 2∶1。在基层医疗机构，医生和技术人员工作分工则相对模糊。在医学影像多学科融合发展的时代背景下，随着技术人员学历层次与知识水平的提高，医学影像技术工作人员的地位和作用在不断提升。

（三）医学影像技术的组织现状

我国有关医学影像技术的学术组织就是中华影像技术学会，这个学会隶属于中华医学会，与中华放射学学会、中华超声学会和中华核医学学会一并组成了影像医学与核医学科下的四大学会。中华影像技术学会下设多个专业学组，利用学会的平台经常举办各种有关影像技术的学术交流会。首先，全国每年都会举办如中华医学会影像技术学术大会这样的国际影像技术交流会，参会人员都是来自全国各省、市、自治区、港澳台学术团体及世界各友好国家的医学影像专业技术人员。其次，相关机构还会定期举办有关影像技术的专题研讨会、学术论坛及继续教育学习班，让全国的医学影像技术人员进行充分的技术交流以及临床经验分享。最后，每个省市中都成立了影像技术分会，且在全国范围内还开设了有关影像技术的网络继续教育平台，帮助已经参加工作的影像技术人员进行深入学习。

山东省医学会放射技术分会是在 1996 年 6 月成立的，是全国省市较早成立放射技术分会之一。在历任主委秦维昌、张经建、宋少娟和现任主委马新武的带领下，通过开展学术活动、推广先进技术、进行继续教育、鼓励科学研究，对全省放射技术事业的发展起到了促进作用，也在全国占据了较高的位置。

在全国影像技术学会工作中,山东走在了前列。秦维昌主任曾担任中华医学会影像技术分会第四届委员会主任委员,是我省医学会在全国各专业分会中任主任委员的第一人,马新武主任在 2021 年当选为中华医学会影像技术分会第九届委员会候任主任委员,宋少娟主任曾任第四届、第五届、第六届委员会常委及秘书长。此外,还有多位从事医学影像技术专家担任常委、学组组长、青委等职务。自 2014 年起中华医学会影像技术分会每隔三年评选一次"伦琴学者",宋少娟、李萌获首届,马新武获第三届"伦琴学者奖"。中华医学会影像技术分会和人民网共同开展了"健康新征程,关爱走基层"活动,马新武被人民网聘为首批专家。

至今为止,山东省放射技术分会共承办三次全国学术年会、一次青年委员会会议,组织对外学术交流 20 余次。其中 2019 年 11 月,中华医学会影像技术第 27 次学术大会在济南举办,共有 3 515 名代表注册参会,成了历史上规模最大,人数最多的全国影像技术学术盛会,在我国放射技术史上留下了浓墨重彩的一笔。山东省医学会放射技术分会在此次会议上的参会人数与投稿人数列全国第一,发言人数列全国第二,获得大会最佳组织奖。

学会除注重自身发展外,还协助 14 地市成立了影像技术专业委员会会,并为市级学会(组)举办学术讲座、继续教育讲座,形成通过地市(系统)委员联系全省同行、定期发委员通信等规律工作模式;进行第二梯队建设,发展二级组织,支持全国学会工作,组织全省同行参加全国大会,适应体制转型、承接职能任务,团结和鼓励放射技术工作者形成合力,沿着自己的道路积极进取等方面。2020 年,被山东省老科学技术工作者协会和山东省医学会授予 2019 年度"大健康资深专家指导服务团优秀保障团队"。

二、全国先进地区本学科发展情况

尽管山东在医学影像技术位于全国前列,我们也应该看到全国其他省市在该方面也取得了长足的进步。以四川大学华西临床医学院、华中科技大学、首都医科大学为代表的高等院校,先后开始培养医学影像技术专业的本科、硕士,授予理学学士及硕士学位,形成了与医学影像诊断专业不同的培养特色,也保证了影像技术从业人员的职业稳定性。这些高校培养的毕业生进入到相应医院中,快速提升了医学影像技术人员的学历水平,并对医学影像技术人员工作后的职业培养分为设备操作员、经验丰富的技师、高级技术专家三个层次。由影像高级技术人员所组成的管理团队带领技术人员开展业务工作,这种模式可以使技术人员的水平得到持续提升,完美地处理在临床医疗过程中出现的各种问题,还能够对医疗体系中的管理问题进行及时的解决,值得我们借鉴。

三、本学科发展差距

与北京、四川、湖北及发达国家或地区相比,我省医学影像技术的人才梯队还缺乏一定合理性,特别是高学历和高职称技术人员占比偏低,专业技术队伍整体能力略显薄弱,网络信息化建设起步较晚。因此,一方面需要加快医学影像技术人员的培养,重视对医学、工程和技术等各专业在内的人才结构和梯队建设,提高整个队伍的专业水平,竞争能力;另一方面加强融合创新,进一步深化与临床融合,开阔视野,根据临床诊疗方案的需要,探索更多途径与临床结合,积极探索融创之路,更好地适应以患者为中心,多手段、多设备综合应用的"大影像"时代的发展。

四、本学科发展目标

随着现代医学影像技术的应用,医学影像技术的进步也日新月异。医学影像技术以无创性的方式获取人体内部解剖信息及功能性成像,已经成为医学领域中发展最快的学科之一。

数字时代的医学影像技术研究重点是如何正确和充分地使用影像设备,在尽量减少痛苦和辐射剂量的情况下,快速获得真实、直观、多维度的影像归档和通信系统(PACS)的广泛应用,是基于深度学习的人工智能和影像组学的迅速兴起。影像学的全面发展对技术人员的素质要求提高,如何提升山东省医学影像技术的水平,适应新环境,是放射技术专科分会特别关注的话题。

（一）未来三年的工作规划与展望

山东省历来是医学影像技术学科的大省和强省。正是在前辈打下的基础及山东省医学影像技术教育的丰厚资源上,山东省在全国的医学影像技术的学术地位一直处于全国领先,但目前其他省份的技术实力也在迅速提升。鉴于山东省的现状,对于未来三年的工作规划如下:

1.努力提升专业素养

随着医学影像学和医学影像技术的学科发展日新月异,影像学技师更加需要不断更新自身学科体系和知识体系,持续创新成像技术和手段,给每一次检查、每一次成像、每一幅图像赋予生命与健康的意义,为公众健康和健康中国战略的实施,更好地保驾护航。

医学影像技师是直接与患者打交道的,从拿到检查申请单,到最终提供给临床的一张图像和一份报告,整个过程都贯穿着影像技师的劳动和付出。加强人文关怀,给予患者更多的关爱,减轻患者的疾苦,利用合适的技术路径获得优秀的图像,是医学影像技师的职责。获得图像后能否利用更为先进的手段为临床、患者及家属提供更加方便易懂的图像这也是医学影像师工作的重要和必要之处。

2.开展学术交流,提供一个平台

借助中华医学会影像技术分会和山东省医学会的平台,共同开展系列学术活动。根据山东省医学会的精神,山东省医学会放射技术分会成立了学科发展学组。学科发展学组成员以定向邀请的方式确定,由山东省医学会放射技术分会的副主委以及各地市的分会主委,青年学组的副组长,历任的分会的副主委以及全国委员组成,他们也是影像技术学科的带头人、热心人、组织者,集中这些人的力量就能引领山东省影像技术学科的发展。如何发挥好学科发展学组的作用,让这些人真正成为学科带头人,是本届委员会的一个重要任务。为此成立了学组,组织了相关活动,在每个地市的学术活动、学组活动、学习班、继续教育活动、新技术应用汇报会等活动中,都是通知到每一位学科发展学组的成员参加。各种活动的开展和地市学术活动的开展相互邀请,增进了这些人员之间的交流和感情,促进了学术活动的开展,活跃了学术气氛,营造了良好的学术氛围。

在学科发展学组的带领下,山东省医学会放射技术分会还积极邀请国内的专家讲课,通过线上线下方式和国内的影像技术专家,共同学习,共同探讨影像技术的规范化和技术创新之路。

3.加强技术训练，开展影像同质化

依托山东省的优厚的教育资源结合山东省医学影像质控中心，借力中华医学会影像技术分会现有的一些项目，开展规范化、同质化培训，实现影像检查的结果互认，真正惠及百姓。

4.开展基层"宸溪"计划

通过加强基层队伍建设以提高基层人员业务水平，相关措施包括：对基层医院的人才培养应结合"卫生强基工程"，坚持行政主导与市场机制相结合，以卫生人才和技术帮扶为主要手段，充分利用现有卫生资源，实施上层医院帮扶基层医院的活动，为基层单位培训医学影像学专业人员，拓展从业人员的知识宽度；推广实用的新技术、新方法，推动卫生人力和技术资源向基层流动，解决城乡卫生发展不协调问题，使基层单位的医学影像学诊疗水平明显提高。

放射技术分会组织专家开展的"宸溪"计划活动，已经举办了 22 期，预计 3～5 年内举办 100 期，惠及 100 家基层医院。

"宸溪"计划的开展已经得到基层医院的广泛认可，内容也不局限在数字 X 线技术，还包括 CT、MR、放射介入、乳腺、后处理、超声等技术。

（二）人才培养

对于医学影像技术学学科来说，中心是人才培养问题。我们目前的教育分为学历教育和继续教育，以及国家大力推广的规培教育。

结合优质的教育资源，开展相关学历教育，提升影像技师的学历层次。山东第一医科大学、滨州医学院、潍坊医学院都有影像技术的硕士点，山东第一医科大学正在申请影像技术的博士点。放射技术分会将和相关学校联合，对于影像技师的同等学历硕士开展教学相关工作。

与中华医学会影像技术分会联合举办同质化项目培训班、精英俱乐部项目，培训山东导师 1 名，10 名授课专家，20 名优秀技师长（副主任），100 名优秀技师，惠及 1 000 名技师。同质化项目培训班已经启动，以山东省立医院为质控和培训基地，在山东省内组织了 10 家三甲医院作为分中心，开展相关活动，每季度进行一次线上或线下活动，做到有申请、有记录、有考核，使活动扎实开展下去。

全国的精英俱乐部活动启动仪式已经在中南地区首先开始，山东省不甘落后，目前经过挑选已经入选 10 人。随着工作的开展，将会有更多人员成为精英俱乐部成员。

（三）资金支持

教育、继续教育、影像同质化培训、精英俱乐部活动、"宸溪"计划的开展，以及基层活动进行都需要资金支持。在未来 3～5 年期间，山东省医学会放射技术分会希望能开展 100 场活动，以达到传递爱心，关爱基层，提升基层健康服务能力的目标。分会也将努力做好影像质控，尽力在山东开展"一片通"，做好规范化操作，做到让患者少跑腿，少花钱。

分会申请山东省医学会层面能在未来的五年期间，支持专科分会费用10 万元，主要用于基层的教学和会议支出和外请专家讲课费支出。

（四）对外交流

山东省医学会放射技术分会第七届委员会自成立之日起就注重培训年轻的高学历技师，积极参与线上的对外交流活动。在新冠肺炎疫情期间，马新武分别参与了连线俄罗斯、东南亚、美国的抗击新冠肺炎疫情的影像技术国际会议。在 2021 年 5 月中华医学会副会长兼秘书长王健来鲁期间，放射技术分会提出了对外交流的需求和方案。山东省医学会放射技术分会在青年学组中设立了国际交流项目，与中华医学会影像技术分会的国际交流项目一起对外开展："一带一路"英文教学、国际影像技师学会的学术活动、北美放射学会年会、欧洲放射年会、日本放射年会等活动。在上一届委员会中，马新武曾经和山东的两位影像技术人员组队代表山东省放射技师在韩国放射技师年会上做演讲报告，其中一位获优秀奖。

（五）成果转化

山东省医学会放射技术分会和山东省的厂家积极合作开展科研创新合作。马新武和新华医疗的山东省重点科技攻关项目"大孔径螺旋 CT 开发应用"，获得山东省重大项目科研资金支持。MR 学组和山东本地企业潍坊华特磁电公司开展了技术合作。医学工程学组和医用显示器厂家共同开展了医用显示器的全省质控工作。山东省放射技术分会还和全国的专家一道编写了专家共识、国家团体标准、医学影像显示器标准等文件。

医学工程学组还和柯渡公司一起开展相关的影像设备精细化管理的课题工作，如果能落地将会对于山东省的影像设备的精细化管理、同质化管理做出积极贡献。

参与国家食药监局的课题研究，真正分析研究出哪些是医学影像设备中关键核心技术，我国和世界的差距在哪里，我们国内厂家真正做到可控自主创新的技术有多少，提供相应的一些技术参数，协助国家食药监局制定相关政策。

五、本学科发展趋势及展望

（一）医学影像学发展的特点

纵观目前的医学影像学的形成和发展，几乎都是得益于新设备、新技术、新材料的临床应用和基础研究的进展。医学影像技术学科是个设备依赖性的科室，有了新设备、新技术、新材料就能从不同角度对传统意义上的一些疾病或疑难杂症做出新的发现、新的诠释、新的解决方案，从而推动医学影像学诊断水平的提高和临床应用的开展。在医学影像的导引下开展的微创介入治疗也正和外科、内科融合，越来越多的临床亚专业学科也纷纷加入了放射介入诊疗的队伍中。

（二）医学影像学发展方向

我国医疗改革向纵深发展，医学影像学处于医疗服务和改革的核心，医学影像学是设备依赖科室，医疗投入大，收费高，在医疗各个环节中发挥的作用也越来越大。医学影像学要适应形势的变化，要以患者为中心、新技术为载体、全面的制度为保障、影像质控为手段，聚焦影像精准化、临床化、智能化、网络化，为患者提供更好的临床服务，在健康中国中发挥积极作用。

1.精准化

精准医疗，影像先行；精准影像，技术先行；精准技术，规范化先行。

《"健康中国 2030"规划纲要》中提出政府投入 600 亿用于精准医疗。医学影像设备的创新发展是影像学科变革的核心驱动力。目前成像设备升级换代速度越来越快,总的趋势包括:一是更安全,X线及CT的辐射剂量在保证图像质量的前提下越来越低,MR成像系统也逐渐实现"零液氦"消耗,所有的设备正朝着绿色、安全的方向发展。二是图像分辨率越来越高,空间分辨率已经达到亚毫米,软组织分辨率和对比分辨率也逐年提升。三是时间分辨率提升,扫描速度越来越快,实时成像成为现实。四是成像功能越来越齐全,不仅能动态成像,还能反映器官和组织的代谢和运动信息。五是智能化和可视化,使阅片变得越来越简单直观。影像设备的进步使影像学的作用更加准确和强大,也推动影像医师更加深入临床,更加走近患者。

2.临床化

目前医学影像学科面临着由医技科室向临床科室的转化,由辅助诊断向临床治疗的过渡。在实际工作中与临床结合紧密,经常需要根据医学影像为临床提供合理的解决路径,并可在医学影像引导下进行微创介入治疗。

医学影像临床化表现在:一是影像学科内涵发生了变化,设备的进步、角色的转变,使影像科从传统的辅助诊断科、医技科室转变为临床学科;二是患者对影像的需求越来越强烈;三是临床医师对影像的需求和依赖越来越大;四是AI等技术的进步,使影像科除了参与所有临床诊疗环节外,还可以独立从事更多的临床活动,包括影像科专科门诊、多学科会诊、影像引导的治疗等。影像科门诊包括疑难病例读片类,肺结节、肝肿瘤等专科病类、检查及报告咨询类以及特需门诊等;影像引导下的治疗,包括影像引导穿刺、放疗定位、介入手术以及术中影像检查等,这些都会超越原来传统的影像学定位和方式,更好地服务于临床和患者。

3.智能化

影像AI的发展和广泛使用成为医学进步的主线,随着国家药监局三类注册证陆续发放,更多的AI产品用于临床,更多的临床痛点被解决,商业环节也会加速落地。面对患者、技师、医师、管理者、教学科研、区域联动的需求,医学影像AI一定会向着产品多样化、模型多任务化、功能全栈化、软硬件融合化,使用平台化、全场景、全流程、"一站式"的方向发展,并借助互联网、5G技术实现分级诊疗和优质医疗资源下沉。影像科从患者信息核实、序列选择、扫描参数确定、图像重建、病灶检出、影像诊断及分类，以及报告输出等环节都需要 AI 产品的引入，这种全流程的布局一定会提升影像科的整体工作水平和效率，增加影像科医师的获得感。由于目前产品比较多，影像科室内可能存在软件入口多、使用效率低下、使用效率不一致等问题，未来如何将这些产品整合到一个统一的平台上，并输出结构化的报告，将诊断医师的价值和 AI 的价值组合，实现诊断效能最大化，是未来主流的 AI 落地方向。AI 和人类智能的交叉融合，一定会大大提升工作效率，改变现在的工作现状和工作模式。

AI 带来机遇，也带来挑战和思考：第一，影像技师怎样在 AI 产品研发全链条环节中积极主动地发挥作用，而不是消极等待；第二，未来工作模式可能是"医师＋AI"，但如何做加法，怎样重新定位、转变观念和工作模式，提升影像科科室和技师的价值，提高影像技师的待遇。面对这些问题，我们需要思考影像科的价值和工作定位，要有所为有所不为，积极主动地与政府、企业、临床医师、患者进行合作，借此技术革命的契机改变工作模式，提升自身价值。

4.网络化

互联网医疗关注度持续升温，公众接受度得到提升。基于数据的同质化建设，通过共建共享、互联互通让我们的医疗机构无边界化，实现院内线上线下服务一体化，院外业务协同整合共享化，从而推动影像互认、影像帮扶、影像互联，实现全域化医疗影像服务和优质医疗资源下沉。

线上线下一体化服务可以提升工作效率，减少患者往返次数和等待时间，加快影像报告的出具时间以及突破获取报告的空间限制。患者可以随时随地找到自己心目当中的好医师，减少远途旅行看病带来的费用；下级医师随时可以求助，进行咨询和请教，上级医师也可以随时随地展开工作；互联网平台有利于质控工作的推动，可以在统一平台上开展质控教育和质控标准的推广；有利于多中心科研和教学，基于医联体共享教育资源，以及基于多中心科研大数据的获取、研究和挖掘都具有极大的价值和潜力。

面对互联网的冲击，影像科医师首先要改变理念，建立共建、共享、共赢的观念，形成生态的影像网络；要加强基层医务人员的培训，尤其是技师的培训,推动上下游质控的标准化,突破互通共享瓶颈。另外,互联网平台很多,如何整合,如何选择,如何确保各方贡献和获益,也是所有医院和医师关心的问题。

(三)医学影像技术学科展望

技术的进步带来了机遇,使影像科未来有更高的效率、更好的获得感,也对我们的工作模式、工作内容、自身价值产生了一些挑战,需要我们认真思考和主动应对。相关的管理者要注重顶层设计,对医院和科室做一些宏观和未来的布局;技术提供方要加强技术研发,针对影像技术发展趋势实现关键突破,真正落地临床,成为常规使用;上下游相关专家要加大标准的研制和推广力度,只有标准化的进程得到了保证,精准医疗、AI、互连互通、共建共赢才能够平稳发展,最终实现;影像科医师要苦练"内功",不仅要提升影像的整体能力,还要加强临床技能培训,拓展互联网、AI 等交叉学科的驾驭能力。基于以上趋势要有一些成功的应用示范,以点带面逐渐扩大,让全国的医学影像工作者,面对新的形势有新的工作场景、新的工作的模式、好的工作体验,更好地为患者和临床服务,发挥影像在"健康中国 2030"战略中的重要作用。

第九章

多学科发展报告

乳腺疾病多学科发展报告

一、本学科发展沿革

以乳腺癌为代表的乳腺疾病是女性发病率最高、门诊就诊占比最高的一类疾病。在过去的 100 多年里,乳腺癌的诊疗理念与治疗模式发生了巨大改变:从单纯外科手术切除转变为以手术治疗为中心,放疗、化疗、内分泌治疗、靶向治疗等多种治疗手段综合治疗,从追求最大剂量的可耐受治疗转变为最低剂量的有效治疗,从单纯的肿瘤根治转变为肿瘤根治与功能/外观重建并重,从"一刀切"治疗逐渐向"个体化治疗"过渡等。《2003 年圣加伦(St.Gallen)乳腺癌诊疗专家共识》强调依据常规病理检查确定乳腺癌 TNM 分期,提出了乳腺癌综合治疗理念,是乳腺癌规范化治疗的雏形。《2011 年 St.Gallen 专家共识》确定了乳腺癌的四种病理亚型,推荐以病理分类指导临床治疗决策,预示着乳腺癌个体化诊疗理念的成熟。2013 年多基因检测等分子病理的发展标志着乳腺癌治疗从根据危险因素制定治疗决策正式过渡到以分子分型为基础、治疗反应为目的的个体化治疗阶段。在个体化治疗的现代医学模式下,乳腺癌的诊疗已超越了狭义的外科范畴,其病因、预防、诊断、治疗、康复等诊疗环节均涉及多个学科专业,包括乳腺外科、肿瘤内科、放疗科、影像科、病理科、整形科等。此外,乳腺癌患者经过规范的综合诊疗后往往可以长期存活,放疗、化疗等治疗造成的心血管疾病、内分泌疾病等伴发疾病发病率也随之增高,部分患者还会出现心理情绪障碍问题,而且也有年轻患者面临生育需求。以上疾病特点均决定了乳腺癌等乳腺肿瘤的高质量诊疗需要多学科的共同协作完成。

二、相关学科发展历史及发展现状

（一）组织建设

面对乳腺癌等乳腺疾病多学科综合诊疗的客观需求，在山东省医学会的整体指导与部署下，着眼"百年强会"目标，从全省医学学术发展的实际出发，并配合山东十大重点疾病"十三五"科技创新规划，2020年7月成立了山东省医学会乳腺疾病多学科联合委员会，来自乳腺外科、肿瘤内科、放疗科、病理科、影像科五个专业的75位学科带头人当选第一届委员，山东大学第二医院乳腺外科余之刚教授任首届主任委员。这是全国范围内首个面向乳腺疾病专病的、多学科协作性质的省级的学会组织，代表并引领了全国乳腺疾病多学科协作诊疗的发展方向。多学科联合委员会成立一年多来，成功举办了八次山东省内的乳腺疾病多学科诊疗规范化巡讲，推动了乳腺疾病多学科协作诊疗模式在全省范围内特别是基层医疗机构的深入，并以"山东省医学会乳腺疾病多学科诊疗团队"的名义多次受邀参加省外及全国的学术会议与临床交流，创出了山东品牌，提高了山东省乳腺疾病多学科诊疗的临床与学术影响力。

在山东省医学会乳腺疾病多学科联合委员会的影响和带动下，山东省其他省级与市级学会组织也纷纷效仿成立或筹建了以多学科协作为特点的学术组织，如临沂市医学会与淄博市医学会先后于2020年12月及2021年6月成立了第一届乳腺疾病多学科联合委员会，山东省研究型医院协会于2021年8月成立了第一届乳腺肿瘤MDT专业委员会。这些学术组织的成立，必将极大推动山东省内乳腺癌等乳腺疾病多学科协作诊疗模式的逐渐成熟与发展。

（二）亚专科发展历史及现状

乳腺癌等乳腺疾病的病因、预防、诊断、治疗、康复等环节均涉及多个学科专业，特别是其一线诊疗需要乳腺外科、肿瘤内科、放疗科、影像科、病理科等科室的密切协作。过去 30 年里，在老一辈专家的推动下，我省乳腺疾病相关专业的专科化或亚专业建设取得了令人欣喜的成绩，特别是近 10 年里乳腺中心的建设如雨后春笋般发展。

1.乳腺外科

乳腺外科独立建制较为普遍，专科化建设整体水平处于国内领先。乳腺外科是乳腺疾病诊疗的核心专业，在李兆亭教授、孙靖中教授、孙敏教授等前辈先贤的带领与推动下，乳腺外科也是目前乳腺疾病相关亚专科/亚专业中发展最为成熟的学科之一。李兆亭教授是我国著名的普通外科专家，山东省普通外科创始人、奠基者，曾任山东省第四届和第五届政协代表、中华医学会外科学会委员、中华医学会山东分会普外学会主任委员等。1983年，李兆亭教授在全国范围内首先提出了普通外科细化专业分组的发展理念及模式，并将山东省千佛山医院普通外科分成了胃、肠、血管、肝胆、两腺（甲状腺乳腺）等五个专业，步入了专业化发展之路，其中于学智教授带领的两腺专业组不断发展，逐步形成了甲状腺乳腺外科，并于 2019 年形成了独立的乳腺外科。这一专业分组的模式受到了业内的普遍关注与认可，全国各大医院纷纷效仿，引领了全国普通外科发展的新模式。孙靖中教授是我省乳腺外科专业重要的奠基人、创始人之一，其一生致力于普通外科的亚专业建设，1995 年率先推动在山东大学齐鲁医院普通外科成立乳腺外科专业组。在担任山东大学临床医学部主任期间，孙靖中教授帮助各教学医院多位青年医生到日本进修乳腺外科专业，培养了大批优秀的乳腺外科医生。由他培养的研究生如余之刚教授、马榕教授、田兴松教授、杨其峰教授等后来在山东大学齐鲁医院、山东大学第二医院、山东省立医院、山东省千佛山医院、济南市中心医院等省内多家三甲医院乳腺外科的建设与发展中发挥了重要作用，现均已成为山东省乳腺外科的带头人，并在全国形成了一定的影响力。山东省肿瘤医院孙敏教授 1989 年在国内较早开展了乳腺癌保乳手术，山东省肿瘤医院也于 1998 年成立了乳腺外科，并于 2005 年成立了山东省乳腺病中心，中心的左文述教授等在国内乳腺外科亦有一定影响力。目前，山东省多数地市级以上医院均已形成独立的两腺外科或乳腺外科专业建制，实现了乳腺外科专科化发展，整体比例要高于国内多数省份。

2.其他相关学科亚专科/亚专业建设

与乳腺外科相比,全国范围内乳腺内科、乳腺放疗、乳腺病理、乳腺影像等相关学科亚专业建设起步相对较晚。目前,我省相关学科亚专业建设已进入快车道,部分学科领先国内。

(1)乳腺影像

2011年至2021年10年间,在山东省医学会、山东省医学会放射学分会历任主任委员武乐斌教授、马祥兴教授和现任主任委员王光彬教授领导下,在乳腺放射学组全体委员的共同努力下,山东省乳腺放射学组得以健康快速发展。2011年,山东省在全国省级放射学分会中最早成立了乳腺放射学组,青岛大学附属医院林青教授任首届组长并连任至今。乳腺放射学组也形成了我省乳腺影像亚专业的雏形并带动了我省乳腺影像亚专业的发展。山东省乳腺放射学组自成立10年来,通过举办学术会议、巡讲授课、病例讨论、阅片比赛、培养进修医生和会诊等多种方式普及乳腺影像诊断的基础知识和诊断规范到山东省各地市及部分县级地区。山东省乳腺影像专业团队带头人和骨干在每年的全国放射学年会乳腺影像专委会和中国妇幼保健协会放射学专委会举办的全国乳腺影像学术会议中都有专家讲座和主持,在全国乳腺影像专委会连续多年举办的"乳影谁行"读片大赛的主持专家团队中都有山东省乳腺放射学组带头人参与,代表着山东省乳腺影像专业在全国的一席之地。此外,青岛大学附属医院在医院领导和德国专家的领导和支持下,于2012年建立了乳腺X线摄影、乳腺超声和乳腺磁共振综合影像诊断于一体的乳腺影像科。山东省也成为全国范围内最早建设乳腺影像一体化运行管理、独立建制的乳腺影像科的省份之一,也是全国乳腺综合影像诊断的优秀团队之一。

(2)乳腺病理

改革开放以来,在孙绍谦教授、于佩良教授、乔柏生教授、金泽忠教授、高钟禹教授、周庚寅教授等的带领下,山东省病理诊断整体水平在全国名列前茅,学术研究有了突破性进展,山东病理学科建设取得较大提升。在山东省医学会的推动下,2020年山东省医学会病理学分会成立了乳腺疾病学组,标志着山东省乳腺病理作为亚专业正式登上了乳腺疾病多学科协作的舞台。乳腺病理亚专业发展过程中,山东大学齐鲁医学院张庆慧教授是最早专注于乳腺肿瘤病理诊断及相关科研工作的病理学前辈,30 余年里致力于乳腺癌激素受体及临床检测方法等的研究。张庆慧教授自 2009 年起担任中华医学会病理学分会会乳腺学组副组长,现担任中华医学会病理学分会乳腺学组顾问,参与了国内乳腺病理诊断、激素受体检测及原癌基因人类表皮生长因子受体 2(HER2)检测等临床实践指南的编写。山东大学齐鲁医院高鹏教授是国内乳腺疾病病理诊断领域的知名专家,任中华医学会病理学分会青委会副主委,连续七年在全国乳腺病理会议做大会学术报告,参与制定了国内乳腺癌多项病理诊断专家共识和诊断指南。其带领的团队获批乳腺病理优秀团队(全国共获批五家)。乳腺病理于 2010 年 12 月被评为国家临床重点专科,山东大学齐鲁医院 2021 年承办了全国乳腺病理年会。

(3)乳腺放疗

基于国内通行做法,包括山东省肿瘤医院在内的各级医院并没有设立专门的乳腺放疗科。这是因为国内肿瘤放疗专业通常划分为头颈部肿瘤放疗科、胸部肿瘤放疗科和腹部肿瘤放疗科,而乳腺癌放疗则通常包括在腹部肿瘤放疗科或胸部肿瘤放疗科。基于我省放疗水平处于国内领先水平,我省乳腺癌放疗专业在国内也处于领先地位,特别是于金明院士和李建彬教授先后提出乳腺癌放疗的系列新技术,进行了多年的乳腺癌保乳术后放疗系列研究,在一些方面引领了国内乳腺癌放疗的发展。于金明院士是中华医学会放疗分会终身名誉主委,李建彬教授已连续多年作为中华医学会放疗分会年会乳腺癌放疗分会场召集人,他们在乳腺癌放疗方面的成就得到了国内放疗界的认可。

(4)乳腺内科

目前我省设立独立的乳腺肿瘤化疗专业的单位还相对较少。青岛大学附属医院于 2012 年起将乳腺内科正式作为一个独立科室存在于乳腺病诊疗中心之内。山东省肿瘤医院作为肿瘤专科医院,于 2018 年成立了乳腺癌化疗科,虽然成立时间相对较短,但业务发展相对较快。在综合性医院或地市级肿瘤医院,乳腺癌化疗更多依附于肿瘤内科或乳腺外科。但山东大学齐鲁医院等少数大型医院,在黎莉教授等的带动下已形成了乳腺肿瘤化疗专业分组的雏形。

3.乳腺中心建设方兴未艾

近年来,在相关学科亚专业化发展的基础上,我省很多医院成立了乳腺中心等具备乳腺综合诊疗性质的专科机构。其中青岛大学附属医院乳腺病诊疗中心是经山东省卫生厅批复成立的"中德合作乳腺病诊疗中心",于2012年成立后,在王海波教授的带领下,将欧洲乳腺中心的运行模式引入中国,建设有乳腺肿瘤外科、乳腺肿瘤内科、乳腺影像科乳腺整形外科。由于设置完整,该中心的 MDT 协作模式持续规律地运行近 10 年,中心的德国合作专家也现场或线上参与,为促进山东省乳腺中心建设国际化做出一定贡献。中心现年乳腺癌手术量 2 500 例以上,是山东省最大的乳腺中心。烟台毓璜顶医院乳腺中心于 2018 年通过了欧洲标准(EUSOMA)乳腺中心认证,是全国第二家通过该认证的单位。近年来,泰安市中心医院、聊城市人民医院、临沂市人民医院、滨州医学院附属医院等地市级医院也陆续成立了乳腺中心,并在李宝江教授等现任主任的带领下蓬勃发展。此外,尽管很多机构尚未能形成独立建制的乳腺中心,但也已形成了各具特点的多学科协作模式或流程,如山东大学第二医院乳腺外科在传统的多学科协作基础上,在全国范围内率先将心理干预与康复引入了乳腺疾病的多学科诊疗,引领了乳腺疾病多学科诊疗的丰富扩展。

（三）技术水平与科学研究

过去 20 余年里,我省各相关学科顺应时代发展,传承医学精髓,开拓创新,奋发向上,经过不懈努力,使我省乳腺疾病多学科综合诊疗水平有了极大提高,在全国范围内形成了一定的学术影响力,并在多个学科内参与了国家指南或共识的起草与制定。例如,山东大学第二医院余之刚教授执笔了《中华医学会外科学分会乳腺外科临床实践指南(2021 版)》中乳腺癌风险评估与高危人群筛选、乳腺癌术前评估、非哺乳期乳腺炎等三个章节,并牵头执笔了非哺乳期乳腺炎、乳腺增生等多部乳腺疾病的专家共识;山东省肿瘤医院李建彬教授等参与了《乳腺癌放射治疗指南(中国医师协会 2020 版)》的制定;山东大学齐鲁医学院张庆慧教授与高鹏教授,参与了国内乳腺病理诊断、激素受体检测及 HER2 检测等多部临床实践指南的编写;青岛大学附属医院王海波教授参与了《中国临床肿瘤学会（CSCO）乳腺癌诊疗指南》（2019 版、2020 版和 2021 版）、《中国抗癌协会乳腺癌诊治指南与规范》（2019 版和 2021 版）、《中国进展期乳腺癌诊疗共识指南》等的撰写。山东大学第二医院余之刚教授、山东大学齐鲁医院黎莉教授、青岛大学附属医院王海波教授等分别牵头发起了多项全国性多中心乳腺癌临床研究，学科成员/单位承接全国的多中心临床研究多项。

1.乳腺疾病外科治疗领域

我省乳腺癌外科诊疗的规范化程度不断提升，保乳率及保腋窝率逐年提高。例如，山东大学第二医院与青岛大学附属医院保乳率分别达到了 35％与 25％，均显著超过国内平均水平（10％），其开展的保乳整形技术也得到省内外专家的广泛认同，此外两家医院的前哨淋巴结活检率均超过了 70％。山东大学第二医院乳腺癌术前穿刺活检率超过 95％，青岛大学附属医院乳腺癌中原位癌占比超过 20％，均处于国内领先地位。

2.乳腺癌放射治疗领域

山东省肿瘤医院于金明院士、李建彬教授等开展了保乳术后精准放疗关键技术系列研创与应用，改进了保乳术后靶区构建及循变修正的方法，促进了基于多模态图像引导靶区构建标准的统一，创造性地解决了保乳术后多模态图像结合引导精准放疗的诸多关键技术；提出了多模态图像结合引导精准放疗靶区确定及计划优化方案，取得确切的近期及远期获益；获得了国家科技进步二等奖，中国抗癌协会科技成果二等奖，山东省科技进步一、二等奖等多项荣誉。

3.乳腺影像诊断领域

自 2011 年乳腺放射学组成立至今，学组委员在乳腺影像方向承担了国家重点研发计划（青岛大学附属医院林青教授）、国家自然科学基金面上项目等国家级科研课题 3 项、山东省级科研课题 5 项，发表 SCI 论著 30 篇、中华级杂志论著 9 篇，获山东省医学科技三等奖 1 项（聊城市人民医院放射科尹成方教授）。

4.乳腺癌预防研究领域

乳腺癌预防研究领域,我省在全国范围内处于领先地位。山东大学第二医院余之刚教授在 2008 年便承担了 2 项前卫生部部属(管)医院重点项目,开展了三省一市 12 万人的乳腺癌横断面流行病学调查及多中心的乳腺癌病例对照研究;在国家重点研发计划的支持下,于 2016 年开始建设中国唯一的国家级乳腺癌专病队列,覆盖健康人群队列 8 万人及乳腺癌患者队列 1 万人;基于相关研究提出了中国女性乳腺癌预防的山东模式,相关研究成果获得山东省科技进步二等奖 2 项及其他科技奖励多项。

(四)人才培养

近年来,山东省乳腺疾病相关学科涌现出了一批优秀人才。目前有全国卫生计生系统先进工作者 1 人(山东大学第二医院余之刚教授),国家级"万人计划"专家 1 人(山东大学齐鲁医院杨其峰教授),教育部新世纪优秀人才 2 人(山东大学齐鲁医院高鹏教授、杨其峰教授),山东省泰山学者特聘教授 4 人(山东大学第二医院余之刚教授、山东大学齐鲁医院高鹏教授、杨其峰教授、山东省肿瘤医院李建彬教授),中国杰出青年病理医师 2 人(山东大学齐鲁医学院病理学科高鹏和韩博教授),山东省突出贡献中青年专家 1 人(潍坊医学院病理学科张宝刚教授)等。

三、全国先进地区本学科发展情况

目前,国内其他省市地区的综合性医院及肿瘤专科医院等均已建立了不同形式的乳腺疾病专科多学科协作诊疗模式,主要包括乳腺肿瘤专科医院模式、综合性医院内多学科协作诊疗模式及肿瘤专科医院协作诊疗模式等。

尽管山东省医学会乳腺疾病多学科联合委员会是全国范围内较早成立的省级乳腺疾病专科化多学科协作的学术组织,但在整体学科建设与发展层面,特别是具体医疗机构的实际执行层面,仍与国内先进地区和医疗机构存在差距。例如单学科实力平均,绝对影响力相对较弱,大学科下的亚专业建设相对滞后,机构内/间多学科协作模式不成熟,多中心临床研究及转化研究有待进一步加强等。

四、本学科发展目标

根据前述我省与国内先进地区或医疗机构的差距原因分析,现提出未来 3～5 年的工作规划与展望,具体方案如下:

（一）持续推动相关学科亚专科/亚专业建设

充分发挥相关学科带头人的学术影响力,如山东省医学会乳腺疾病多学科联合委员会的各副主任委员均在医学会相关专科分会中任主任委员,并在中华医学会等国家级学术组织中有学术兼职,具有较强的学术影响力与号召力。未来,将充分发挥学科带头人的引领作用,推广亚专科建设理念,带动医院级的亚专科或亚专科医疗组的建设;建立专科培训机构、起草培训教材、制定相应的培训制度及经费支持等,促进各学科专科化发展并加强团队建设,为开展更为规模化、周期化的多学科诊疗提供学科基础。

（二）推动多学科诊疗同质化建设

利用医学会影响力,起草乳腺疾病多学科诊疗的山东标准,推进乳腺疾病多学科诊疗的同质化建设;结合山东省实际形势,参考欧盟乳腺中心的建设标准,起草本土化的乳腺中心建设标准与发展目标,以点带面,促进医疗机构层面的多学科协作诊疗。

（三）坚持“请进来,走出去”为策略,开展省内外学术交流

借助中华医学会外科学分会和山东省医学会的平台,共同开展系列学术活动。与国内优秀多学科诊疗团队开展多渠道、多形式交流,持续完善省内跨地域的多学科诊疗机制。山东省医学会乳腺疾病多学科联合委员会自 2021 年以来,已先后邀请河南省肿瘤医院、中国医科大学附属第一医院、中国人民解放军总医院、哈尔滨医科大学第二医院等多个国内优秀的乳腺专病 MDT 团队参加省内多学科规范化诊疗巡讲,开展经验交流与碰撞;也受邀以山东省医学会乳腺疾病 MDT 团队的形式与南京、河南、北京等 MDT 团队进行学术交流。未来,将继续开展多种形式的省内外交流,并辐射带动省内地市间的团队交流,推进 MDT 理念。

（四）积极转化研究成果

推进年轻人才培养与挖掘，积极开展相关的基础与临床研究，紧跟国内外研究前沿和热点问题，总结本省内的研究数据，获得更符合本省特点的研究结果，并将研究成果转化为临床实际应用过程中。

五、本学科发展趋势及展望

乳腺疾病专病的多学科协作诊疗是精准医学的发展方向。随看精准医学和大数据时代的来临，多学科诊疗也将进入全新时代。高通量分子诊断，如高通量测序技术的临床应用使得分子病理亚专科和临床遗传学家等扩展成员参加多学科诊疗。更多科室或专业的加入还增加了更多的临床试验机会，让更多的符合入组标准的患者能够从临床试验中获益。此外，利用信息技术的发展推进基层多学科协作诊疗，实现远程指导、远程教育，打破空间限制，切实提升基层医生的医疗技术和服务能力，亦将有助力国家分级诊疗体系落地。找到更适合中国国情的多学科协作诊疗模式，也必将对中国乳腺癌的规范化、个体化、精准化治疗发展产生重要影响。

推动乳腺疾病诊疗的专科化与专业化建设，特别是推进外科、内科、影像、病理等相关学科乳腺亚专业的发展与合作，是现代医学模式发展的必然要求，也是山东省医学会乳腺疾病多学科联合委员会成立的初衷与始终坚持的工作方向。未来，委员会将不断加强省内外、国内外相关学科的合作与交流，共同促进我国乳腺疾病综合诊疗水平的提高。